Prävention von Erschöpfung in der Arbeitswelt

Ingrid Pirker-Binder
Hrsg.

Prävention von Erschöpfung in der Arbeitswelt

Betriebliches Gesundheitsmanagement, interdisziplinäre Konzepte, Biofeedback

Mit 52 Abbildungen

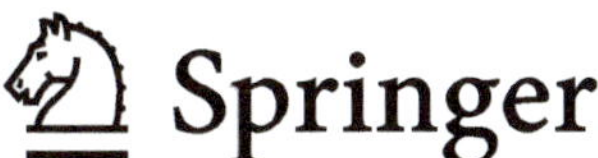

Springer

Herausgeber
Ingrid Pirker-Binder
Health-Consulting, Psychotherapie, Biofeedback
Wien
Österreich

ISBN 978-3-662-48618-4   ISBN 978-3-662-48619-1   (ebook)
DOI 10.1007/978-3-662-48619-1

Die Deutsche Nationalbibliothek verzeichnet diese Publikation in der Deutschen Nationalbibliografie;
detaillierte bibliografische Daten sind im Internet über http://dnb.d-nb.de abrufbar.

Springer
© Springer-Verlag Berlin Heidelberg 2016

Umschlaggestaltung: deblik Berlin
Fotonachweis Umschlag: ©Fotolia Fotomek

Gedruckt auf säurefreiem und chlorfrei gebleichtem Papier

Springer ist Teil von Springer Nature
Die eingetragene Gesellschaft ist Springer-Verlag GmbH Berlin Heidelberg

Ich möchte dieses Buch
all jenen Menschen widmen,
die nach einem Leben
und Arbeiten im Flow streben.

Meinen Söhnen

Geleitwort

Unsere Arbeitswelten verändern sich grundlegend. Sie werden fluider. Das lässt sich gleich in mehreren Dimensionen beobachten: So werden Unternehmensgrenzen zunehmend durchlässiger. Kunden werden so direkt und tief in Unternehmensprozesse integriert wie nie zuvor. Andererseits durchlöchern Wertschöpfungsprozesse zunehmend Unternehmensgrenzen: Outsourcing, Cloud-Computing oder Cluster-Kooperationen sind nur einige Beispiele dafür. Unternehmensorganisationen bekommen zunehmend Ähnlichkeit mit Schwarmorganisationen oder sind oft schon vergleichbar mit Schwarmorganismen. Hinzu kommt, dass auch die Welt innerhalb der Unternehmen fluider wird: Unternehmensstrukturen sind längst nicht mehr so eindeutig und entwickeln sich zu flexiblen, multidimensionalen Gebilden. Andererseits verlaufen Karrieren in Betrieben längst nicht mehr nur entlang klassischer Vollzeitbeschäftigungsmodelle, sondern eine große Zahl alternativer Beschäftigungsformen hält Einzug in große und kleine Unternehmensorganisationen. Und nicht zuletzt wird das „wann" und „wo" des Arbeitens flexibler. Mobiles flexibles Arbeiten entwickelt eine immer breitere Basis quer durch alle Industrien und Unternehmensgrößen.

Ist das negativ oder ist das positiv? Das lässt sich eindeutig beantworten: Es ist negativ, wenn Unternehmen versuchen, den anstehenden Paradigmenwechsel auszusitzen und den Wandel nicht unternehmensstrategisch gestalten. Dann wird die Veränderung ein Leidensweg für Führungskräfte und Mitarbeitende sowie für komplette Unternehmen und Industrien. Die Implosion von Bankinstituten ist ein aktuelles Beispiel dafür, was das Ergebnis sein kann, wenn Organisationen in Industrien, die unter besonderen Veränderungsdruck stehen, die Entwicklung zum Unternehmen der nächsten Generation nicht proaktiv angehen.

Der zweite Teil der Antwort lautet: Es ist positiv, wenn Unternehmen sich proaktiv für eine strategische Neuausrichtung und Entwicklung zu einem Unternehmen der nächsten Generation entscheiden. Das muss rechtzeitig erfolgen und umfassend geschehen. Wie dieses Buch zeigt, ist ein breites Aufgabenpaket zu bewältigen.

Mit die größte Veränderung und Herausforderung steht auf dem Weg für Führungskräfte an. Führung muss neu definiert und erlernt werden. Hierbei geht es nicht nur um technisch-methodische Fähigkeiten, sondern – wie im Buch auch klar gezeigt wird – Teil des neuen Managementverständnisses bildet auch die Innovation der Unternehmenskultur. Das Spannungsfeld zwischen Vertrauen und Kontrolle spielt hier eine wesentliche Rolle.

Mit ebenso großer Sorgfalt muss darauf geachtet und entsprechend darin investiert werden, die Mitarbeitenden auf neue fluide Arbeitswelten vorzubereiten. Die Fluidität des neuen Arbeitens birgt ungeheuer große Vorteile für Arbeitnehmer und Arbeitnehmerinnen als Individuen und für die Gesellschaft. Denn noch nie waren der Grad der möglichen Kompatibilität von Arbeit und Privatleben und die Anforderungen des Privatlebens und unserer Gesellschaft so hoch wie seit dem Aufkommen der neuen Arbeitswelten und dem damit verbundenen Paradigmenwechsel. Das gelingt aber nur unter den richtigen Rahmenbedingungen, wie zum Beispiel mit den passenden Spielregeln für neues Arbeiten und mit der Sicherstellung der passenden Kompetenzausstattung der Mitarbeitenden. Sonst schlägt neues Arbeiten um in Stress, Arbeitsunfähigkeitsrisiken und massive Produktivitätsverluste in Betrieben, wie im vorliegenden Buch klar nachvollzogen werden kann. Bei der Lektüre des Buches wird auch deutlich, welche Hebel auf dem Weg zum Unternehmen der nächsten Generation bedient werden müssen.

Ein ganz zentrales Aufgabenpaket auf dem Weg ist das Thema „Gesundheit". Aus diesem Grund widmet das vorliegende Werk diesem Bereich besonderen Raum. Studien zeigen, dass das mobile flexible Arbeiten substantielle Chancen für die Verbesserung der Gesundheit mit sich bringen. Gesundheitlicher Nutzen ist bei richtiger Anwendung und Vorbereitung auf neue Arbeitsformen quasi Teil der DNA von Unternehmen der nächsten Generation. Was es dazu braucht sind Proaktivität, strategisches Denken und Investitionsbereitschaft.

Michael Bartz, Prof. (FH) Dipl.-Ing. Dipl.-Wirtsch.-Ing., IMC FH Krems
Wien, vom 13. auf den 14. November 2015
Je suis Paris. En solidarité et pour la liberté.

Geleitwort

Das vorliegende Buch spannt einen Bogen von der Er-Schöpfung hin zu Methoden, die das Schöpferische im Menschen wiederbeleben und unterstützen.

In einer Zeit, die subjektiv empfunden immer mehr akzeleriert, in der gesellschaftlicher und wirtschaftlicher Druck immer mehr zunehmen, gilt es, die Zusammenhänge zu verstehen.

Das Verständnis muss sich auf die eigentliche Natur und Kultur des Menschen richten. Natur und Kultur sind jedoch nur im Dialog zu begreifen und das Verständnis dafür stellt sich nicht von selbst ein.

Dieses Buch untersucht die Bedingungen, in denen die Gefahr besteht, dass die Lebensenergie des Menschen immer mehr nachlässt bis hin zu dem Punkt, an dem sie beinahe ganz zum Erliegen kommt.

Die Herausgeberin ist eine Spezialistin für die Diagnostik und die Therapie dieser verminderten oder gar versiegenden Lebensenergie. Ihr Biofeedbackverfahren, in vielen Facetten verfeinert und aktualisiert, hilft ihr, die Blockaden zu erkennen und sie freizulegen. Dafür braucht es ein Verstehen der Eigentlichkeit des Menschen. In diesem Buch wird man fündig und verlässt es bereichert.

Univ.Prof.Dr.Dr.h.c mult Alfred Pritz
SFU Sigmund Freud Privat Universität Wien Linz Paris Berlin Milano Ljubljana
Wien, am 8.1.2016

Vorwort

Liebe Leserinnen und Leser,

in meiner Arbeit als Arbeits- und Wirtschaftspsychotherapeutin und psychotherapeutische Sachverständige für Arbeits(un)fähigkeit bei Erschöpfung bin ich mit den alltäglichen Krisen, Problemen, dem Arbeits- und Zeitdruck meiner Klienten und Patienten und ihren stress- und arbeitsplatzbedingten Beschwerden vertraut. Die Inspiration und Motivation für dieses Buch ist daraus entstanden.

Der technologische Fortschritt macht es – leider oder zum Glück – möglich: Arbeit ist jederzeit und überall.Der Mensch darf sich nicht vergessen und im täglichen Zeitdruck und Grübeln verlieren. Arbeit muss in das Leben sinnvoll integriert werden und achtsames Leben darf auch während der Arbeit stattfinden – für ein Leben und Arbeiten im Flow. Work-Life-Balance ist schon lange out, denn es geht nicht um einen Balanceakt, sondern um eine sinnvolle Work-Life-Integration und um einen achtsamen Umgang mit den eigenen und fremden Ressourcen und um achtsame zwischenmenschliche Interaktion.

Aus der Perspektive einer sinnzentrierten Arbeits- und Wirtschaftspsychotherapie zeigen die Autoren in diesem Buch Möglichkeiten auf, wie humane Ressourcen, Leistungsfähigkeit und Leistungswille nachhaltig erhalten werden können, zum Wohle der arbeitenden Menschen und des Wirtschaftserfolges ihrer Unternehmen.

Um im Arbeitsleben fit zu bleiben, braucht es einen ganzheitlichen Blick auf den Menschen, seine Bedürfnisse, Wünsche, Sinnstreben, Persönlichkeit und sein Arbeitsumfeld. Im Buch wird ein Bogen gespannt vom Wirtschaftsunternehmen bis hin zu den Bedürfnissen einer einzelnen Körperzelle, von der Bedeutung einer sinnzentrierten Arbeits- und Wirtschaftspsychotherapie und ihrer Integration in ein betriebliches Gesundheitsmanagement als internes oder externes Health-Assistance-Program bis zu neuen ganzheitlichen Ansätzen zur Früherfassung von Erschöpfung. Die von mir entwickelte LifeSkript-, WorkSkript- und LifeEnergyAnalyse® soll als Leitfaden dienen.

Die einzelnen Kapitel des Buches werfen einen Scheinwerfer auf Unternehmen und Führung, den arbeitenden Menschen und seine Energie und auf neue Mess- und Trainingsmethoden des Biofeedbacks in der Arbeitswelt; im Besonderen wird auf die Bedeutung von Herzratenvariabilitätsmessung und -training für die Prävention von Erschöpfung zum Erhalt von Gesundheit eingegangen und ein erweitertes Bild von Stress und Belastung dargestellt.

Ich möchte mich sehr herzlich bei meinen Klienten und Patienten für ihr Vertrauen bedanken, bei meinen Koautoren, die zum Gelingen des Buches sehr viel beigetragen haben, bei den mich betreuenden Mitarbeiterinnen des Verlages, die jederzeit mit Rat und Tat zur Verfügung standen, und meinen Freundinnen, die mich beim Korrekturlesen und Erstellen von Grafiken unterstützt haben.

Meine Koautoren und ich wünschen Ihnen viele Anregungen und Freude beim Lesen!

Ingrid Pirker-Binder
Wien, im Januar 2016

Die Herausgeberin

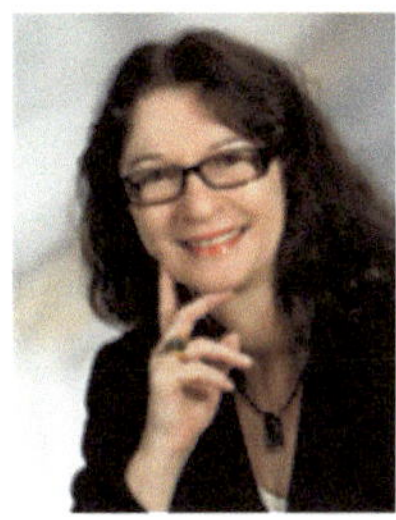

MMag. Dr. Ingrid Pirker-Binder studierte Handelswissenschaften und Erziehungswissenschaften in Wien und absolvierte anschließend eine psychotherapeutische Ausbildung in Existenzanalyse und Logotherapie nach Viktor Frankl. Sie qualifizierte sich in der wertorientierten Imagination nach Böschemeyer, EMDR, Bio-/Neurofeedback (aapb.org) und promovierte an der Sigmund Freud Universität in Wien. Sie ist allgemein beeidete und gerichtlich zertifizierte Sachverständige für Psychotherapie. Ihre beruflichen Schwerpunkte sind betriebliches Gesundheitsmanagement, Managementtraining, Arbeits- und Wirtschaftspsychotherapie. Neben ihrer Tätigkeit als Psychotherapeutin mit eigener Praxis ist Frau Dr. Pirker-Binder Coach und Gutachterin für Arbeitsfähigkeit bei einem Erschöpfungssyndrom, arbeitet als Wirtschaftsmediatorin und übernimmt Supervisionen. Sie wendet Verfahren wie Bio-Neurofeedback, Herzratenvariabilitätsmessung und -training im Rahmen des Stress- und Präventionsmanagements an. Sie ist darüber hinaus Lektorin, Fachbuchautorin und hält Vorträge, Seminare und Workshops.

Kontakt
office@pirker-binder.at
www.pirker-binder.at
++43 (0) 676 70 47 668
RETREAT R^4 – die Erlebniswoche zum Buch:
Ambulante Prävention von Erschöpfung in ausgewählten Hotels
ReSet * Reflexion * Regeneration * ReStart
Arbeiten und Leben im Flow, Erhalt der Leistungsfähigkeit und Lebensfreude
www.betriebliche-gesundheit.at
office@betriebliche-gesundheit.at

Die Autoren

Pirker-Binder, Ingrid, MMag. Dr.
Health-Consulting. Psychotherapie. Biofeedback
Saileräckergasse 43/26
1190 Wien
Österreich

Reich, Martin, Mag. Dr.
Lacknergasse 106/1/2
1180 Wien
Österreich

Rieser-Lembang, Beatrice, Mag. Dr.
Anton-Öfner-Straße 13
6130 Schwaz
Österreich

Anker, Heinrich, Dr.
Lerchenweg 5
3250 Lyss
Schweiz

Inhaltsverzeichnis

III Biofeedback in der Arbeits- und Wirtschaftswelt

Humane Ressourcen in der Arbeits- und Wirtschaftswelt

Prävention von Erschöpfung humaner Ressourcen im betrieblichen Gesundheitsmanagement

Ingrid Pirker-Binder

© Springer-Verlag Berlin Heidelberg 2016
I. Pirker-Binder (Hrsg.), *Prävention von Erschöpfung in der Arbeitswelt*,
DOI 10.1007/978-3-662-48619-1_1

Der Mensch hat zwei Aufgaben,
zum einen das Gestalten der Welt in der Tat
und zum anderen das Reifen auf dem inneren Weg.
(K. F. Graf Dürckheim)

Work-Life-Integration löst Work-Life-Balance ab

Globale wirtschaftliche Krisen, die Dynamik unserer technologischen Entwicklung, die Entmachtung des Geldes, die Umorganisierung der Arbeitswelten (dezentrale und flexible Arbeitsplätze, Homeoffice, ständige Erreichbarkeit usw.) rufen nach einer Neustrukturierung ökonomischer und bildungspolitischer Denkweisen. Die ausschließliche Ausrichtung der Wirtschaft auf finanziellen Erfolg ohne Rücksicht auf die Umwelt ist passé, neues Denken entsprießt den Krisen. Der Mensch und der Erhalt seiner Ressourcen stehen mehr denn je im Mittelpunkt. Neue Medien machen es möglich: **Arbeit ist immer und überall!** Der Mensch muss lernen, Arbeit und Interessen in seinen Tag zu integrieren und sich gleichzeitig auch zu distanzieren – es ist ein Integrationsprozess und schon lange kein Balanceakt mehr.

1.1 Ausgangslage

Globale wirtschaftliche Krisen, die Dynamik der technologischen Entwicklung, die Entmachtung des Geldes, die Umorganisierung der Arbeitswelten (dezentrale und flexible Arbeitsplätze, Home-Office, ständige Erreichbarkeit usw.) rufen nach einer Neustrukturierung ökonomischer, bildungspolitischer und humanistischer Denkweisen. Die ausschließliche Ausrichtung der Wirtschaft auf finanziellen Erfolg ohne Rücksicht auf die Umwelt ist passé, neues Denken entsprießt den Krisen und es ist an der Zeit, sich um den Erhalt humaner Ressourcen zu bemühen. Nur wenn der Mensch in seiner Leistungsfähigkeit bleibt, wird ein Unternehmen erfolgreich sein und langfristig einen Gesundheitserfolg erzielen können. Unternehmen sind soziale, lebende Systeme.

Betriebliches Gesundheitsmanagement hat die humanen Ressourcen der Mitarbeitenden zum Thema. Bevor einzelne sinnvolle Schritte in der Gesundheitsförderung in einem Unternehmen eingeleitet werden können, braucht es ein betriebliches Gesundheitsmanagement. Die sinnzentrierte Arbeits- und Wirtschaftspsychotherapie kann einen wesentlichen Beitrag sowohl in unternehmensberatender Funktion des strategischen Managements leisten, als auch in Beratung, Gestaltung von Maßnahmen und Interventionen für Mitarbeitende. Ihre Aufgabe ist der Erhalt der humanen Ressourcen und deren Leistungs- und Bereitschaftspotenzial.

Ziel der Betrachtung ist dabei das Individuum im sozialen Netzwerk am Arbeitsplatz, die Grundlagen von Erschöpfung und Prävention, Leadership-Konzepte sowie das Sinnkonzept Viktor Frankls als Motivationsfaktor.

Das Wort Burnout[1] (Erschöpfungssyndrom) mit seiner weiten Begrifflichkeit spiegelt den heutigen Zeitgeist wieder. Zahlreiche Studien erheben den Burnout-Status verschiedener Berufsgruppen und beschreiben die Gefahren, die mit einem seelischen und/oder körperlichen Zusammenbruch einhergehen. Nicht zu vernachlässigen sind die erheblichen volkswirtschaftlichen Kosten, die durch den zeitweiligen oder gänzlichen Verlust von Arbeitsfähigkeit entstehen. Laut einer Veröffentlichung der Europäischen Gemeinschaft sind mindestens 40 Millionen Beschäftigte in den EU-Ländern davon betroffen und verursachen jährliche Kosten in Höhe von mindestens 20 Millionen Euro, abgesehen von der Beeinträchtigung der Produktion und Wettbewerbsfähigkeit (Europäische Kommission 2000).

Während der technische Fortschritt im ständigen Blickpunkt des Interesses steht, Maschinen einer ständigen Wartung bedürfen und auch unterliegen, wurden die humanen Ressourcen weitgehend vernachlässigt, der Mensch mit seinen Bedürfnissen und Notwendigkeiten sozusagen dem technischen und wirtschaftlichen Erfolg unterstellt.

Maschinen können den humanen Faktor allerdings nicht ersetzen. Der „ganze Mensch" und seine Ressourcen rücken langsam wieder mehr in den Blickwinkel der Betrachtung, man spricht von Humankapital[2] und sucht nach Möglichkeiten, dieses Humankapital messbar und darstellbar zu machen.

---

1 Burnout wird hier bezeichnet als ein Zustand der seelischen und/oder körperlichen Erschöpfung, der, wenn er nicht rechtzeitig erkannt wird, das innere und äußere Gleichgewicht stören kann. Wenn das Gleichgewicht nicht wiederhergestellt werden kann, kann dies in einem vollständigen seelischen und/oder körperlichen Zusammenbruch des Organismus enden. Der Begriff Burnout wird in der Folge durch Erschöpfung bzw. Erschöpfungssyndrom ersetzt.

2 Human Capital, Definition: Das auf Ausbildung und Erziehung beruhende Leistungspotenzial der Arbeitskräfte (Arbeitsvermögen) (Gabler Wirtschaftslexikon 2014).

Die steigende Anzahl der Krankenstände durch psychische und physische Belastungen, die hohe Quote der Burnout-Fälle zeigt, dass es an der Zeit ist, den Menschen und seine Bedürfnisse zur Sicherung des zukünftigen wirtschaftlichen Überlebens wieder in den Mittelpunkt des Interesses zu rücken.

Erschöpfung am Arbeitsplatz hat mit Menschen, ihrer Leistungsfähigkeit, ihrer Leistungsmotivation und ihrer Arbeitsfähigkeit zu tun; mit ihrer Kommunikation, ihrer Interaktion, ihren physischen und psychischen Fähigkeiten und Kompetenzen und dem Ort, an dem Arbeit stattfindet und der den Rahmen für ihre wirtschaftliche Tätigkeit bildet.

Zu Beginn der technologischen Explosion ging man davon aus, dass die neuen Technologien die vorhandene Arbeit erleichtern werden und in weiterer Folge, dass man menschliche Arbeit einsparen könne. Mittlerweile hat uns der technologische Fortschritt überholt. Dascal und Dror, Professoren für kognitive Psychologie in Tel-Aviv und London, schreiben dazu:

>> Viewed from this perspective, we think that technological innovations have not necessarily reduced the amount of work but rather significantly changed the type of work performed by humans ....These innovations did not replace human labour but introduced deep changes in its environment, which led to the requirement and development of new cognitive competences ....We will not be able to describe the work environment by blunt physical and psychosocial factors. We will need a new vocabulary that describes the work by e.g declarative, procedural, executive, memory capacities, implicit/explicit, etc. functions with relation to brain function. (Dascal u. Dror 2005)

Was bedeutet nun der technologische Fortschritt für den arbeitenden Menschen, die Gesellschaft? Zuerst einmal sicherlich lebenslanges Lernen, gefolgt von der Bereitschaft zur Veränderung und viel Flexibilität, die sowohl den Arbeitsplatz als auch die Tätigkeit an sich betrifft. Es sieht fast so aus, als wäre die technologische Entwicklung viel schneller, als der Mensch es verkraften kann. Er hinkt hinterher. Um den Anforderungen dieser Zeit entsprechen zu können, wird den Menschen viel Veränderungsbereitschaft und

Persönlichkeitsentwicklung abverlangt. Dies betrifft nicht nur den Umgang mit sich selbst, sondern in Zukunft wird auch die Hinwendung zur Gemeinschaft und das gemeinschaftliche Übernehmen von Verantwortung für Ökologie und Natur immer mehr im Vordergrund stehen: vom „Ich" zum „Du" zum „Wir".

1.1.1 Das ewige Thema Burnout und Stress

Fakt ist, dass das Wort Burnout ein oft gebrauchter Begriff ist, der noch nicht eindeutig definiert ist. Er ist unscharf und wird sehr oft missbräuchlich verwendet. In Österreich darf man aufgrund eines Burnouts (meist diagnostiziert als Erschöpfungsdepression) einen Kuraufenthalt in einer Rehabilitations-Kurklinik (sogenannten „Burnout-Kliniken") in Anspruch nehmen. Im Manual ICD-10 zur Klassifikation psychischer Störungen (2012) werden Belastung mit der Nummer Z73.3 und Erschöpfungssyndrom (Ausgebranntsein, Burnout-Syndrom) mit der Nummer Z73.0 klassifiziert. Beschwerden, die unter diese Nummern fallen, haben keinen Anspruch auf Kostenersatz im Falle einer Psychotherapie. Burnout ist somit nur eine Zusatzdiagnose, keine Behandlungsdiagnose. Der Begriff Burnout ist ein Modewort geworden. Tatsächlich gilt aber, dass es eine ernstzunehmende Diagnose ist, wenn ein Mensch daran erkrankt.

Burnout als Erschöpfungssyndrom ist ein Zustand der seelischen und/oder körperlichen Erschöpfung, der, wenn er nicht rechtzeitig erkannt und das innere und äußere Gleichgewicht wiederhergestellt werden kann, in einem vollständigen seelischen und/oder körperlichen Zusammenbruch des Organismus endet. Die auftretenden Beschwerden sind vielschichtig, manchmal diffus. Aus diesem Grund wird der Begriff Burnout in diesem Beitrag durch den Begriff Erschöpfung bzw. Erschöpfungssyndrom ersetzt.

Lange andauernde psychische und/oder physische Belastung und Beanspruchung führen zu chronischem Stress, der ein Erschöpfungssyndrom zur Folge haben kann. Aus den vielseitigen Definitionen über Burnout möchte ich in Anlehnung an Nelting (2010) und Ahola (2005) wie im folgenden Kasten zusammenfassen.

> **Erschöpfung am Arbeitsplatz**
> Erschöpfung am Arbeitsplatz definiert sich als eine prozesshafte Erkrankung, als eine Systemerregung aus einer anhaltenden, sich allmählich aufschaukelnden oder chronisch vorhandenen arbeitsplatzbezogenen, emotionalen, psychischen oder physischen Aktivierung. Diese leitet einen Auflösungsprozess der psychophysischen Selbstregulation ein, mit dem Kardinalsymptom Erschöpfung.

Je schwerer die Erschöpfung, desto größer die Wahrscheinlichkeit für eine Depression.

> **Stress**
> Das Wort Stress wird verwendet, um einen Zustand der Aktiviertheit zu kennzeichnen. Der Organismus kennt keinen Unterschied zwischen negativem und positivem Stress, sondern nur Aktiviertheit bzw. verschiedene Stadien der Aktiviertheit.

1.1.2 Der geliebte Eustress als Seligmacher?

Eustress (gebraucht für positiven Stress) wird meist als Herausforderung verstanden, wobei die betreffende Person über ausreichend Bewältigungsstrategien verfügt, diese Herausforderung auch anzunehmen und die gestellte Aufgabe positiv zu bewältigen. Lang anhaltender Eustress führt aber ebenso in eine Erschöpfung wie Distress (z. B. „Ich liebe meine Arbeit", „Es macht mir nichts aus, täglich zwölf Stunden zu arbeiten"). Seine Arbeit zu lieben, eine hohe Motivation zu haben, hält den Menschen noch nicht gesund, sondern nur ein Leben und Arbeiten im Flow, im Einklang mit den individuellen Ressourcen.

Bezieht man sich auf dieses Verständnis von Eustress als positivem Stress, dürften all jene nicht an Erschöpfung erkranken, die ihre Arbeit lieben und über ausreichend Fähigkeiten und Kompetenzen verfügen, die an sie gestellten Aufgaben auch zu erfüllen. Dies trifft jedoch nicht mehr zu.

Es geht nicht mehr nur um kognitive Bewältigungsstrategien, sondern vielmehr darum, ob der Organismus des arbeitenden Menschen über ausreichende Regenerationszeiten und -mechanismen verfügt. Wie aus der Biofeedback-Forschung bekannt ist, geht man in einem neuen Denkansatz im aktiven Stress-Management davon aus, dass zum Erhalt der Gesundheit die harmonische Schwingungsfähigkeit der Organsysteme im Körper nicht gestört bzw. durch lang anhaltende Belastung nicht aus der Bahn gebracht werden darf (Herzratenvariabilität). Es geht also nicht mehr um Entspannung, was so viel heißt wie Reduktion von Spannung von einem gegebenen Niveau her, sondern vielmehr um die Stärkung des Regenerationssystems, des parasympathischen Teils im autonomen Nervensystem (im Speziellen des Nervus vagus) und Erhalt der Schwingungsfähigkeit der Herzrate. Dies geschieht in einem harmonischen und ressourcenorientierten Wechselspiel zwischen verschiedenen Graden von Aktiviertheit auf der einen und entspanntem Loslassen und tiefer Regeneration auf der anderen Seite.

Im Grunde geht es um die Antwort auf die Frage, wie sehr sich ein arbeitender Mensch seiner Leistungsfähigkeit, seiner Ressourcen und seiner Belastbarkeit bewusst ist und wie sehr er Leben und Arbeiten in Kohärenz bringt bzw. wie er Erholung (regenerative Mikropausen) in seine Arbeitszeit integriert.

Es geht nicht um die Balance zwischen Arbeit und Leben (Work-Life-Balance), sondern um die Integration von Arbeit in das Leben. Integration ist umso mehr gefragt, je mehr sich Arbeitsorte verändern; das Home-Office kann hier als eines von vielen Beispielen dienen.

> **Work-Life-Integration ersetzt Work-Life-Balance**
> Es geht nicht mehr um zwei Gegensätze, die in Balance zu bringen sind, sondern um ein Leben, in das sich Zeiten von Beschäftigung

> und Zeiten der Erholung und Regeneration sinnvoll integrieren. Der Körper kann nicht unterscheiden, ob der Mensch gerade aus Pflicht arbeitet oder aus Vergnügen. Belastung bleibt Belastung, egal wo sie stattfindet. Es geht somit auch schon lange nicht mehr nur um Stress, sondern um Regenerationsfähigkeit.

Vernachlässigt der Mensch die Bedürfnisse seines Körpers und im Speziellen seine Erholungsfähigkeit, wird Erschöpfung oder Krankheit nicht ausbleiben. Die Lösung ist ein aktives Energiemanagement, ein Bewusstsein und ein Gefühl dafür, nur so viel Energie einzusetzen, wie für die betreffende Arbeit notwendig ist und nicht mehr: Man kann angespannt am PC seine Arbeit tun oder in angenehmer Position. Eine hohe Muskelspannung als Folge von Konzentration ist nicht notwendig.

1.2 Gelingende Prävention in der Arbeits- und Wirtschaftswelt

Werden rechtzeitig passende Präventions-, Interventions- und Schulungsmaßnahmen gesetzt, können längerfristige Arbeitsausfälle, Krankenstände und im schlimmsten Fall vollständige Arbeitsunfähigkeit verhindert werden. Dabei stellt sich die Frage nach geeigneten Maßnahmen. Es ist deshalb nicht verwunderlich, dass es fast fieberhafte Versuche gibt, auf unterschiedlichste Weise auf diesen Prozess der ansteigenden Burnout-Fälle[3] einzuwirken. Die deutlichste Antwort ist in Österreich das Inkrafttreten der Arbeiterschutzgesetz-Novelle (ASchG-Novelle; BGBl. I Nr. 118/2012) am 1.1.2013, die die

Wichtigkeit psychischer Gesundheit und Prävention arbeitsbedingter psychischer Belastungen, die zu Fehlbeanspruchungen führen, stärker betont und Maßnahmen zur Evaluierung psychischer Belastung am Arbeitsplatz gesetzlich verankert.

Mit der ASchG-Novelle wurde im Gesetz die Pflicht zur Evaluierung von psychischer Belastung am Arbeitsplatz verankert. Psychische Belastungen, die zu Fehlbeanspruchungen führen, sind neben den Belastungen des Muskel-Skelett-Apparates eine häufige Ursache für arbeitsbedingte Beschwerden und Erkrankungen (körperliche Anforderungen/seelische Anforderungen). Sie verursachen viel menschliches Leid, aber auch enorme betriebswirtschaftliche und volkswirtschaftliche Kosten (Bundesministerium für Arbeit, Soziales und Konsumentenschutz 2015).

Unter psychischen Belastungen sind sowohl psychosoziale, psychoemotionale als auch psychomentale Belastungen zu verstehen.

> **Psychische Belastung aus arbeitswissenschaftlicher Sicht**
> „Psychische Belastung ist die Gesamtheit aller erfassbaren Einflüsse, die **von außen** auf den Menschen zukommen und auf ihn psychisch einwirken" (Bundesministerium für Arbeit, Soziales und Konsumentenschutz 2015). Als psychische Fehlbelastungen am Arbeitsplatz werden die Reaktionen aus psychischer Belastung verstanden.

> **Psychische Belastung aus Sicht der Arbeits- und Wirtschaftspsychotherapie**
> Psychische Belastung ist die Gesamtheit aller erfassbaren Einflüsse, die **von außen und innen** auf den Menschen einwirken und einen Einfluss auf sein seelisches Erleben, seine Affekte und Reaktionen haben; denn psychische Belastungen am Arbeitsplatz und die Reaktionen darauf sind individuell verschieden, hängen eng mit der Persönlichkeit, der Erlebniswelt des arbeitenden Menschen und den Umweltfaktoren zusammen.

---

3   Nil et al (2010) sprechen von Burnout als einem arbeitspsychologischen Konzept und nicht von einer psychiatrischen Diagnose: „Es kann als Konzept problemlos mit bestehenden Stressmodellen aus der Arbeitsphysiologie und –psychologie und ihren postulierten, prädiktiven gesundheitlichen Konsequenzen verknüpft werden. Diese erstrecken sich gemäß empirischer Befunde nicht nur auf psychiatrische Erkrankungen wie Depression, sondern mit steigender Evidenz auch auf somatische Erkrankungen wie jene des Herz-Kreislaufsystems".

1.2.1 Aspekte einer gelingenden Prävention

Eine gelingende Prävention am Arbeitsplatz wird sich demzufolge vermehrt am Menschen und seiner Erlebniswelt orientieren müssen. Unternehmen sollten den Begriff „Erfolg" zukünftig im Sinne eines Gesundheitserfolgs sehen, denn marktwirtschaftlicher Erfolgt folgt auf ein ressourcenorientiertes Arbeiten hin.

Prävention und Intervention sind Bereiche eines betrieblichen Gesundheitsmanagements, dessen Aufgaben zwei Fragestellungen umfasst:

A. **Mit welchem Stellenwert und mit welchem Ziel** soll das Thema Gesundheit und Leistungsbereitschaft der Mitarbeitenden im betrieblichen Gesundheitsmanagement verankert und in das unternehmerische Denken integriert werden?

Die Beantwortung dieser Frage ist eine strategische Managemententscheidung. Neue Denkmodelle, die sich am Menschen orientieren, sind hier gefordert; Die Umsetzung von Strategieentscheidungen erfolgt in einer betrieblichen Gesundheitsförderung (Aus-, Fort-, Weiterbildung).

B. **Welche sinnvollen präventiven Maßnahmen** können eingesetzt werden, um Gesundheitskrisen zu vermeiden bzw. wie soll gehandelt werden, wenn sie eingetreten sind?

Zur Beantwortung dieser Fragestellung braucht es Interventionen und konkrete Maßnahmen (Beratung, Coaching, Kurztherapie, verschiedene Methoden aus dem therapeutischen Methodenkoffer, Notfall- und Krisenintervention, anonyme Anlaufstelle im Unternehmen oder außerhalb des Unternehmens für alle Mitarbeitenden[4])

Die sinnzentrierte Arbeits- und Wirtschaftspsychotherapie kann zur Beantwortung beider Fragestellungen einen wesentlichen Beitrag leisten. Ihr Beitrag zur Fragestellung A liegt in unternehmensberatender Funktion des strategischen Managements und im Projektmanagement, zur Fragestellung B in

Beratung, Gestaltung von Maßnahmen und Interventionen für Mitarbeitende eines Unternehmens. Ihre Aufgabe ist der Erhalt der spezifisch humanen Ressourcen und deren Leistungs- und Bereitschaftspotenzial.

Gelingende Prävention von Erschöpfung am Arbeitsplatz weist auf zwei Aspekte hin:
1. **Individuell**: Prävention bezogen auf den einzelnen Mitarbeitenden, sein inneres Arbeitserleben, sein Einstellungs- und Bewertungssystem, seine Lebensgeschichte
2. **Kollektiv**: Prävention bezogen auf Gruppen, Teams, alle Mitarbeitenden in einem Unternehmen. Die kollektive Gesundheit sichert den Unternehmenserfolg.

Kollektive Prävention umfasst alle Mitarbeitenden eines Unternehmens und stellt die Grundvoraussetzung für den marktwirtschaftlichen Erfolg dar. In einer makroökonomischen Sichtweise erweitert sich kollektive Gesundheit auf alle arbeitenden Menschen einer Gesellschaft und den achtsamen Umgang mit allen zur Verfügung stehenden Ressourcen.

Geht es dem einzelnen Mitarbeitenden gut, geht es auch dem Team, der Gruppe gut. Gesunde Gruppen und Teams verfügen über positive Interaktionsmuster untereinander und in vor- oder nachgelagerten Teams. Auch Führungskräfte sind Mitarbeitende, allerdings in einer Sandwichposition zwischen dem obersten Management/dem Unternehmensbesitzer und ihren Mitarbeitenden.

Die Basis jeder Präventionsinitiative sollte die Frage nach der jeweils im Moment gelebten Unternehmenskultur sein, denn sie stellt den Rahmen bzw. den Nährboden für wirtschaftliches Handeln in einer Organisation dar. Einen Leitfaden für die Betrachtung gibt die Life-Skript-Analyse für Unternehmen.

Die reduktionistische Sichtweise, Gesundheit ließe sich mit guter Ernährung, Sport und Entspannung allein sichern, weicht einer ganzheitlichen Sicht der Lebensführung. Der Mensch ist mehr als eine

---

4   Internes oder externes „assistance program" (www.betriebliche-gesundheit.at)

funktionierende Maschine mit unerschöpflichen körperlichen und geistigen Ressourcen. Wie das Pendel zwischen Gesundheit und Krankheit ausschlägt, zu welchem Pol es sich vermehrt hinbewegt, liegt am Menschen selbst. Beziehen wir den Arbeitsplatz mit ein, bestimmen erweiternd die Gemeinschaft der arbeitenden Menschen im Unternehmen und die Rahmenbedingungen den Ausschlag des Pendels.

> **Prävention sollte nicht nur als Maßnahmenpaket verstanden werden, sondern als Prozess, als Öffnung des Bewusstseins für die Bedeutung humaner Ressourcen, für den einzelnen Menschen, ein Team, ein Unternehmen, für ein ressourcenorientiertes wirtschaftliches Denken und Handeln.**

Betrachtet man Unternehmenserfolg als Gesundheitserfolg, so lässt sich sinnvolle, aus der Zukunft betrachtete Prävention auf folgende drei Bereiche ausrichten:

1. Bereich des Unternehmens, der als gemeinsamer Ort einer Gruppe arbeitender Menschen an ihren Arbeitsplätzen einen Lebens- und Arbeitsrahmen bietet. Zukünftig wird sich die Gesundheit eines Unternehmens danach richten,
   1. wie sehr es seine Wurzeln nährt, den Mitarbeitenden den Rahmen bietet, ihre Leistungsfähigkeit und Leistungsmotivation zu erhalten,
   2. wie es den Markt im Auge behält und auf Veränderungen schnell und flexibel reagiert. Dabei sollte es nicht ständig nach höheren Erträgen gieren, sondern auch Perioden der Regeneration bedenkt.
   3. wie sehr es die Natur respektiert, kurz wie es um seine Corporate-Social-Responsibility steht.
2. Bereich des Arbeitsplatzes als der Ort, an dem Arbeit stattfindet, an dem die meiste Lebenszeit verbracht und Kultur gelebt wird.
3. Bereich des individuellen arbeitenden Menschen: seine psychische Leistungsfähigkeit, sein Arbeitserleben, sein Lebensskript, seine Sinn- und Werteausrichtung. Hier geht es um die Verantwortung für den Körper und das individuelle Bewusstsein über dessen Bedürfnisse zum Erhalt der psychischen und physischen Leistungsfähigkeit.

1.3 Sinnzentrierte Arbeits- und Wirtschaftspsychotherapie als Teil der Human-Ressources-Abteilung

Die Wurzeln der sinnzentrierten Arbeits- und Wirtschaftspsychotherapie liegen in den Forschungen von Antonovsky (1997) über Kohärenz, Csikszentmihalyi (2004) über den Flow und Frankl über den Sinn (1997, 1999, 2004).

Antonovsky wendete sich von der pathogenen Suche danach, warum jemand krank wird, ab und erforschte, warum Personen gesund bleiben. Für eine gelingende Prävention ist dieser gesundheitsorientierte Ansatz wegweisend. Er erkannte, dass Stressoren Anforderungen sind, denen begegnet werden muss. Sie sind lebensbegleitend.

> Die Konfrontation mit einem Stressor … resultiert in einem Spannungszustand, mit dem man umgehen muss. Ob das Ergebnis pathologisch sein wird, neutral oder gesund, hängt von der Angemessenheit der Spannungsverarbeitung ab. (Antonovsky 1997, S. 16)

Antonovsky untersuchte, ob es Vorhersagen über die Spannungsverarbeitung geben kann und entwickelte das Konzept der generalisierten Widerstandsressourcen.

> » … meine fundamentale philosophische Annahme ist, dass der Fluss der Strom des Lebens ist. Niemand geht sicher am Ufer entlang. Darüber hinaus ist für mich klar, dass ein Großteil des Flusses sowohl im wörtlichen als auch im übertragenen Sinn verschmutzt ist. Es gibt Gabelungen im Fluss, die zu leichten Strömungen oder in gefährliche Stromschnellen und Strudel führen. Meine Arbeit ist der Auseinandersetzung mit folgender Frage gewidmet: Wie wird man, wo immer sich der Fluss befindet, dessen Natur von historischen, soziokulturellen und physikalischen Umweltbedingungen bestimmt wird, ein guter Schwimmer? (Antonovsky 1997, S. 92)

Er stellte fest, dass gute Schwimmer über drei wesentliche Komponenten oder Widerstandsressourcen verfügen:

- Verstehbarkeit: Anforderungen, die das Leben stellt, sind erklärbar und somit verstehbar.
- Handhabbarkeit: Es besteht die Überzeugung, dass genug Ressourcen zur Verfügung stehen, diese Anforderungen auch zu meistern.
- Bedeutsamkeit: Den Anforderungen liegt eine Bedeutsamkeit, ein tieferer Sinn inne. Hier geht es um das Erkennen, das den Anforderungen eine Bedeutsamkeit, ein tieferer Sinn innewohnt.

Je nachdem in welcher Beziehung (Kohärenz) diese drei Überzeugungen – generalisierte Widerstandsressourcen – ausgeprägt sind, desto höher der SOC („sense of coherence"), desto besser ist der Betreffende ausgerüstet, auch gefährliche Stromschnellen im Fluss des Lebens zu bewältigen. Allerdings gibt es nach dem Konzept Antonovskys keine Erklärung, weshalb auch Personen mit hohen SOC-Scores eine Erschöpfung am Arbeitsplatz erleiden[5]. Eine Erklärung könnte sein, dass offensichtlich diejenigen Personen keine Erschöpfung erleiden, die über eine

hohe psychosomatische Intelligenz verfügen, sich gut spüren und ein gutes Energiemanagement mit sich und für sich selbst betreiben. Antonovskys Diskussion über die Bedeutsamkeit brachte ihn auch zur Philosophie Viktor Frankls und dessen Konzept des unbedingten Sinns im und zum Leben.

1.3.1 Das Sinnkonzept Frankls als Motivationsfaktor

Viktor Frankls fundamentale Weltanschauung ist auf dem Streben nach Sinn und Werten aufgebaut. Er gründete die Dritte Wiener Schule der Psychotherapie, Existenzanalyse und Logotherapie nach Sigmund Freuds Psychoanalyse, der Ersten Wiener Schule und Alfred Adlers Individualpsychologie, der Zweiten Wiener Schule.

Die **existenzanalytische Betrachtung** erlaubt die Erforschung der personalen Prägung eines jeden Menschen. Die Erkenntnisse der Neuropsychotherapie (Grawe 2004) und der Neurowissenschaften bieten Theorien zum Verständnis der Bedeutung von Grundbedürfnissen des Menschen an und lassen Hypothesen darüber zu, zu welchen Verzerrungen von Denkmustern, Handlungen und Haltungen und damit zu Belastungen es kommen kann, wenn in der Erfüllung kindlicher Grundbedürfnisse Defizite bzw. Mikrotraumata entstanden sind, deren Auswirkungen bis ins Hier und Jetzt reichen.

Die **existenzanalytische Betrachtung** liefert die rationale Grundlage für das individuelle Lebens- und Arbeitskonzept und erforscht die unbewussten Lücken. Wenn Unbewusstes bewusst wird, ist der Mensch in der Lage zu verstehen, zu verändern und neue Bewältigungsmechanismen aufzubauen. Die Logotherapie beschäftigt sich mit der Umsetzung dieser Erkenntnisse und mit der Eröffnung von Sinnmöglichkeiten.

1.3.2 Erschöpfung und Sinnfrage am Arbeitsplatz

Logotherapeutisch gesehen, kann man Burnout bzw. Erschöpfung als **Verzerrung im Lebenssinn** sehen. Der Mensch lebt nicht das, was er sein könnte, sondern das, was er muss oder glaubt, zu

---

5   Ich gehe von der Hypothese aus, dass ein hoher Eustress und hohe SOC Scores in einer engen Beziehung stehen. Überwältigend hohe SOC Scores deuten auf eine Überschätzung der eigenen Ressourcen hin.

müssen. Er erkennt seinen eigenen Freiraum nicht, er überhört die Bedürfnisse seines Körpers. Er ist sich seiner Ganzheit nicht bewusst und lebt nur einzelne Aspekte. Der sinnstiftende Aspekt tritt dann zugunsten einer Bedürfnisbefriedigung in den Hintergrund. Arbeit reduziert sich immer mehr zur Zweckerfüllung.

Der arbeitende Mensch lebt dann im Zwiespalt

- mit sich selbst, seiner Intuition, seiner Bestimmung, seinem Lebenssinn
- mit seinen mentalen, körperlichen und emotionalen Ressourcen
- mit seinem Arbeitsumfeld
- mit dem Unternehmen selbst, für das er tätig ist

Ist ein offener und respektvoller Umgang am Arbeitsplatz nicht mehr gegeben, stellt sich der Mensch die Frage: „Wozu mache ich das noch?" Schon Nietzsche schrieb: „Hat man sein Warum des Lebens, so verträgt man sich fast mit jedem Wie" (Nietzsche 2014). Wenn es jedoch kein „wozu", „wofür" oder „für wen" mehr gibt, stellt der Mensch die Sinnhaftigkeit seiner Tätigkeit und seines Einsatzes in Frage.

Das In-Frage-Stellen der eigenen Tätigkeit trifft auch Personen, die eine steile Karriere hinter sich haben, also etwas geschafft haben. Manchmal sind sie in ihrem Karrierestreben so von ihrem eigentlichen Kernarbeitsgeschäft entfernt, dass sie in eine Krise stürzen, weil sich der Sinnhorizont ihrer Arbeitsleistung geändert und von der ursprünglichen Basis weit entfernt hat. Manchmal aber auch stürzen diese Menschen in eine Krise, weil ihnen einfach der Sinn abhandengekommen ist. Sie haben vergessen, das Wesentliche im Leben zu leben, sie haben das „wofür" vergessen. Dann spricht man weitläufig von „midlife crisis". Sinnkrisen, die mit dem Arbeitsplatz verknüpft sind, sind eng mit der gelebten Kultur, Mission und Vision, Führung, Arbeitsinhalten und Zeitvorgaben verbunden.

Zwiespalt zwischen Mission/Vision und individuellen Sinn- und Wertvorstellungen

Herr X, ein junger Mann knapp über 30 Jahre alt, meldet sich in meiner Praxis. Er ist den Tränen nahe und macht einen äußerst depressiven Eindruck.

Seine Frau hätte ihn wegen eines Burnouts geschickt, sagt er. Im diagnostischen Gespräch stellt sich heraus, dass es sich nicht um ein Burnout und auch nicht um eine Depression handelt, sondern um eine Sinn- und Wertefrage und dem Gefühl, keine Entscheidungsfreiheit zu haben.

Vorgeschichte: Der junge Mann war Abteilungsleiter in einem mittelgroßen Unternehmen. Er galt als sehr tüchtig und hatte gute Aufstiegsmöglichkeiten. Doch er selbst hatte ein immer größer werdendes Identifikationsproblem mit der Mission und Vision des Unternehmens. Seine Arbeit, die Mission und Zukunftsvision des Unternehmens ließen sich immer weniger mit seiner Einstellung vereinbaren. Er schlitterte in eine Krise, als er sich nicht getraute, zu kündigen. Er hatte zwei kleine Kinder, wohnte in einer kleinen Gemeinde, wo er auch diverse Aufgaben übernommen hatte, wie z. B. sein Engagement bei der freiwilligen Feuerwehr. Er sah keinen Ausweg mehr. Er hatte nach dem Studium bereits 3-mal in verschiedenen Firmen gearbeitet und war der Meinung, dass ihm ein oftmaliger Wechsel beim Jobsuchen hinderlich sein könnte. In der Aufarbeitung seiner Krise kam zum Vorschein, dass Herr X schon seit langer Zeit einen Wunsch in sich trug, nämlich sich auf einem speziellen Gebiet des zukunftsorientierten umweltschonenden Bauens selbständig zu machen. Er blühte sichtlich auf, sobald er sich in diese Materie vertiefte, seine depressive Verstimmung war verschwunden. Er begann langsam zu erkennen und zu fühlen, wohin sein Weg ihn führen sollte und dass er sein Unternehmen verlassen musste, wollte er gesund werden. Er tat dies schließlich auch, obwohl die Firmenleitung alles versuchte, ihn zum Bleiben zu überreden.

Ein Unternehmen als lebendes, soziales System bietet den Menschen einen Ort des individuellen Wachstums durch die erfolgreiche Bewältigung von herausfordernden Aufgaben. Es braucht einen reflektierten Menschen, um Sachverhalte wahrnehmen, Zusammenhänge erkennen zu können und sinnvoll und absichtsvoll zu handeln. Ein ausgeglichenes Verhältnis von Handlungswille und Tätigkeitsanforderungen zeigen sich in Begeisterung für die Arbeit und im Kohärenzgefühl (Bauer u. Braun, S. 17).

Ein anderes Phänomen ist die Sinnkrise um die Mitte des Lebens, die man allgemein unter „midlife crisis" kennt. Es ist der Zeitpunkt, an dem alle **materiellen und ideellen Ziele** erreicht sind, das Haus gebaut, die Familie gegründet, die Kinder erwachsen sind. Dann tritt oft die Frage nach dem „Wozu mache ich das alles eigentlich?" auf. Es handelt sich in diesem Fall um eine existenzielle Krise, die ein tiefes Nachdenken nach sich zieht „Wofür bin ich hier, wofür lebe ich? Die Endlichkeit des Seins, das Ablaufdatum des irdischen Lebens bewirken eine seelische Erschütterung. Hier handelt es sich nicht um ein Burnout, sondern um die Erkenntnis, dass alles ein Ende hat. Die Krise hält die Aufforderung bereit, sich mit dem eigenen Lebenssinn zu befassen bzw. neu auszurichten. Der Sinn muss neu gefunden werden. Ein weiterer Aspekt betrifft die Angst vor dem Verlust des Arbeitsplatzes.

1.3.3 Die Sinntheorie im betrieblichen Gesundheitsmanagement

Die **logotherapeutische Betrachtung** bezieht sich auf die Verzerrung, bzw. auf das, was dem Menschen das Sinnerleben verstellt.

Frankls Sinntheorie hat sich im heutigen Management als das Motivationskonzept schlechthin bewiesen. Dem menschlichen Handeln liegt ein ursächlicher Wille zum Sinnhaften zugrunde. Dieser Wille lässt sich in zwei Aspekte unterscheiden, nämlich in den

- inneren Aspekt, der im Inneren eines jeden Menschen angelegt ist und in den
- äußeren Aspekt, der die Sinnangebote und -möglichkeiten umfasst.

Diese Urkraft, etwas wirklich Sinnvolles tun zu wollen, die im Inneren des Menschen angesiedelt ist, lässt sich auch von Krankheit, Unreife oder Senilität nicht schmälern. Leistungswilligkeit und Arbeitsfähigkeit haben hier ihren Ursprung.

Gibt es eine Kohärenz zwischen inneren und äußeren Aspekten, sind Leistungswilligkeit und psychische Arbeitsfähigkeit gegeben. Arbeit hat als Sinnfindung und Sinnverwirklichung einen Einfluss auf seelische Gesundheit oder Krankheit.

■ **Erschöpfung als Folge einer Verzerrung von Sinnverwirklichung**

Findet eine Verzerrung der Sinnverwirklichung statt, setzen Störfaktoren ein, die eine seelische und/oder körperliche Erschöpfung zur Folge haben können.

Steht der Mensch in keiner Beziehung mehr mit seinen **körperlichen Ressourcen**, überhört oder verleugnet er alle somatischen Hinweise, können ihn seine Kräfte verlassen, er beutet seine Speicher aus – es kommt zum körperlichen und/oder psychischen Zusammenbruch. Ob zuerst ein seelischer oder körperlicher Zusammenbruch erfolgt, ist von individuellen Persönlichkeitsfaktoren abhängig, vornehmlich davon, wo der betroffene Mensch seine blinden Flecken und Defizite versteckt hat. Störfaktoren können im Menschen selbst verwurzelt sein, wie zum Beispiel bei Arbeit als Ersatz für nicht befriedigte Grundbedürfnisse oder durch die Rahmenbedingungen am Arbeitsplatz:

- mangelnde Sinnmöglichkeiten am Arbeitsplatz,
- ein Wertekonflikt, der durch ein Missverhältnis zwischen den Anforderungen der Arbeit und individuellen Einstellungen und Prinzipien entsteht (Maslach u. Leitner 2001, S. 17),
- belastende Arbeitsbedingungen.

Die Grundbedürfnisse sind für alle Menschen gleich, sie unterscheiden sich lediglich in ihrer Ausprägung. Grawe (2004, S. 190) nennt in seiner konsistenztheoretischen Sicht des psychischen Funktionierens zwei Einflussfaktoren, nämlich

- das Streben nach Kongruenz (Befriedigung aller Grundbedürfnisse) und
- das Streben nach Konsistenz (Grundprinzip des psychischen Funktionierens)

Seiner Meinung nach ist

» psychisches Geschehen fortwährend darauf ausgerichtet, Wahrnehmungen im Sinne aktivierter motivationaler Ziele zu machen. Hinter den motivationalen Zielen stehen die Grundbedürfnisse … Ziele und Verhalten sind im Unterschied zu Grundbedürfnissen auf konkrete Situationen oder Klassen von Situationen bezogen. In ihnen unterscheiden sich die Menschen auf Grund ihrer Lebenserfahrung voneinander, in den Grundbedürfnissen jedoch nicht. (Grawe 2004, S. 190)

Elger (2009, Pos. 1459) beschreibt aus Sicht des „neuroleadership" vier Existenzbedürfnisse als Eckpfeiler, die eng miteinander verwoben sind und psychisches Wohlbefinden im Leben und Arbeitsleben sichern:

- soziale Beziehungen herzustellen, zu gestalten und zu pflegen,
- die Welt zu verstehen – neugierig zu sein und zu lernen,
- Bestehendes zu erhalten und Verluste zu vermeiden,
- sich zu entwickeln und zu wachsen.

> **Das Streben nach Sinnverwirklichung ist nach Frankl die Urmotivationskraft schlechthin und in jedem Menschen verankert.**

Betrachtet man nun dieses Motivationskonzept und Grawes Konsistenztheorie, so lassen sich bereits hier die Wurzeln für Arbeits(un)fähigkeit bei Erschöpfung erahnen. Gibt es Defizite in den Grundbedürfnissen, so ist die ureigenste Sinnverwirklichung primär auf die Befriedigung der Defizite ausgerichtet, und erst sekundär auf die eigentliche Sinnfindung im Arbeitsleben. Ein Beispiel dafür wäre, wenn die Arbeit als Liebesersatz oder der Selbstwerterhöhung dient.

1.3.4 Sinn und Werte – der Bogen vom Sinnkonzept zu moderner Unternehmensführung

Ausgehend vom Streben des Menschen nach Sinnverwirklichung hat Arbeit sinnstiftenden Charakter. Hier spannt Frankls Existenzanalyse und Logotherapie einen Bogen zum modernen Management. In diesem Sinne können auch logotherapeutische Gutachten zur Evaluierung psychischer Arbeitsfähigkeit eine Lücke zwischen Aspekten einer humanistischen Psychotherapie und moderner Menschenführung füllen. Namhafte Personen aus der Wirtschaft (Malik, Anker, Corvey u.v.m.) setzen sich mit Frankls Logotherapie auseinander und bezeichnen sein

Sinnkonzept als neuzeitliches Motivationskonzept schlechthin.

Corvey (1992) baut auf Frankls Theorie der inneren Freiheit, sich für oder gegen etwas zu entscheiden und zwischen Reiz und Reaktion wählen zu können, sein Modell der **Pro-Aktivität** auf (■ Abb. 1.1).

Corvey versteht darunter die Fähigkeit eines Menschen, einen Impuls einem Wert unterzuordnen. Er unterscheidet reaktive Menschen, die von ihren Gefühlen, den Umständen oder ihrer Umwelt getrieben sind von pro-aktiven Menschen, die ihren Antrieb aus ihren Werten erhalten. So

> » … nutzte Frankl die Gabe der Selbst-Bewusstheit, um einen fundamentalen Grundsatz zu entdecken: zwischen Reiz und Reaktion hat der Mensch die Freiheit zu wählen. In der Freiheit der Wahl liegen die Begabungen, die uns als Menschen einzigartig machen. Zusätzlich zur Selbst-Bewusstheit haben wir die Imagination – die Fähigkeit, im Geiste etwas jenseits unserer gegenwärtigen Wirklichkeit zu erschaffen. Wir haben Gewissen – eine tiefe innere Bewusstheit von Recht und Unrecht, von den Prinzipien, die unser Verhalten bestimmen, und ein Gespür dafür, bis zu welchem Grad sich unsere Gedanken und Handlungen im Einklang mit ihnen befinden. Und wir haben den unabhängigen Willen – die Fähigkeit, frei von allen anderen Einflüssen auf der Grundlage unserer Selbst-Bewusstheit zu handeln. (Corvey 1992, S. 69 ff.)

Anker verwendet Frankls Sinnkonzept als Denkvorlage für sein Buch *Balanced Valuecard; Leistung statt Egoismus*:

> » Sinnzentrierte Selbstmotivation mobilisiert Kräfte und Kreativität, welche die neoliberale Wirtschaftslehre komplett brachliegen lässt: Fachkreise schätzen, dass die Mitarbeitenden unter einem utilitaristisch-neoliberalen Regime bloß 30 bis 50% ihres Potenzials in ihre Arbeit einbringen (können) – eine immense Ressourcenverschleuderung, ganz abgesehen von der Verkennung des Menschen

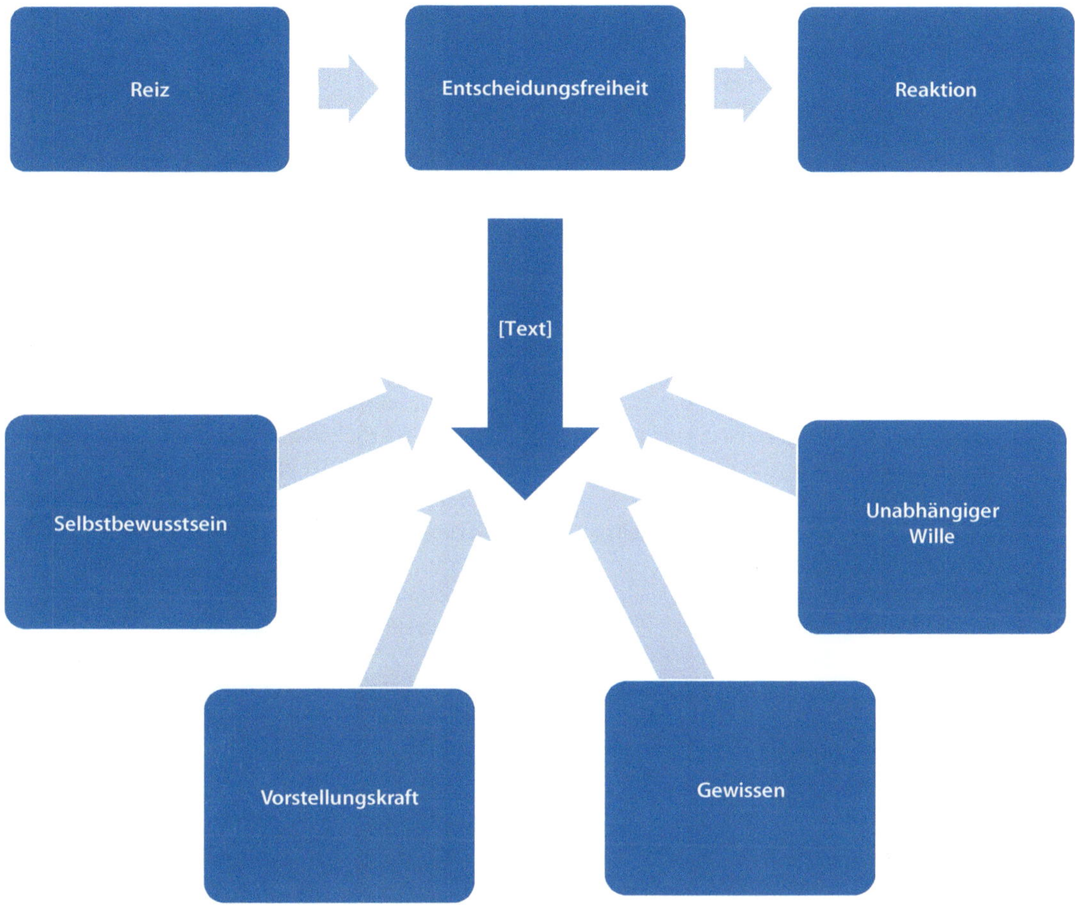

Abb. 1.1   Proaktives Modell. Modifiziert nach Corvey 1992

als Wesen mit einem tiefen Bedürfnis nach Sinn, nach Antwort auf das Warum und Wozu seines Tuns und seines Daseins .... Böckmann im Rückgriff auf Frankl: Mit Sinn zum Gewinn – für Menschen, Unternehmen und Volkswirtschaft … Unser Gehirn belohnt Kooperation, und es reagiert positiv auf Anerkennung, die uns zuteil wird – die zeitgenössische Forschung spricht eine ganz andere Sprache als der Utilitarismus des 19. Jahrhunderts. Unser Gehirn belohnt Kooperation, und es reagiert positiv auf Anerkennung, die uns zuteil wird – die zeitgenössische Forschung spricht eine ganz andere Sprache als der Utilitarismus des 19. Jahrhunderts. (Anker 2010, S. 237)

1.4   Prävention als betriebliches Gesundheitsmanagement der Zukunft

» Es ist interessant, dass die englischen Worte whole (ganz) und health (Gesundheit) dieselbe Wurzel haben (das altenglische hal, wie in heil oder ganz). Es sollte daher nicht überraschen, dass der heillose Zustand unserer Welt in direktem Verhältnis zu unserer Unfähigkeit steht, sie ganzheitlich wahrzunehmen. (Senge 2001, S. 88)

Ein zukünftiges betriebliches Gesundheitsmanagement beschäftigt sich mit den Fragen: Wie gesund ist das Unternehmen, und zwar nicht nur aus der Sicht wirtschaftlicher Kennzahlen, sondern ganz besonders aus der Sicht der humanen Ressourcen? Wie kann Gesundheit im Unternehmen erhalten werden?

> Ein zukünftiges betriebliches Gesundheitsmanagement und wird sich ganzheitlich ausrichten und drei Aspekte im Auge behalten müssen:
> - Den Gesundheitserfolg eines Unternehmens ausgedrückt als wirtschaftlicher Erfolg
> - den Gesundheitserfolg seiner menschlichen Ressourcen – die Leistungsfähigkeit und Leistungsbereitschaft seiner Mitarbeitenden, die maßgeblich beeinflusst wird von der Persönlichkeit und sozialen Kompetenz der Führungskräfte
> - die Lebbarkeit seiner Mission und Vision – Unternehmenskultur

Unter **Gesundheitserfolg** wird hier die zukünftige wirtschaftliche Leistungsfähigkeit eines Unternehmens verstanden und steht synonym für den Unternehmenserfolg.

Es wird maßgeblich davon abhängen, inwieweit das Management in der Lage ist, seinen Fokus auf ein ganzheitliches Erfassen wirtschaftlicher Tätigkeit, auf Sinn und Wertedimensionen und Nachhaltigkeit in der Zukunft zu lenken; es bedeutet ein Umdenken von ständig steigenden Wachstumszahlen hin zum Erhalt von Bestehendem, von bestehendem Erfolg und ein Lernen von der Natur. Ohne gesunde Umwelt gibt es keine Existenz. Corporate-Social-Responsibility wird ein Garant für zukünftiges Überleben sein. Nicht nur für Unternehmen selbst, sondern auch als Sinnaspekt und Motivation für die Menschen, die in solchen Unternehmen arbeiten, denn dadurch wird ein Wofür und Wozu der eingesetzten Arbeitskraft deutlich.

88 Prozent der Berufstätigen in der Schweiz drücken eine starke Präferenz für Arbeitgeber mit sozialer Verantwortung und ethischem Verhalten aus. „Unternehmen mit sozialer Verantwortung und Umweltbewusstsein sind die attraktivsten Arbeitgeber" (Kelly Studie in Anker 2010).

Je stärker die Mitarbeiterbindung, desto geringer sind Fehlzeiten und Fluktuation; einer Gallup-Studie aus dem Jahr 2009 zufolge kann ein Unternehmen in Deutschland mit 500 Angestellten durch Mitarbeiterbindung Kostenersparnisse von nahezu 1 Mio. Euro pro Jahr erzielen, Unternehmen mit 2000 Mitarbeitenden, fast 4 Mio. (Gallup-Studie in Anker 2010).

Dies legt nahe, Veränderungen im Hinblick auf eine zukünftige Vision zu planen. Wie Denkanstöße für Veränderungen gefunden werden können, beschreibt Otto Scharmer (2009) in seinem Buch *Theorie U – von der Zukunft her führen*.

Für den Erhalt von Gesundheit und Prävention von Erschöpfung der humanen Ressourcen sowohl im Kleinen als auch im Großen ist die Art der Veränderung entscheidend, die man wie folgt beschreiben kann:

1. qualitativ langfristig oder
2. kurzfristiger Schnappschuss

■ Ad 1: qualitativ langfristig

Qualitative langfristige Veränderungen richten sich auf eine zukünftige qualitative Verbesserung – Veränderungsprozesse werden aus einer zukünftigen Sicht her betrachtet (Scharmer 2009).

■ Ad 2: kurzfristiger Schnappschuss

Kurzfristige Schnappschüsse bezeichnen Veränderungen, die sich im Sinne einer Korrektur für den derzeitigen Zustand erweisen. Gibt es ein Problem, wird versucht, den alten Zustand im Sinne einer Homöostase wiederherzustellen (Otto et al. 2007, S. 79). Auf der unternehmerischen Ebene sind sie vergleichbar mit dem rechtlichen Zwang zur Evaluierung psychischer Belastung am Arbeitsplatz in Österreich. Von der Grundidee ist dies ein Meilenstein für die Aufwertung humaner Ressourcen in der Arbeitswelt. In der Praxis ist dies jedoch wenig effizient. Ausgewählte externe Stellen greifen zu Evaluierungszwecken in Unternehmen ein. Damit ist dem Gesetz vorerst genüge getan. Veränderungsprozesse im Unternehmen benötigen aber einen Anstoß aus dem Inneren, dem Kern des Systems heraus.

Auf der persönlichen Ebene könnte ein solches Vorgehen bedeuten, dass Angestellte, die die Diagnose Erschöpfungszustand bekommen, freigestellt und zur Erholung auf Kur geschickt werden. Wieder in der Arbeitswelt zurück, beginnen die alten Muster, sich in den Alltag einzuschleichen. Alles beginnt von vorne. Der nächste Krankenstand ist dann schon vorprogrammiert. Zur Veranschaulichung dieses Zusammenhangs eignet sich die Geschichte vom Teppichhändler.

Geschichte vom Teppichhändler

Es war einmal ein Teppichhändler, der entdeckte mitten auf seinem allerschönsten Teppich eine große Beule. Er versuchte, die Beule glatt zu treten – mit Erfolg. Aber sie tauchte nicht weit entfernt an einer anderen Stelle wieder auf. Wieder sprang der Teppichhändler auf die Beule, und sie verschwand – um gleich darauf an einer neuen Stelle wieder aufzutauchen. Wütend verfolgte der Mann die vorwitzige Beule kreuz und quer über den ganzen Teppich. Er sprang und stampfte, stampfte und sprang, und verhunzte dabei den ganzen schönen Stoff, bis er schließlich den Teppich an einer Ecke anhob, und siehe da – eine erboste Schlange flitzte heraus (Shah 1982, mit freundlicher Genehmigung des Herder-Verlages).

Fazit: „Die Ursachen unserer Probleme sind uns häufig ein Rätsel, dabei müssten wir nur einen Blick auf unsere Lösungen von gestern werfen" (Senge 2001).

1.4.1 Systemdenken als Präventionsfaktor

Peter Senge gilt als Vorreiter für neue Disziplinen einer lernenden Organisation. Sein Buch *Die fünfte Disziplin* (2001) gilt als eines der Standardwerke für neues wirtschaftliches Denken, für Systemdenken.

In der heutigen Diskussion um den Erhalt der menschlichen Ressourcen bietet dieses Buch zusammen mit dem *Fieldbook zur Fünften Disziplin* (Senge 2000) eine Fülle von Gedankenanstößen nicht nur für eine lernende Organisation, sondern auch für eine gelingende Prävention, bzw. für ein aktives betriebliches Gesundheitsmanagement, denn einer der Schlüsselfaktoren im Unternehmen sind die personalen Qualitäten der Führungskräfte. Ihre Einstellungen, ihre Denk- und Verhaltensmodelle

bestimmen maßgeblich die Unternehmenskultur und Mitarbeiterzufriedenheit.

Den Hintergrund umrahmt ein Weggehen von der Fixierung auf die Gegenwart und einem Hinwenden auf ein aktives Gestalten der wirtschaftlichen Zukunft; er bezeichnet diese Art der Fokussierung auf eine neue Wahrnehmung als Systemdenken – die fünfte Disziplin.

Systemdenken richtet den Fokus

- auf eine ganzheitliche Betrachtung
- die Wahrnehmung von Wechselbeziehungen statt einer einfachen Ursache-Wirkung Kausalität
- die Wahrnehmung von Veränderungsprozessen

» Die Disziplin des Systemdenkens zielt darauf, dass man Ganzheiten erkennt. Diese Disziplin schafft Voraussetzungen, damit wir Wechselbeziehungen statt unbeweglicher Dinge wahrnehmen und Veränderungsmuster statt statischer Schnappschüsse … schließlich ist das Systemdenken auch eine Form von Sensibilität für die subtile wechselseitige Verbundenheit, die lebenden Systemen ihren einzigartigen Charakter verleiht. (Senge 2001, S. 91 ff)

Systemdenken zeigt zwei Komponenten auf:
1. Detailkomplexität
2. Dynamische Komplexität

Ad 1 Detailkomplexität spannt einen sehr engen Veränderungsrahmen. Die Sicht auf das übergeordnete Ganze fehlt; es entstehen durch die eingesetzten Instrumente keine nachhaltigen neuen zukunftswirksamen Veränderungen. Detailkomplexität ist dem Inhalt nach den kurzfristigen Schnappschüssen gleichzusetzen.

Ad 2. Nach Senge liegt eine dynamische Komplexität vor, wenn dieselbe Handlung kurzfristig völlig andere Auswirkungen hat als langfristig. Es kann auch sein, das eine Handlung in einem bestimmten System eine ganz bestimmte Auswirkung hat, aber in einem anderen System eine ganz andere. Um langfristige Veränderungen zu erzielen, ist es wichtig, sich mit der Hebelwirkung einzelner Instrumente und Strategien auseinanderzusetzen. **Das Offensichtliche zu tun führt nicht zu dem scheinbar**

offensichtlichen, erwünschten Ergebnis (Senge 2001, S. 91).

Prävention von Erschöpfung setzt Systemdenken voraus und stellt die Frage nach den richtigen Hebeln. Beziehen wir die heutige Situation auf dem Arbeitsmarkt mit der steigenden Zahl von psychischer und physischer Erschöpfung arbeitender Menschen mit ein, lässt sich eine sechste Komponente hinzufügen: die psychische und physische Gesundheit für den Gesundheitserfolg eines Unternehmens.

> **Betriebliches Gesundheitsmanagement muss sich individuell in Unternehmen entwickeln dürfen und sollte sich an folgender Frage orientieren: An welcher Stelle im Unternehmen muss angesetzt werden, um langfristig welche Veränderung in der Zukunft hinsichtlich einer Schonung humaner Ressourcen zu bewirken?**

Als Basis für ein Systemdenken skizziert Senge die Notwendigkeit für eine Veränderung des Lernens und Denkens in vier Kerndisziplinen wie
1. Personal Mastery
2. Mentale Modelle
3. Eine gemeinsame Vision
4. Team-Lernen

Ad 1: Personal Mastery   Personal Mastery hat als zentralen Inhalt das Prinzip der kreativen Spannung. Sie entsteht, wenn Visionen und gegenwärtige Realität auseinanderklaffen. Kreative Spannung erlaubt auf der einen Seite Entfaltung und Wachstum, auf der anderen Seite kann sie zu einer emotionalen Spannung führen, die Gefühle wie Angst, Anspannung, Entmutigung, Hoffnungslosigkeit und Hilflosigkeit mit sich bringt. Personal Mastery bedeutet, sich zur Wahrheit zu verpflichten, das heißt, seinen Visionen treu zu bleiben und seinen negativen Überzeugungen und Ängsten auf die Spur zu kommen und sich einem befreienden Veränderungsprozess zu unterziehen (zitiert nach Senge 2001, S. 190 ff.).

Ad 2: Mentale Modelle   Als mentale Modelle werden festgefahrene Überzeugungen und Vorstellungen verstanden, die zu Theorien werden und ein bestimmtes Handeln und Verhalten nach sich ziehen. Systemdenken wird durch unentdeckte mentale Modelle blockiert, Lernen und Veränderung stagniert.

Ad 3: Gemeinsame Vision   Die gemeinsame Vision, etwas gemeinsam zu erschaffen, ist die größte gemeinsame Kraft und Energie eines lebenden, sozialen Systems (◘ Abb. 1.2).

Klaffen die Visionen der einzelnen Personen eines Teams in Bezug auf das Unternehmensziel bzw. den Weg dorthin (Sinn, Arbeitsbedingungen, Klima, u.v.m.) auseinander, schwächt das nicht nur den Gesundheitserfolg der betreffenden Organisation, sondern führt auch zu geringerem Engagement der darin arbeitenden Menschen bis hin zu Frustration und Krankheit.

Ad 4: Team-Lernen   Team-Lernen könnte man auch als Beziehungslernen verstehen. Alle Mitglieder eines Teams verfolgen dasselbe Ziel und potenzieren dadurch ihre Energien und Fähigkeiten. Sie arbeiten dann in Kohärenz miteinander. Nach Otto (Otto et al. 2007, S. 54) kann man auch von Schwarmintelligenz sprechen. Als Vorbild gelten Fischschwärme oder Vogelzüge. Die Bewegung jedes einzelnen Mitgliedes erfolgt in vollkommener Übereinstimmung mit den anderen Schwarmmitgliedern. In der Natur passiert diese Abstimmung intuitiv biologisch. In einem lebenden sozialen System braucht es dazu
- Flexibilität in Bezug auf die sich ändernden Bedingungen
- Robustheit, wenn ein oder mehrere Mitglieder ausfallen
- Selbstorganisation: das Team organisiert sich selbst.
- Selbstregulation: es werden eigene Regeln aufgestellt oder existierende bei Bedarf weiterentwickelt.

Die Qualität der Kohärenz von Teammitgliedern erfordert ein hohes Maß an sozialer Kompetenz, Empathie, Lern- und Kommunikationsbereitschaft. Als Hilfe für effizientes gegenseitiges Verstehen bietet sich der Dialog[6] an. Im Dialog werden wertfrei verschiedene Blickwinkel durch kompetentes Fragen

---

6   Griechisch „dialogos": „dia" = durch, „logos" = das Wort, der Sinn

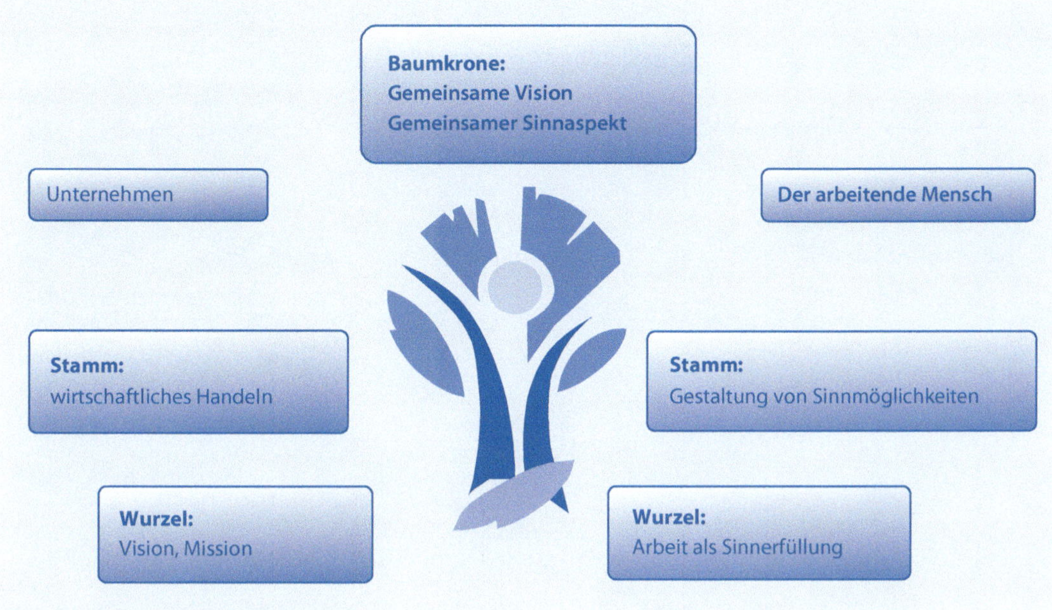

■ Abb. 1.2 Baummodell (Pirker-Binder)

eröffnet und erforscht. Beim Dialog werden die Beteiligten zu Beobachtern ihres eigenen Denkens (Senge 2001, S. 294).

Wegbereiter des Dialogs im Sinne einer frei fließenden Gruppenkonversation war David Bohm, Quantenphysiker und Philosoph. Nach Bohm ist „unser Denken inkohärent und die daraus resultierende Kontraproduktivität ist der Ursprung unserer größten Probleme … Der Dialog zielt darauf ab, die Inkohärenz unseres Denkens aufzudecken" (Senge 2001, S. 294).

Für einen gelingenden Dialog braucht es drei Bedingungen:
1. Annahmen und Hypothesen müssen dargelegt und für reflektierbar gehalten werden.
2. Die Mitwirkenden müssen sich als gleichberechtigte Partner betrachten.
3. Ein neutraler Helfer moderiert den Dialog.

Scharmer (■ Abb. 1.3) greift in seiner „Theorie U" ganzheitliches Denken auf und verfeinert es für Lern- und Veränderungsprozesse: „Wann immer ein Prozess auf einer Handlungsebene stockt, ist es wichtig, anstatt mehr von demselben zu tun, das gleiche Problem anders anzugehen" (Scharmer 2009,

S. 239 ff.). Er spinnt den Gedanken Jaworskis weiter, der darauf hinweist, dass es nicht genügt, die Welt nur oberflächlich wahrzunehmen. Nur wem es gelingt tiefer in die Zusammenhänge einzutauchen, kann neue Möglichkeiten wahrnehmen:

» … It's about a shift from seeing a world made up of things to seeing a world that's open and primarily made up of relationships, where whatever is manifest, whatever we see, touch, feel, taste, and hear, whatever seems most real to us, is actually nonsubstantial. A deeper level of reality exists beyond anything we can articulate. Once we understand this, we begin to see that the future is not fixed, that we live in a world of possibilities … through this shift of mind, we begin to realize that the sense of despair we've been feeling arises out of a fundamentally naïve view of the world. In fact, absolutely everything around us is in continual motion …..when we start to accept this fundamental shift of mind, we begin to see ourselves as part of the unfolding. We also see that's actually impossible for our lives not to have meaning" (Jaworski 1998, S. 10 ff).

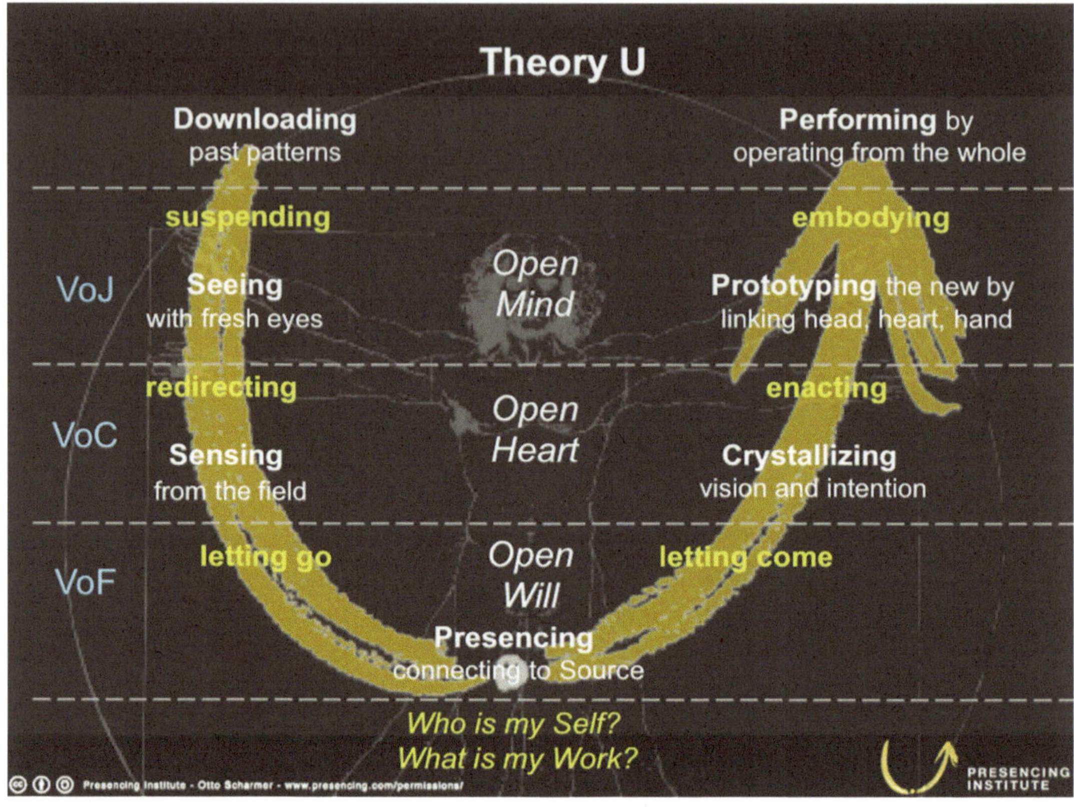

■ **Abb. 1.3**   Theorie U. Bildrechte: Presencing Institute, Otto Scharmer, www.presencing.com/permissions

Einem Psychotherapieprozess ähnlich beschreibt Scharmer vier Schritte, um soziale Realität zu erfassen, wobei zwischen den einzelnen Schritten ein logischer Bewegungs-, Öffnungs- und Veränderungsprozess stattfindet.

„**Downloading**" (Runterladen) bezeichnet einen ersten Schritt der Offenlegung von Themen, Zielen, Problemen, Visionen.

Übergang 1: **Öffnen des Denkens**: Innehalten und Öffnen. „Seeing" (Hinsehen) bezeichnet einen Prozess der ersten Wahrnehmung, des Sehens von verschiedenen Denk- und Handlungsmustern.

Übergang 2: **Öffnen des Fühlens**: Umlenken und Eintauchen in die Wahrnehmung. „Sensing" (Hinspüren): Scharmer nennt es ein Eintauchen in relevante Kontexte, auch ein intuitives Erfassen von Beziehungen, woraus eine neue Wahrnehmung, Umlenken oder Neuausrichtung der Aufmerksamkeit erfolgen kann.

Übergang 3: **Öffnen des Willens**: Loslassen, kommen lassen. „Presencing" beschreibt eine neue Wahrnehmungsqualität, die aus dem schöpferischen Quellpunkt (blinder Fleck) entsteht; eine neue Wahrnehmung, die ein neues Handeln aus dem entstehenden Ganzen heraus ermöglicht (Scharmer 2009, S. 236 ff.). Um diesen Entwicklungs- bzw. Veränderungsprozess gehen zu können, braucht es den Mut, sich auf den blinden Fleck einzulassen und die Stimmen des Widerstandes zu überwinden:

– **Stimme des Urteilens** (VoJ): Loslassen von starren Ansichten und Denkmodellen
– **Stimmes des Zynismus** (VoC): Loslassen negativer Emotionen und Sprache
– **Stimme der Angst** (VoF): Loslassen von Angst vor Veränderung, der Zukunft

Sowohl Senge als auch Scharmer betrachten Unternehmen als lebende, soziale Systeme. Um sie gesund zu erhalten, ist ein ganzheitlicher Denkansatz und Förderung von Persönlichkeitsentwicklung von Mitarbeitenden und Führungskräften die wichtigste Präventionsmaßnahme. Wesentliche Schwerpunkte sind dabei der Umgang mit starren Denk- und Handlungsmustern und Emotionen, denn sie geben dem wirtschaftlichen Tun Handlungsinput und Sinnaspekt. Scharmer beschreibt die Erfahrung des Presencing:

» The state of the bottom of the U is presencing – seeing from the deepest source and becoming a vehicle for that source. When we suspend and redirect our attention, perception starts to arise from within the living process of the whole. 'When we are presencing, it moves further, to arise from the highest future possibility that connects self and whole. The real challenge in understanding presencing lies not in its abstractness but in the subtlety of experience. (Senge et al 2004, S. 89)

> **Die sinnzentrierte Arbeits- und Wirtschaftspsychotherapie greift Senges und Scharmers Ideen auf und fördert Präventionsmanagement, humanes Changemanagement und bietet psychotherapeutisches Wissen in Form von Beratung, Projekten und Interventionen an.**

1.5 Führung im Wandel

Wie Interaktionen zwischen Menschen in Unternehmen gelebt und geführt werden, wird maßgeblich von der Unternehmenskultur und im Besonderen von Führungskräften beeinflusst. Derzeit findet ein Paradigmenwechsel statt: weg von der reinen Produktionsgesellschaft hin zur Wissens- und Dienstleistungsgesellschaft. Dieser Wertewandel beeinflusst ganz erheblich das Menschenbild und das Führungsverhalten in Unternehmen und setzt somit neue Herausforderungen an soziale Kompetenzen.

In der klassischen Betrachtung haben Führungskräfte das Recht zur Steuerung von Mitarbeitenden durch Einbeziehung von Führungsinstrumenten. Dem gegenüber steht ein neues Führungsverständnis, das „als gegenseitige interpersonale Einflussnahme, Interaktion und permanente Gestaltung einer Unternehmensrealität zur gemeinsamen Zielerreichung steht" (Franken 2007).

Arbeit wird in Bezug gesetzt zu Sinnhaftigkeit, Selbstverwirklichung, Eigenständigkeit, Verantwortlichkeit, Mitbestimmung. Der Wandel von der Produktions- zur Wissensgesellschaft mit der Veränderung des Menschenbildes beeinflusst das Thema Führung maßgeblich. Das Streben nach Sinn- und Werteverwirklichung verändert das Bild von Arbeit, Arbeits- und Lebensqualität. Rationale Werte wie Fleiß, Produktivität und monetäre Anreize haben sich hinsichtlich einer ganzheitlichen Sichtweise verändert. Sinnaspekte, Selbstverwirklichung, Autonomie und Selbstgestaltung sind neue Zielvorstellungen und Motive.

> **Der Paradigmen- und Wertewandel und die Entwicklung der Menschen verlangt nicht nur nach neuen Unternehmensstrukturen, wie z. B. neue Arbeitsorte (Heimarbeit), Arbeitszeiten, Arbeitserleben und Denkweisen (hin zu mehr Corporate-Social-Responsibility), sondern auch nach einem neuen Führungsverständnis.**

Ein wesentlicher Aspekt des Paradigmenwandels ist die Anerkennung der erbrachten Leistung, Respekt gegenüber der Persönlichkeit der Mitarbeitenden, Fehlerkultur, flache Hierarchien, einbeziehen statt ausgrenzen und überwachen. Miteinander statt hierarchisches Gegeneinander. Nur gemeinsam und mit dem nötigen Respekt gibt es eine erfolgreiche und gesunde Zukunft für alle.

1.5.1 Führungsstil im Wandel – transformationale Führung

Ein mögliches Führungsmodell heißt **transformationale Führung**; es ist ein ganzheitliches Modell, entwickelte sich aus dem delegativen Führungsstil, der den Mitarbeitenden ein hohes Maß an Eigenentscheidung lässt, und fügt eine Wertedimension hinzu. Transformationale oder werteorientierte Führung integriert den Sinnaspekt in unternehmerisches Handeln. Anker (2010) spricht von drei Hauptstraßen auf dem Weg zum Sinnaspekt im Unternehmen (Abb. 1.4):

— Das eigene Handeln soll eine Ausrichtung an gesellschaftlichen Werten haben.

— Unsere Zielsetzung und unser Handeln soll nicht nur Selbstzweck sein, sondern auf ein

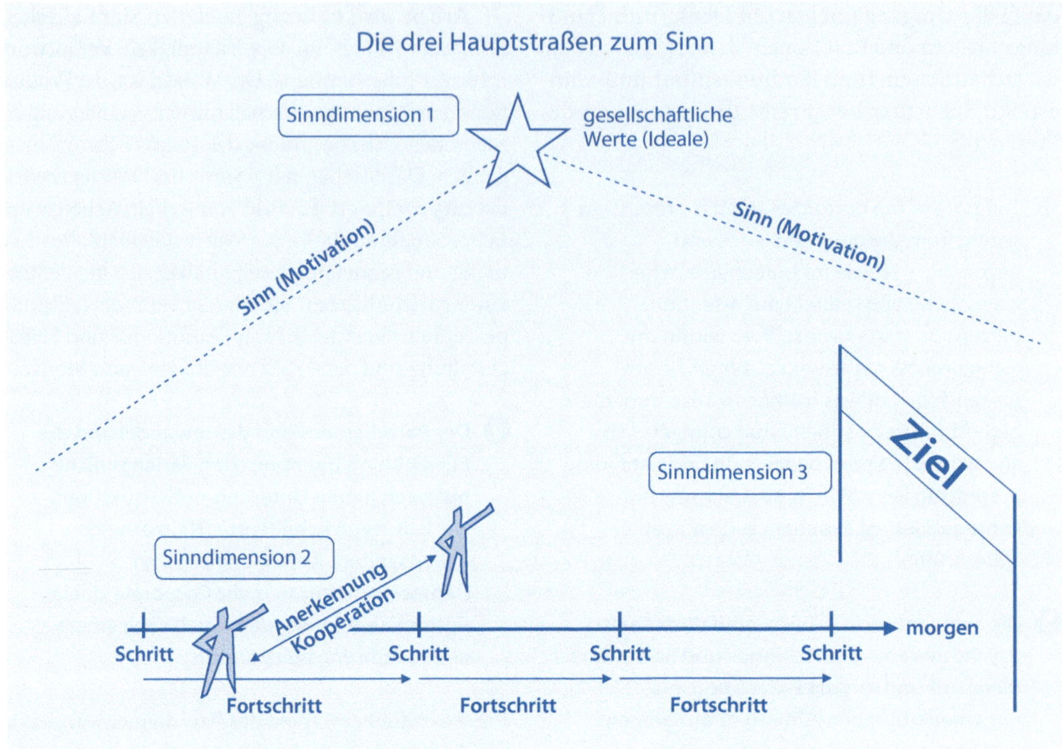

▣ Abb. 1.4   Die drei Hauptstraßen zum Sinn (Anker 2010)

Wozu gerichtet sein, etwas, das über uns hinausragt.

- Eine soziale Bereitschaft für andere Menschen sollte vorhanden sein.

Es dürfen die Fragen nach dem Warum und dem Wozu gestellt werden. Die Motivation der Mitarbeitenden erfolgt über den Sinnaspekt und intrinsische Motive. Transformationale Führung verlangt nicht nur den Führungskräften viel an sozialer Kompetenz ab – auch von den Mitarbeitenden wird eine aktive Rolle verlangt, ein Sich-Einbringen, ein Mitdenken, auch ein Verändern und lebenslanges Lernen.

Transformationale Führung verlangt ein hohes Maß an Mensch-Sein und Menschlich-Sein von Führungskräften – trotz hoher wirtschaftlicher Ansprüche und Erfolgsdenken. Man kann auch von den **4 i-Kompetenzen** nach Bass sprechen (Franken 2010, S. 272):

1. **Individuell**: Mitarbeitende werden individuell und geführt und gefördert.
2. **Intellektuell**: Es gibt geistige Anregung, neue Denkweisen.
3. **Inspirierend**: Ziele und Aufgaben müssen bedeutend sein, die Vision und die Mission sollen ansprechend sein.
4. **Identifizierend**: die Führungskraft muss authentisch und vorbildlich sein.

„Mensch-sein heißt Bewusst-sein und Verantwortlich-sein", so formulierte es Viktor Frankl (1986).

1.5.2 Führung und ihre Wirkung auf das Betriebsklima und die Gefühlslage der Mitarbeitenden

Die Ergebnisse der INQA 2005 (Franken 2007, S. 277) unterstreichen die Bedeutung von Führung für die Befindlichkeit von Mitarbeitenden. Ungefähr 50 Prozent der Befragten bemängelten mangelnde Unterstützung und 61 Prozent mangelnde

Anerkennung. Schlechtes Betriebsklima führt zu physischen und psychischen Reaktionen der Betroffenen. Wer sich nicht wohl fühlt, arbeitet nicht konzentriert oder bleibt zu Hause. Krankenstände und Minderleistung sind die Folge (Abb. 1.5).

Angst, den Arbeitsplatz zu verlieren, führt zu Minderleistung durch Präsentismus (Anwesenheit im Betrieb trotz Krankheit). Die Stanford University in Kalifornien erstellt eine Formel zur Berechnung der Ausfallskosten durch Minderleistung der Mitarbeitenden und Führungskräfte, die durch Probleme wie Sorgen, Stress, Krisen, Mobbing, Sucht etc. ausgelöst wurden:

$$\textit{Mitarbeiterzahl (MA)} \times 20\% = \textit{AZ des auf fälligen MA}$$

Schlechte Führungskräfte machen Mitarbeitende krank, dies ist das Ergebnis einer EU-Studie von Jimenez, Arbeitspsychologe an der Karl-Franzens-Universität (Jimenez et al. 2012; Abb. 1.6.). Ein Chef oder eine Chefin mit guten Führungsqualitäten hat dagegen gesündere Mitarbeitende. Die Studie belegt, dass sich gesundheitsfördernde Maßnahmen zur Stress- und Burnout-Prävention in Unternehmen lohnen:

Bei 48,4 Prozent der Unternehmen stieg die Zufriedenheit, das Vertrauen, die Loyalität und die Motivation der Mitarbeitende an. 22,6 Prozent zeigten eine Reduktion der Krankenstände. 17,7 Prozent nannten positive Effekte auf das Wohlbefinden der Arbeitnehmer. 4,5 Prozent zeigten eine Verbesserung des Betriebs-und Arbeitsklimas. 14,5 Prozent bemerkten eine Sensibilisierung der Mitarbeitenden für die Themen psychische Gesundheit, Stress und Burnout und eine Reduktion der Fluktuationsraten.

Die Reduktion des Menschen und seiner Handlungen auf die Ratio und die Trennung von seinem innerpsychischen Erleben ist durch die Neurowissenschaft eindeutig widerlegt worden.

▪ Was heißt das für das Thema Führung?

Die auch zukünftig prognostizierten steigenden Zahlen an Arbeitsausfällen und Minderleistung, die stressbedingt oder psychisch bedingt sind, die Überalterung der Menschen und die dadurch erforderlichen längeren Lebensarbeitszeiten verlangen nach neuen Motivations- und Gesundheitskonzepten.

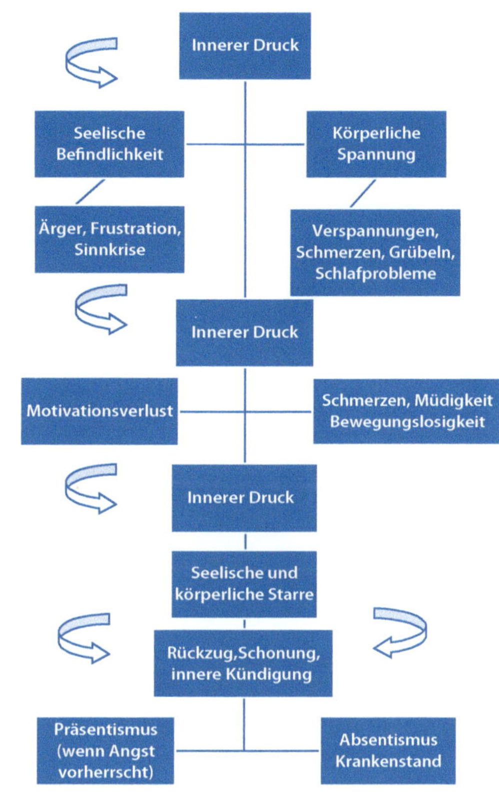

Abb. 1.5 Unternehmenskultur und Krankenstand (Pirker-Binder)

Es entsteht ein neues Sinn- und Wertedenken, das immer mehr in die Unternehmensführung einfließen muss.

Der Arbeitsplatz gilt als Ort der Sinnverwirklichung – Wer Leistung will, muss Sinn bieten (Böckmann 1980, S. 87). Die Diskussionen um die Fragestellungen, was getan werden soll/muss, um Menschen Sinnfindung in ihrer Arbeit zu bieten und damit langfristig die Arbeitsbereitschaft und Arbeitsleistung zu erhalten und welche Arbeits- und Arbeitsplatzmodelle es für eine alternde Gesellschaft geben wird, beschäftigt Wissenschaftler und Ökonomen weltweit.

„Jede Affektlage bestimmt die Immunlage" (Frankl 1999, S. 74). Dieser Satz weist deutlich darauf hin, dass sowohl der individuelle Zugang zu Denk- und Handlungsmustern, Lernen, Arbeit und Leistung, als auch die Motivation und Kultur, die durch

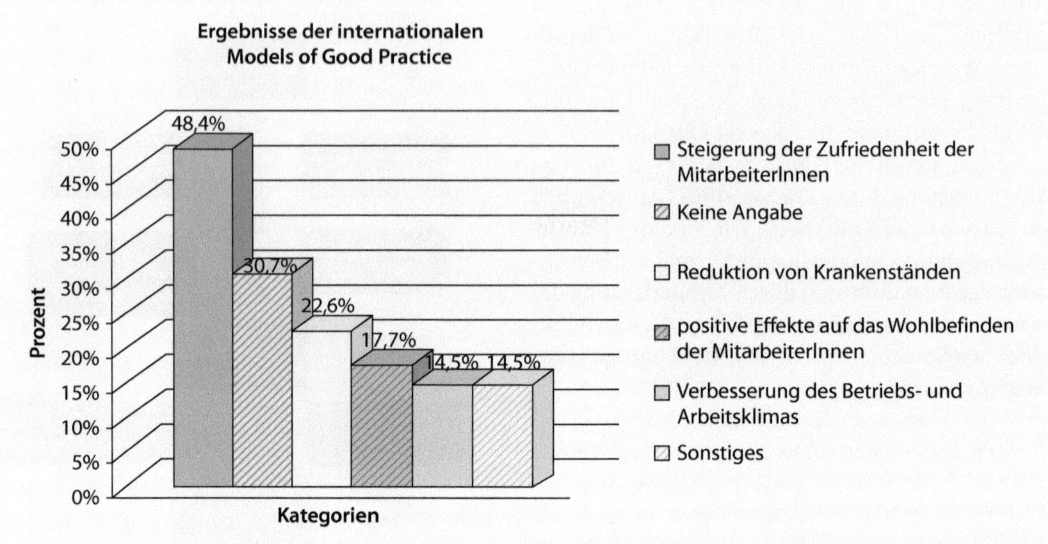

▣ Abb. 1.6 Best Practice Modelle im Raum EU-27; Konzepte zur Reduktion von Stress der Arbeit und zur Förderung von Gesundheit und Wohlbefinden. Bildquelle: Jimenez et al. 2012, mit freundlicher Genehmigung

Führungspersonen entscheidend mitgeprägt werden, einen Einfluss auf die psychische Gesundheit und Leistungsfähigkeit der Menschen haben und somit auch auf das Überleben unserer Gesellschaft. Führungspersonen, wo auch immer sie tätig sind (Kindergarten, Schule, Unternehmen, NPOs), tragen diese Verantwortung.

Siebert (in Neuberger 2002, S. 53) schreibt zum Thema Affekte: „Emotionen sind nicht nur die Grundlage für Lernmotive und Lernwiderstände, sondern unsere Wirklichkeitskonstruktionen sind selber emotional veranlasst und gefärbt. Affekte sind – bewusst oder unbewusst intentionale Handlungsantriebe und auch das Tor zu Gesundheit oder Krankheit, je nachdem, wie sie gelebt, geleugnet und/ oder verarbeitet werden"[7].

Unternehmensübernahme, Unternehmensweiterführung

Herr Y hat mit einer kleinen Firma, die er von seinem Vater übernahm, begonnen und im Laufe der Zeit ein weltweites, sehr erfolgreiches, Unternehmen

aufgebaut. Nun denkt er an die Übergabe des Geschäftes an seinen Sohn. Der Sohn entwickelt jedoch psychosomatische Beschwerden verschiedenster Art. Die Verantwortung, das Herzensgeschäft des Vaters zu übernehmen, erdrückt ihn. An der Übergabe sind verschiedene Consulting-Firmen beteiligt, aber niemand kümmert sich um die Emotionen des Vaters und seine nicht ausgesprochenen Wünsche und die des Sohnes. Natürlich möchte der Vater, dass der Sohn das Familienunternehmen weiterführt. Der Sohn fühlt sich moralisch in die Rolle quasi hineingedrückt, er hatte nie Luft zur freien Entscheidung, ob er es wirklich will und in welcher Form.

Erst wenn der Vater loslässt und der Sohn seine Gestaltungs- und Entscheidungsmöglichkeiten erkennt, kann die Belastung, die auf beiden ruht, verschwinden.

Fazit: Bei Geschäftsübergaben jeglicher Art sind die Emotionen und die Bedürfnisse der beteiligten Personen respektvoll zu berücksichtigen und zu begleiten. Neben einer sachlich-rechtlichen Begleitung sollte auch eine seelische erfolgen, z. B. durch Arbeits- und Wirtschaftspsychotherapeuten.

---

7   Affekte sind hier definiert als Gefühlszustände, die je nach Stärke sichtbare oder unsichtbare,spürbare physiologische Veränderungen nach sich ziehen.

Die transformationale Führung zieht eine erweiterte Diskussion über die Bedeutung der sozialen

Kompetenzen von Führungskräften nach sich. Menschen, die andere Menschen erfolgreich in die Zukunft führen, brauchen ein hohes Maß an sozialer Kompetenz. Kompetenzerweiterung im Sinne einer gesunden und ressourcenorientierten Führung erweitert sich auf Führungsaufgaben in vielen Bereichen, nicht nur in der Wirtschaft. Im Gegenteil, sie ist immer dort angebracht, wo mit Menschen gearbeitet, gelernt oder trainiert wird. In besonderem Maß spielen gesunde und ressourcenorientierte Führungskompetenzen von Menschen, die in der Ausbildung von Kindern und Jugendlichen tätig sind, eine große Rolle.

Salovey und Mayer (1990, S. 185-211) diskutierten erstmalig den Begriff der emotionalen Intelligenz, der durch Goleman (1996) populär wurde. Erfolgreich ist ein Mensch, der sich selbst gut führen kann, mit seinen Emotionen, Aggressionen und Frustrationen gut umgehen kann.

In der Diskussion um eine gesunde und ressourcenorientierte Führung sind diese Fähigkeiten alleine aber noch nicht ausreichend. Ein neuer Forschungsansatz gelingt Fazekas (2006, S. 185 ff.) mit seiner „psychosomatischen Intelligenz"; er setzt Denken und Fühlen in Beziehung. Eine hohe psychosomatische Intelligenz impliziert eine sensible Wahrnehmungsfähigkeit für den eigenen Körper:

PI (psychosomatische Intelligenz) führt durch die bewusste Einbeziehung der leiblichen Wahrnehmungen und Empfindungen in einer symbolisierten Form zu einer bewussten Bezogenheit der Denkprozesse auf den Gesamtorganismus. Diese Bezogenheit auf den Gesamtorganismus kommt dadurch zustande, dass die Denkprozesse auch auf eine für den Gesamtorganismus relevante und insofern umfassende Informationsbasis gestützt sind. Somit besitzen diese Denkprozesse besondere Relevanz für den Gesamtorganismus und dessen Bemühen um eine adäquate Individuum-Umwelt-Passung.

PI umfasst fünf Bereiche:
1. PI fördert Empfindungsfähigkeit.
2. PI begünstigt Denkprozesse mit Ausrichtung auf den Gesamtorganismus.
3. PI vertieft das Verständnis des eigenen leiblichen Seins.
4. PI erweitert die Regulationsfähigkeit psychosomatischer Vorgänge.
5. PI erleichtert es, Unstimmiges zu erkennen und als Information zu nützen.

1.5.3 Führung, Leistungswille und Gefühlszustand

Verstehen wir Führung als Instrument zur Motivierung von Leistungswillen und Arbeitsbereitschaft auf ein gemeinschaftliches Ziel hin, wird deutlich, dass es einen engen Zusammenhang zwischen Gefühlszuständen und Leistungswillen geben muss. So wie der Schüler nur in einem angenehmen, positiven Umfeld eine Lernleistung erbringen kann, ist der Arbeitnehmer nur dann motiviert, seine volle Leistungsfähigkeit dem Unternehmen zur Verfügung zu stellen, wenn er die Rahmenbedingungen positiv wahrnimmt.

Intrinsische Motivation (Motivation aus dem Inneren heraus) erzeugt eine dynamische Spannung auf eine Aktion hin. Hier lässt sich der Bogen zum Eustress spannen, denn dann macht Arbeit auch Freude, bietet Selbstverwirklichung und Sinnerfüllung für ein größeres Ganzes.

Eine Führungskraft hat einerseits eine Managementaufgabe im Bereich wirtschaftlichen Denkens und in der Umsetzung von strategischen Zielen, andererseits hat sie als Führer einer Gruppe von Menschen die Aufgabe, diese zur Leistung zu motivieren, zu fördern und zu fordern.

Entsteht zwischen der Führungskraft und den Mitarbeitenden ein negativer Spannungszustand, sorgt dies für einen negativen Gefühlszustand und die Leistungsbereitschaft sinkt. Gefühle spielen nicht nur für Entscheidungs- und Handlungsprozesse eine große Rolle, sondern auch für Leistungsbereitschaft. Gefühle wie ständige innere Anspannung, seelische Konflikte, Angst oder Furcht beschleunigen den Verschleiß von Lebensenergie in den Zellen.

Die Gründe für einen negativen Spannungszustand im Unternehmen können vielfältig sein:
- Strategische Zielsetzung, Prozessabläufe etc.
- Inkompetenter Führungsstil und/oder eine Persönlichkeitsstörung der Führungskraft (z. B. narzisstische oder histrionische Persönlichkeitsstörung)
- Arbeitsauftrag, Arbeitsaufteilung und Arbeitszeiten
- Unternehmenskultur

Im Hinblick auf die Kohärenz wäre dann das Zusammenspiel zwischen Führungskräften und Mitarbeitenden gestört, der Flow am Arbeitsplatz, das gemeinsame Schwingen wäre unterbrochen. Tritt dieser Fall ein, ist ressourcenorientiertes Arbeiten nicht mehr möglich, es tritt Verschleiß humaner Ressourcen ein und ein Sinken des Gesundheitserfolgs des Unternehmens ist die Folge.

■ **Interaktion zwischen Management und Leistungsbereitschaft nach Maslach und Leitner**

Maslach und Leitner (2001, S. 111) beschreiben folgende voneinander abhängige Bereiche:

1. **Input des Managements.** Dazu gehören:
   1. Mission und Ziele
   2. Zentrales Management
   3. Kontrolle
   4. Kommunikation
   5. Leistungsbeurteilung
   6. Gesundheit und Sicherheit. Diese Faktoren sind verantwortlich für die Art und Weise, wie Arbeit im Unternehmen gelebt wird.
2. **Wie Arbeit gelebt wird**, wie humane Ressourcen eingesetzt werden. Dazu gehören die Faktoren
   1. Arbeitsumfang
   2. Kontrolle
   3. Belohnung
   4. Gemeinschaft
   5. Fairness
   6. Werte

Sind Bereich 1 und Bereich 2 in Kohärenz, ergibt sich eine förderliche Identifikation mit der Arbeit und die Mitarbeitenden sind zur Leistungsbereitschaft motiviert.

3. **Ausmaß der Identifikation** mit der Arbeit, fördert den individuellen Einsatz humaner Ressourcen:
   1. Energieeinsatz
   2. Engagement
   3. Leistungsfähigkeit

Maslach und Leitner sehen die Herausforderungen im Unternehmen dergestalt, dass im Bereich des Managements solche Zielvereinbarungen und Wertestrukturen definiert werden müssen, sodass größtmögliche Kohärenz im Arbeits- und Unternehmensleben erreicht wird, bzw. sowenig Missverständnisse und Konflikte als möglich entstehen.

Zu diesen Zielen gibt es nach Maslach und Leitner (2001) zwei Herausforderungen:

- Die Harmonie zwischen den Menschen und ihrer Arbeit auf eine Weise herzustellen, die
- zu einer Änderung sowohl des Arbeitsumfeldes als auch der Menschen führt (Maslach u. Leitner 2001, S. 154).

Als Lösung lassen sich aus ihrer Sicht folgende Aufgaben für das Management formulieren:

- Der Arbeitsumfang muss ertragbar und machbar sein.
- Der oder die Mitarbeitende braucht einen Freiraum für Entscheidungen und Selbstkontrolle.
- Leistung muss nicht nur anerkannt, sondern auch entsprechend entlohnt werden.
- Gelebte Gemeinschaft ist wichtig.
- Fairness, gegenseitige Wertschätzung und Respekt, sowie Gerechtigkeit müssen vorhanden sein.
- Der Sinnaspekt und Wert der Arbeit muss gegeben sein.

Herr Z ist Manager in einem großen Unternehmen. Er ist ein ausgezeichneter Stratege und seine Karriere ist bilderbuchreif. Allerdings gibt es in seiner Abteilung eine steigende Zahl von Krankenständen und Ausfällen aufgrund eines „Burnouts". Dass die Krankenstände mit ihm zu tun haben könnten, liegt nicht in seinem Erkenntnisbereich. Herr Z ist ein Machtmensch, narzisstisch und cholerisch. Die Mitarbeitenden klagen, dass sie nie wissen, wie er gerade aufgelegt ist. Es kann sein, dass er bei der kleinsten Kleinigkeit brüllt und auch seine Wortwahl lässt dann zu wünschen übrig. Für seine Mitarbeitenden bedeutet sein Verhalten Stress pur. Sie haben Angst vor seinen Wutausbrüchen und Demütigungen.

Nicht selten werden Manager zu Führungskräften, obwohl sie sich zur Menschenführung nicht eignen. Sie mögen gute Strategen sein, aber ihre mangelnde Emotionskontrolle sollte für Führungspositionen ein Ausschließungsgrund sein. Im Sinne einer gelingenden Prävention sollte die Auswahl von geeigneten Führungspersonen einen Schwerpunkt im Unternehmen darstellen; Führungskräfte mit mangelnder sozialer Kompetenz sollten zur Selbsterfahrung an einen Arbeits- und Wirtschaftspsychotherapeuten verwiesen werden. Der Rahmen eines Coachings reicht dafür nicht aus.

Literatur

Ahola K, Honkonen T, Isometsä E, Kalimo R, Nykyri E, Aromaa A, Lönnqvist J (2005) The relationship between job-related burnout and depressivedisorders-results from the Finnish Health 2000 Study. J Affect Disord 88:55–62

ASchG-Novelle. BGBl. I Nr. 118/2012. http://www.arbeitsinspektion.gv.at/AI/Gesundheit/ Belastungen/ default.htm, Zugriff 9.9.2013

Anker H (2010) Balanced Valuecard; Leistung statt Egoismus. Haupt, Bern

Antonovsky A (1997) Salutogenese; zur Entmystifizierung der Gesundheit. DGVT Verlag, Forum, Tübingen

Bauer W, Braun M (2014) Zukunftsforschung: wie werden wir in 20 Jahren arbeiten? In: Badura B et al (2014) Fehlzeiten-Report 2014:17 ff

Böckmann (1989) Sinnorientierte Leistungsmotivation und Mitarbeiterführung. Ein Beitrag zur Humanistischen Psychologie, insbesondere der Logotherapie nach Viktor E. Frankl zum Sinn-Problem der Arbeit. Enke, Stuttgart

Bundesministerium für Arbeit, Soziales und Konsumentenschutz (2015) Arbeitsplatzevaluierung psychischer Belastungen. URL: www.arbeitsinspektion.gv.at/AI/Gesundheit/Belastungen/default.htm. Zugriff am 28.10.2015

Corvey SR (1992) Die sieben Wege zur Effektivität. Campus, Frankfurt am Main

Csikszentmihalyi M (2000) Das Flow-Erlebnis. 8. Aufl. Klett-Cotta, Stuttgart

Csikszentmihalyi M (2004) Flow im Beruf; Das Geheimnis des Glücks am Arbeitsplatz

Dascal M, Dror IE (2005) The impact of cognitive technologies. Towards a pragmatic approach. Pragmatics u. Cognition 13 (3):451-457, John Benjamins Publishing Company. URL: http://cognitiveconsultantsinternational.com/Dror_CT_pragmatics_cognitive_technologies.pdf

Elger Ch (2009) Neuroleadership: Erkenntnisse der Hirnforschung für die Führung von Mitarbeitern. Rehm, Heidelberg; Kindle Ed

Europäische Kommission (2000) Streß am Arbeitsplatz ein Leitfaden. Würze des Lebens oder Gifthauch des Todes. Amt für amtliche Veröffentlichungen, Luxemburg. URL: https://menschenrechtsverfahren.files.wordpress.com/2013/10/wc3bcrze-des-lebens-e28094-oder-gifthauch-des-todes.pdf. Zugriff 16.12.2015

Fazekas CH (2006) Psychosomatische Intelligenz; Spüren und Denken – ein Doppelleben. Springer, Wien, New York

Franken S (2007) Verhaltensorientierte Führung: Handeln, Lernen und Ethik in Unternehmen. 2 Auf, Gabler Wiesbaden

Frankl V (1969) The will to meaning, New American Library, NY, zitiert in Frankl V (1986) Die Psychotherapie in der Praxis, Piper München, S. 61

Frankl V (1986) Die Psychotherapie in der Praxis. Piper, München

Frankl V (2002) Logotherapie und Existenzanalyse, Texte aus sechs Jahrzehnten. Beltz, Weinheim Basel1

Frankl V (2004) Der unbewusste Gott. Psychotherapie und Religion. 7 Aufl dtv, München

Gabler Wirtschaftslexikon (2014) Springer Gabler Verlag (Hrsg) Stichwort: Humankapital. URL: http://wirtschaftslexikon.gabler.de/Archiv/54658/humankapital-v8.html, Zugriff 3.8.2014

Goleman D (1996) Emotionale Intelligenz. dtv München

Grawe K (2004) Neuropsychotherapie. Hogrefe, Göttingen Bern

Jaworski J (1998) Synchronicity; the inner path of leadership. Berrett-Koehler, San Francisco

Jimenez P, Eibel K, Schaffer C, Šarotar Žižek S, Treven U (2012) Best Practice Modelle im Raum EU-27 – Konzepte zur Reduktion von Stress bei der Arbeit und zur Förderung von Gesundheit und Wohlbefinden. http://www.chance-forchange.eu/uploads/9/8/2/6/9826663/eu27.pdf. Zugriff 07.01.2016

Maslach C, Leitner MP (2001) Die Wahrheit über Burnout. Stress am Arbeitsplatz und was Sie dagegen tun können. Springer, Wien New York

Nelting M (2010) Burn-out – wenn die Maske zerbricht. Wie man Überbelastung erkennt und neue Wege geht. Mosaik, München

Nil et al (2010) Burnout – Eine Standortbestimmung. URL: http://www.sanp.ch /docs /2010/2010-02/2010-02-053.pdf, Zugriff 10.8.2014

Neuberger O (2002) Führen und Führen lassen, Lucius und Lucius, Stuttgart

Nietzsche F (2014) Der Fall Wagner. Götzen-Dämmerung. Der Antichrist. Ecce homo. Dionysos-Dithyramben. Nietzsche contra Wagner. Kritische Studienausgabe. 12. Aufl, dtv, München

OSHA in figures: stress at work – facts and figures; European observatory report 9, European Agency for Safety and Health at work, S 14

Otto KS, Nolting U, Bässler C (2007) Evolutionsmanagement. Von der Natur lernen: Unternehmen entwickeln und langfristig steuern. Carl Hanser, München Wien

Salovey P, Mayer JD (1990) Emotional intelligence. Imagination, Cognition, and Personality 9: 185–211

Scharmer CO (2009) Theorie U – von der Zukunft her führen. Carl-Auer, Heidelberg

Senge PM (2001) Die fünfte Disziplin: Kunst und Praxis der lernenden Organisation. 8. Aufl. Klett-Cotta, Stuttgart

Senge PM, Kleiner A, Smith B, Roberts C, Ross R (2000) Das Fieldbook zur Fünften Disziplin (Systemisches Management). 4. Aufl, Klett Cotta, Stuttgart

Senge PM, Scharmer O, Jaworski J, Flowers BS (2004) Presence, Human Purpose and the Field of the Future. Society for Organizational Learning. Crown Business, New York

Shah I (1982) Das Geheimnis der Derwische, Herder Freiburg

Leadership aus Sicht einer kaufmännischen Führungskraft

Martin Reich

© Springer-Verlag Berlin Heidelberg 2016
I. Pirker-Binder (Hrsg.), *Prävention von Erschöpfung in der Arbeitswelt*,
DOI 10.1007/978-3-662-48619-1_2

Dieses Kapitel beinhaltet vier Komponenten, die es zu bewältigen gilt. Ausgangspunkt ist die Sichtweise eines Controllers einer Krankenanstalt, der in seiner Funktion als Abteilungsleiter direkt der Unternehmensleitung zugeordnet ist. Die erste Komponente ist **Leadership**. Anglizismen müssen verstanden werden, deshalb wird der Begriff zu definieren sein. Die zweite Komponente ist **Sicht**, denn durch die Rollen und Aufgaben ergibt sich zwangsweise die Ausrichtung des Blickfeldes. „Sicht" hat hier zwei Dimensionen, da es um eine kaufmännische Führungskraft geht. Die kaufmännische Sicht ist eine eigene, für die es aber die betriebswirtschaftliche Literatur gibt. Dargestellt wird hier die Sicht der Führungskraft. Die **kaufmännische Komponente** wird durch den Controlling-Prozess visualisiert. Die vierte Komponente – und das ist die wichtigste – ist die **Führungskraft** als die Person, die alles zusammenführen muss. Es geht hier vor allem um die persönliche Seite, um den Umgang mit Veränderungen, Belastungen, um den Energiehaushalt, den es zu steuern gilt. Begonnen wird mit der Komponente Leadership.

2.1 Leadership

Führung besteht nicht mehr im Wesentlichen darin, Arbeit zu verteilen und Tagesgeschäft zu koordinieren, sondern hat als Kernaufgabe „Rahmenbedingungen zu schaffen, die es normalintelligenten Mitarbeiterinnen und Mitarbeitern ermöglichen, ihre Aufgaben selbstständig und effizient zu erfüllen" (Doppler u. Lauterburg 1994, S. 54). Der frühere Chef oder dynamische Macher und Obersteuerer muss sich an seine Rolle des Trainers, Coaches bzw. hochqualifizierten Dienstleisters nicht nur gewöhnen, sondern diese Rolle auch beherrschen und ausfüllen.

Der traditionelle Führungsbegriff (Versuch, seine Mitarbeiter gezielt zu steuern, Vorschriften, Anweisungen bis ins Detail, was von wem wie und wann zu erledigen ist) ist Management unter falscher Flagge. Es geht darum, Teams und einzelnen Menschen Freiheit und Raum zum Handeln zu geben (Pflägig 2009, S. 64). Dazu benötigt es neben umfassenden Sachkenntnissen im jeweiligen Sachgebiet (z. B. fundiertes betriebswirtschaftliches Wissen, Detailkenntnisse der Controlling-Werkzeuge) auch

nicht so leicht messbare Faktoren, die ich mit dem Wort „Gespür/Bauchgefühl" umschreiben möchte. Bauchgefühl und Erfahrung bringen Sicherheit und Ruhe, auch in stürmischen Zeiten, in denen es um Veränderung und das Managen dieser geht. Die Ruhe und der Mut, auf das Bauchgefühl zu hören bzw. es zuzulassen, sind eine Kunst, die gelernt sein will. Vor allem muss es die Person selbst wollen und zulassen. Dann entsteht ein Weg, der geprägt ist durch Konsistenz und Kontinuität, was nicht nur für die Person selbst, sondern auch für die Mitarbeiter sehr bedeutend ist. Die Mitarbeiter in diesem Umfeld müssen aber auch bestimmte Eigenschaften erfüllen, die geprägt sind von natürlicher Neugierde, dem Willen zur Eigenständigkeit und zur Wahrnehmung der delegierten Kompetenz und Verantwortung. Das schon relativ alte Harzburger Modell (Höhn u. Böhne 1969) taucht hier wieder auf und wird integriert. Mitarbeiter, die auftragsorientiert arbeiten und für Einzelschritte Anweisungen benötigen, müssen seitens der Führungskraft als Chance zur Weiterentwicklung gesehen werden – unter der Voraussetzung, dass die Potenziale vorhanden sind. Die dabei bestehenden Aufgaben sind nach Malik (2000, S. 171-264):

Für Ziele sorgen:

- organisieren,
- entscheiden,
- kontrollieren.

Werkzeuge, die dabei Verwendung finden (Malik 2000, S. 277-373), sind:

- Sitzungen,
- Berichte,
- Job Design,
- Budgets
- und Leistungsbeurteilungen, aber auch systematische Müllabfuhr.

Letztere ist eine schwierige Disziplin. Systematisches Loslassen ermöglicht aber erst gezieltes Zugreifen. Ein rechtzeitiges Aussteigen schafft die Chance für den Neubeginn. Nur zusätzliche Projekte mit dem Ziel des Wachsens sind der Entwicklung nicht förderlich. Die große Kunst ist die Abfolge von Loslassen, Optionen öffnen, Fokussieren, Zugreifen, Loslassen usw. (Risak 2003, S. 89).

Besonderes Augenmerk ist auf Verhaltensmuster zu lenken, die scheinbar dem Veränderungsprozess entgegenlaufen. In *Der Räuber Hotzenplotz* beschreibt Ottfried Preußler das Verhalten Kasperls, der als Seppl verkleidet den großen Zauberer Petrusilius Zwackelmann dazu treibt, ihm etliche der übertragenen Aufgaben „dümmlichkeitshalber zu erlassen" (Preußler 2012, S. 56). Dass der große Zauberer froh ist, einen dummen Dienstboten zu haben, der ihm nicht auf die Schliche seiner Zaubersprüche kommt, passt bestenfalls in die uralte Definition von Führung, niemals in die modernen Anforderungen. Derartige Hinweise prägen aber von Kindheit an. In Organisationen ist es Aufgabe von Führungskräften, diese Verhaltensmuster zu erkennen und zu wandeln. Dazu bedarf es Gelassenheit und sehr viel Ausdauer. Denn manchmal sind Aufgaben (kurzfristig gesehen) schneller selbst erledigt, wodurch aber Lernen verhindert wird. Folgende Kernfragen beschäftigen wirklich (Doppler u. Lauterburg 1994, S. 54 f.):

- Was brauchen Mitarbeiter für Qualifikationen?
- Wer muss was lernen, damit der erforderliche Leistungspegel erreicht wird und auch langfristig gehalten werden kann?
- Was brauchen die Mitarbeiter an Informationen, Mitteln und persönlicher Unterstützung, damit die Aufgaben, die anstehen, selbständig und erfolgreich bewältigt werden können?
- Was kann/muss im Hinblick auf Optimierung von Aufwand und Nutzen im Betrieb verändert werden?

Dass es sich hier um langfristige, mehrjährige Prozesse handelt, muss nicht näher erläutert werden. Es geht um das „Schritt-für-Schritt-Denken" und darum, die Schritte auch wirklich zu gehen. Genauso wie beim Nordic-Walken. Die Stöcke helfen nur, wenn sie mit der richtigen Technik eingesetzt und wirklich verwendet werden.

> **Es geht um das Schritt-für-Schritt-Denken und darum, die Schritte auch wirklich zu gehen.**

Im Veränderungsprozess ist die Führungskraft gedanklich schon einige Schritte weiter, darf aber den Bezug zur Realität und zu den Mitarbeitern nicht verlieren. Die Zauberwörter heißen hier **Kommunikation** und **gezielte konsistente Information**. Das ist

leichter gesagt, als getan. Die Kunst besteht darin, das richtige Maß zwischen zu viel und zu wenig zu finden. Zu viel erzeugt „Überfüllung", zu wenig erzeugt Unsicherheit. Auf jeden Fall braucht es Zeit, um Informationen aufzubereiten und wieder Zeit, um Informationen zu geben. Hier ist die Führungskraft massiv gefordert. Es kann nicht jeder einzelne persönlich informiert werden.

Die Kunst besteht darin, das Team konsistent und transparent auf den richtigen Informationsstand zu bringen und diesen zu halten. Die Zeit dafür ist einzuplanen. Basis für einen funktionierenden Ablauf ist Vertrauen, das durch in Entscheidungsprozesse eingebaute Feedbackschleifen gebildet wird. Den Mitarbeitern muss kommunikativ auf Augenhöhe begegnet werden (Henckel von Donnersmarck 2014, S. 63). Zu den Tabus gehört der kontrollierte Umgang mit wichtigen Informationen. Es darf keinen Zirkel von „Besserinformierten" geben. Informationskaskaden verfälschen Nachrichten. Betroffene und Beteiligte sollen alle Informationen direkt erhalten (Lenz 1998, S. 142).

Tipps[1]
- Stellen Sie sich und auch Ihrem Vorgesetztem die Kernfragen.
- Delegieren Sie Kompetenzen und Verantwortung und schaffen Sie damit Vertrauen.
- Nehmen Sie sich Zeit für Feedback und fordern Sie Ihrerseits Feedback ein.

2.2 Kaufmännische Komponente

Der klassische Controlling-Prozess, der meistens der zentrale Prozess der Unternehmenssteuerung ist, beginnt mit der Zielvereinbarung/Planung. Darauf aufbauend wird unterjährig (quartalsweise/monatlich) der Zielerreichungsgrad mittels Plan-Ist- oder

---

1 Zu den Tipps, die ich am Ende jeden Abschnitts gebe, sollte man sich bewusst darüber sein, dass die Umsetzung auf die jeweilige Person und Situation abgestimmt sein muss. Auch Erfahrungen sowohl im Umgang mit Signalen des eigenen Körpers und aus dem beruflichen Umfeld spielen eine große Rolle.

Plan-Hochrechnungsvergleich gemessen. Der erste zeigt eine Momentaufnahme z. B. zum Monatsletzten, der zweite zeigt das erwartete Ergebnis unter Einbeziehung von bis zum Jahresende ergriffenen (= umgesetzten) und damit bewerteten Maßnahmen. Je nachdem, wie Hochrechnung definiert wird, ist die Wirkung auf alle am Prozess Beteiligten unterschiedlich. Sind z. B. per Ende Juni des laufenden Budgetjahres Überschreitungen festzustellen und die Hochrechnung geht unter Einhaltung der Vorgaben von der Zielerreichung aus, entsteht massiver Druck, die Maßnahmen umzusetzen. Die Zeit zum Gegensteuern wird immer kürzer. Der Prozess ist mit dem Jahresergebnis abgeschlossen (◨ Abb. 2.1).

In einer fondsfinanzierten Krankenanstalt in Österreich (BMG 2014) besteht die Herausforderung, drei Controlling-Prozesse parallel zu betreiben, da die Abrechnung über den Landesfonds erst mit Oktober des Folgejahres abgeschlossen ist. Ein Controlling-Prozess ist in der Planungsphase, einer in der Steuerungsphase und einer in der Abrechnungsphase. Die Führungskraft ist hier mehrfach unterschiedlich gefordert. In der Planungsphase gilt es, unter Berücksichtigung der Ziele des Eigentümers, die Pläne der Fachbereiche zu einem Gesamtplan zusammenzuführen. Hier sind Fähigkeiten wie Terminplanung und -treue, Stressbewältigung, Berichtslegung, aber auch Stehvermögen und vor allem Handschlagqualität gefordert.

Das Controller-Team steht für Werte (nicht nur Planwerte in Euro) und Verlässlichkeit. Nur so kann der verantwortungsvolle Beruf ausgeübt werden. Das Management von Euro-Beträgen, die Buchung von Plänen auf Kostenstellen- und Kostenarten ist das Resultat von Vereinbarungen, die mit dem Buchungsbeleg in der Plankostenrechnung nachvollziehbar fest geschrieben werden. Betriebswirtschaftliches Spezialwissen wird vorausgesetzt, gelebte Handschlagqualität ist die Kür. Nur diese schafft ein positives Image gegenüber Kunden und zieht Leute an, die diese Tugend ebenfalls besitzen (Henckel von Donnersmarck 2014, S. 45).

Der Controller-Bereich hat hier eine schwierige Aufgabe zu bewältigen – die Vertretung bzw. die Kommunikation der Unternehmensziele gegenüber den Bereichen (im Krankenhaus sind das die klinischen Bereiche sowie die Fachdirektionen)

sowie die Konsolidierung der Bereichspläne aber auch eine umfassende Coaching-Funktion. Diese besteht darin, die Methode der Planung darzulegen, aber auch gemeinsam mit der Unternehmensleitung die Planungsprämissen zu erläutern und sicher zu stellen, dass keine reinen Bedarfspläne abgegeben werden. Die Planung hat sich nach den Vorgaben der Unternehmensleitung zu richten. Nur Bedarfspläne zu erhalten, heißt für den Controller-Bereich erheblicher Zusatzaufwand. Je Fachbereich muss nachgeschärft werden (= Zusatzaufwand in terminlich ohnehin engen Zeiten).

Eine Kompensation der Tätigkeiten der Fachbereiche durch den zentralen Controller-Bereich darf nicht erfolgen, da sonst kein Lerneffekt erzielt wird und die Identifikation mit den Plänen nicht gegeben ist (siehe Petrusilius Zwackelmann). Für den Controller-Bereich und damit die Führungskraft besteht die Hauptaufgabe, den Prozess in Gang zu halten. Dafür benötigt es viel Ausdauer, Erfahrung und das richtige Übersetzungsverhältnis (▶ Abschn. 2.4.1 Energieeinsatz).

> **Tipps**
> - Die Hausaufgaben im Rechnungswesen müssen gemacht sein.
> - Kosten- und Leistungsrechnung ist die Basis; Ausprägungen Kostenarten-, Kostenstellenrechnung als Ist- und Plankostenrechnung

2.3 Sicht

Die kaufmännische Komponente richtet sich auf den Controlling-Prozess, die Kennzahlen und die Maßnahmen zur Zielerreichung. Es geht darum, trotz unterjähriger Abweichungen die Ziele zu erreichen. Diese Betrachtung ist nicht Gegenstand dieser Ausführungen. Es geht um die Sicht der Führungskraft, die den Prozess steuert, die dafür zu sorgen hat, dass die Aufgaben erfüllt werden. Diese Erfüllung hat durch die zuständigen Personen zu erfolgen. Sie ist nicht von der Führungskraft alleine und vom Controller-Bereich kompensierbar.

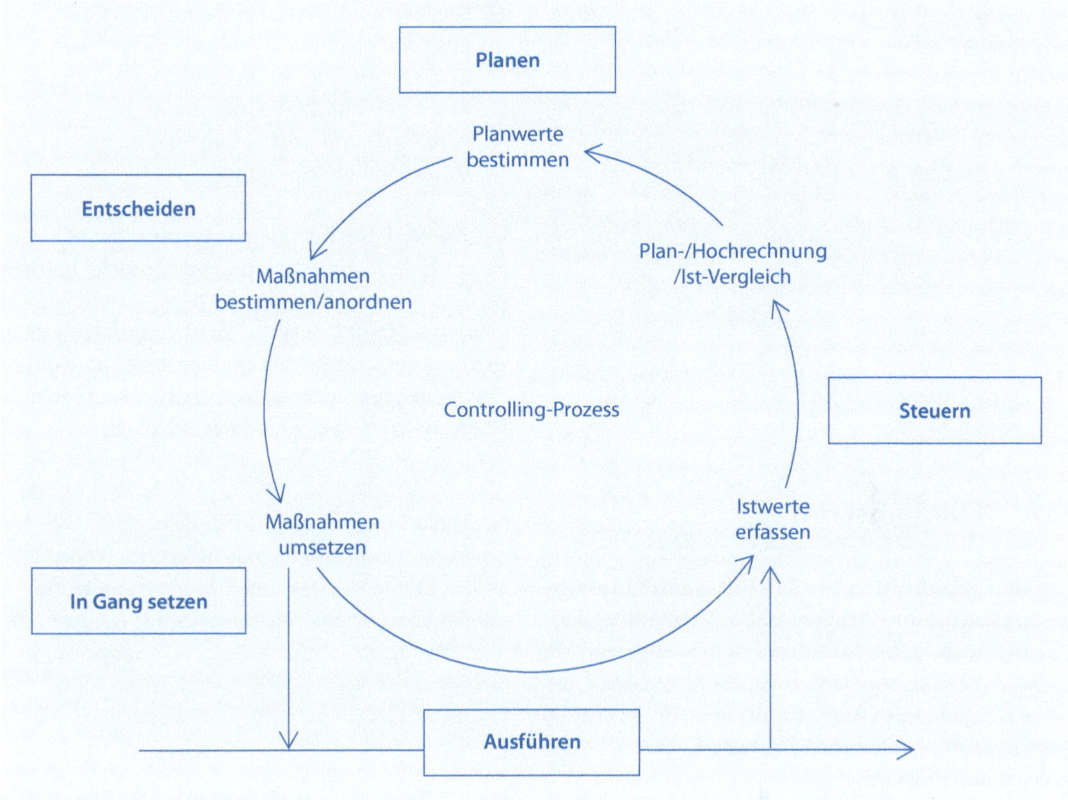

Abb. 2.1 Controlling-Prozess. Modifiziert nach Eisl et al. 2008, S. 779

Kernfragen der Arbeitsbelastung, der Terminplanung und der Sicherstellung der Informationstransparenz prägen diese Sicht. Je nach Rolle kommt es zu unterschiedlichen Blickrichtungen. Als Controller ist die Sandwich-Position zwischen Controller-Bereich, den Fachbereichen im Unternehmen (z. B. Kliniken) und der Unternehmensleitung vorprogrammiert. Die betriebswirtschaftliche Literatur beschreibt Controlling als Tätigkeit in der Schnittmenge zwischen Management und Controller-Bereich (**Abb. 2.2**).

Abb. 2.2 stellt die Schnittmenge eindeutig dar. In der Praxis sieht die Situation unterschiedlich aus. Für den Controller als Träger der Dienstleistungsfunktion kommen die Rollen im Controlling-Prozess, die Führungsrolle im eigenen Bereich und die Abstimmung mit der Unternehmensleitung zusammen. Die Aufgaben und Sichten sind je nach Rolle unterschiedlich und nicht einfach

unter einen Hut zu bringen. Bei der Abstimmung mit dem Management gibt es wieder zwei Dimensionen – die der Unternehmensleitung und die der Fachbereiche (z. B. klinische Bereiche), die zusammengebracht werden müssen. Unter Berücksichtigung der eigenen Führungsfunktion bedeutet dies in erster Linie, die Komplexität zu bewältigen, zu strukturieren und einen konsistenten Weg zu gehen. Die Voraussetzungen dafür sind einem nur zum Teil in die Wiege gelegt bzw. sind nur zum Teil im Studium erlernbar.

Tipps
- Lassen Sie sich in der Schnittmenge nicht zerquetschen!
- Bleiben Sie sich treu!

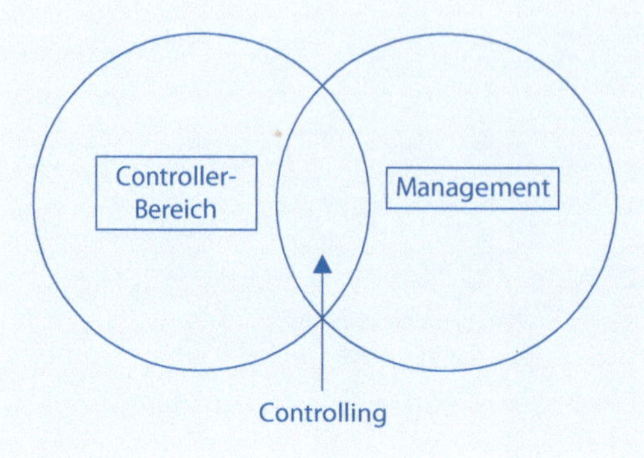

Abb. 2.2   Controlling als Schnittmenge. Modifiziert nach Dehyle 1996, S. 177

Die Kunst, dieses Energiemanagement zu vollziehen, ist eine hohe, die aber kaum Gegenstand der betriebswirtschaftlichen Literatur oder von Controlling-Lehrplänen ist. Meine langjährige Erfahrung und die intensive Befassung mit beiden Themen haben gezeigt, dass Energiemanagement unerlässlich ist. Das ist Sache der Führungskraft, aber auch jedes einzelnen.

Tipps
Akzeptieren, dass Energie nicht unbeschränkt zur Verfügung steht und daher die Steuerung des Energiehaushalts eine wichtige Aufgabe ist.
   Ausdauer kommt weiter als ein Sprint nach dem anderen.

2.4 Führungskraft

In den Abschnitten Leadership, kaufmännische Komponente und Sicht wurde die Thematik und die Komplexität aufbereitet, die es zu bewältigen gilt. In diesem Abschnitt geht es um die Führungskraft, um den Umgang mit Druck, Emotionen, Spitzenbelastungen, unterschiedlichen Interessen, aber auch Ausgleich und Prävention.

2.4.1 Energieeinsatz

Im Abschnitt kaufmännische Komponente wurde der Controlling-Prozess dargestellt. Dieser muss in Gang gehalten werden. Stellt man sich den bewegenden (rotierenden) Prozess als Hinterrad eines Fahrrades vor, wird deutlich, dass dafür Energie notwendig ist, aber eben auch das richtige Übersetzungsverhältnis.

Dieses Übersetzungsverhältnis darf nicht zu groß sein, da sonst die Energie nicht ausreicht, um die Langstrecke zu bewältigen. Es darf aber auch nicht zu klein sein. Damit sind vielleicht Sprints möglich, aber die Trittfrequenz für eine Ausdauerstrecke ist viel zu hoch. Das Beispiel des Fahrrads ist bewusst gewählt, da die Übersetzung die Trittfrequenz bzw. den Widerstand bestimmt, der überwunden und die Leistung, die erbracht werden muss. Steigung, Gegenwind und Straßenbeschaffenheit sind aus dem Modell ausgenommen. Auch dass es in der Praxis nie nur ein Einzelner ist, der die Energie liefert und damit den Prozess in Gang hält, muss klar sein.

2.4.2 Termin- und Aufgabenplanung

Im täglichen Betrieb geht es um die Integration der Termin- und Aufgabenplanung in die Abläufe. Computerprogramme wie Outlook können, wenn sie richtig angewendet werden, helfen, Arbeitstermine und damit geplante Zeiten für Tätigkeiten im Büro (z. B. Kostenarten-, Kostenstellenplanung) zu schaffen und damit genauso wie Sitzungstermine in die Arbeitsgestaltung einzubauen.

Bei Sitzungsterminen ist ebenfalls achtsam vorzugehen. Es ist grundsätzlich zu überlegen, welche Termine von wem wahrgenommen werden bzw. ob Sitzungen überhaupt notwendig sind. Die Sitzung selbst ist zu planen und der Ablauf zu gestalten. Die Literatur dazu (Malik 2000, S. 280 ff.) ist bestechend, die Praxis weicht aber zum Teil deutlich davon ab. Hier liegt es an der Selbstdisziplin und an der Lernwilligkeit der Führungskraft (ich nehme mich hier selbst auch bei der Nase), aber auch an allen Beteiligten, Verbesserungen zu erreichen.

Die Funktion der Führungskraft besteht darin, Vorbild zu sein und den Weg glaubhaft zu gehen.

Dieser Weg ist keineswegs eben. Zwischenzeitliche Bergauf- und Bergab-Passagen dürfen aber nicht abschrecken. Genaue Vorstellungen und Ziele helfen hier sehr. Für die Mitarbeiter ist im Terminplan der Führungskraft genauso Zeit einzuplanen wie für Sitzungen und Arbeitstermine. Hier ist nicht nur der monatliche Jour-Fixe gemeint, sondern die geplante Möglichkeit, einander unter der Woche abzustimmen, und zwar ohne erst einmal nachsehen zu müssen, ob irgendwann Zeit dafür ist.

> **Eine gute Terminplanung zeigt sich erst, wenn nicht geplante Vorgaben hinzukommen.**

Die Umsetzung dieser Terminplanung ist Aufgabe des Sekretariatsbereiches und muss eng mit diesem abgestimmt werden. Das Sekretariat muss die Terminplanung mittragen und in geeigneter Form nach außen kommunizieren. Ansonsten entstehen schnell Konflikte, da die Terminanfragen hier eintreffen. Hier muss „Nein" gesagt werden, hier werden Prioritäten kommuniziert. Die Führungskraft hat diese Prioritäten wieder mit der obersten Leitung abzustimmen. Nein-Sagen unterstützt ein geregeltes Arbeiten. Dass dies aus inhaltlichen Gründen bei Terminvorgaben nicht durchgehend möglich ist, ist klar. Eine gute Terminplanung zeigt sich aber immer erst, wenn nicht geplante Vorgaben herein kommen. Auch hier haben sich die Schritt-für-Schritt-Methode und die konsequente Umsetzung gepaart mit Kommunikation bewährt.

Tipps
- Alle Termine gehören in einen Kalender.
- Verteidigen Sie die Termin- und Aufgabenpläne.
- Setzen Sie Prioritäten und Stimmen sie diese mit Vorgesetzten und Mitarbeitern ab.

2.4.3 Umgang mit Signalen

Dieses Thema wird in der betriebswirtschaftlichen Literatur diskutiert, aber eher in Hinblick auf die Signale aus dem Umfeld des Unternehmens, also die Signale des Marktes betreffend (Ansoff 1976, S. 129-152). Diese Marktsignale sind aufgrund der Finanzkrise auch im österreichischen Gesundheitswesen sehr deutlich. Im Gesundheitswesen bricht der Markt nicht ein, das Patientenaufkommen steigt weiter. Die Einnahmenseite, die über die öffentlichen Haushalte und aus dem Landesfonds (gekoppelt an das Umsatzsteueraufkommen) kommt, wird jedoch geringer. Damit erhalten die Unternehmensleitungen einen erheblichen Druck, Kosten zu senken.

Mit Signalen sind aber an dieser Stelle die Reaktionen des eigenen Körpers in Bezug auf den Energiehaushalt und den Umgang damit gemeint. „Der Körper hat ein weit besseres Zeitgefühl als das Gehirn, er verzählt sich nicht und weiß, wann er stehen bleiben muss" (Tammet 2014, S. 294 f.).

> **Der Körper hat ein weit besseres Zeitgefühl als das Gehirn, er verzählt sich nicht und weiß, wann er stehen bleiben muss.**

Es liegt jeder Person selbst, sich nicht nur zu informieren, sondern eine gezielte persönliche Strategie festzulegen, die mit den Signalen im Einklang ist. Ziel ist es, nicht der Hetz-Krankheit zu verfallen (Seiwert 2005, S. 23-29). Auslöser dafür ist der Irrglaube, dass wir, wenn wir alles immer schneller machen, auch alles erreichen können. Zu kurz dabei kommt unser ganz persönlicher Rhythmus, der sich aus körperlicher, mentaler und emotionaler Verfassung ableitet und für das Wohlbefinden entscheidend ist.

Wenn wir nicht auf den Körper hören und den persönlichen Rhythmus ignorieren, können wir unsere Aufgaben langfristig nicht wahrnehmen. Hier ist die „Schritt-für-Schritt-Methode" zielführend. Sollte diese nicht ausreichen, zeigt der Körper sehr deutlich, was ihm nicht gut tut. Welche Schlüsse aus diesen Erfahrungen gezogen werden, ob die Chance, Veränderungen vorzunehmen besteht und diese auch genützt wird, bleibt im Einzelfall zu beurteilen. Unerlässlich für Schritte in Richtung Energiemanagement und Bewältigung von Stresssituationen ist die persönliche Bereitschaft, sich mit dem Thema auseinander zu setzen und den Umgang mit den Signalen sowie deren Bewertung lernen zu wollen. Ein allgemein gültiges Kochrezept gibt es nicht.

Ich muss auf die Signale hören und ein Instrumentarium üben und lernen, das mir in und aus

Belastungssituationen hilft. Dieses Instrumentarium (z. B. Entspannungstechniken, gezielte Regeneration, gelernte Atemtechnik unter Beibehaltung der Körperspannung) ist in den Alltag zu integrieren.

Eine Maßnahme für mich war z. B. der Verkauf des Mopeds und der Ersatz der Fahrt in die Arbeit durch einen täglichen Fußweg zu und von der Arbeit. Das dadurch mögliche Auslüften und Kopf-frei-bekommen darf nicht unterschätzt werden. Auch dass es Bücher gibt, und zwar außerhalb der betriebswirtschaftlichen Fachliteratur, kann eine wertvolle Erkenntnis sein. Ein Mensch, der gerne liest, kann hier die eigenen Vorlieben integrieren.

Es gelingt nicht jeden Tag, die vollkommene Entspannung zu erreichen, dieses Ziel sollte gar nicht gesetzt werden, sonst erzeugt es wieder Druck. Aber das Instrumentarium hilft, eine vorher nie geglaubte Nachhaltigkeit zu erreichen, die den Energiehaushalt stabil hält. Die Kunst besteht darin, auch in Zeiten von Arbeitsspitzen bewusst Auszeiten zu integrieren. In Zeiten von Veränderungen ist die Führungskraft speziell gefordert. Es wird aber nur selten diskutiert, dass die Führungskraft im Veränderungsprozess diesen selbst durchmacht und mit den eigenen Empfindungen umzugehen hat. Die Veränderung zu lenken, an die Ziele zu denken und dabei auf die eigenen Signale zu hören, die in diesem Prozess kommen, ist eine hohe Kunst. Die Führungskraft muss wachsam sein und auch lernbereit. Sie muss aber auch geerdet sein, um nicht den Boden zu verlieren, weil Stabilität in unsicheren Zeiten überlebenswichtig ist.

Zeiten, da habe ich Radfahren mit einem Jahres-Gesamt-Kilometer-Ziel betrieben. Das passte wunderschön mit der Arbeit zusammen, nicht aber zum Körper, in dem der Mensch wohnt. Jetzt habe ich wieder ein Ziel, das heißt Wohlfühlen, wobei Rahmenbedingungen durch medizinische Untersuchungen geklärt wurde. Der optimale Trainingsbereich wurde festgelegt. Nur so konnte die Zusammenführung von Training und Erholung gelingen.

> **Sport in der Natur hat viele Vorteile. Sie hilft, den Kopf frei zu bekommen und sich zu erden.**

Dass bei Sport auch die Nordic-Walking-Stöcke zum Einsatz kommen können und das Naturerlebnis ein sehr wertvolles ist, waren ebenfalls wichtige Erfahrungen für mich. Durch das Gehen – auch auf nicht betonierten Wegen – ist es möglich, die Natur intensiver zu erleben, die Unebenheiten zu spüren, zu riechen, zu sehen. Da ich mir Bilder sehr gut merke, kann ich die Eindrücke aus der Natur wieder als Entspannungsbilder mitnehmen. Insbesondere in Zeiten intensiver Beschäftigung mit Zahlen und im Zuge des Durchlebens von Veränderungsprozessen ist diese Möglichkeit sehr hilfreich – im Sinn von kreativ auslüften. Die Natur hilft auch sehr bei der Erdung. Davon profitiert letztendlich auch wieder die Arbeit. Freizeit ist niemals unproduktiv, sondern reproduktiv und für den Erfolg ebenso wichtig wie Arbeitszeit (Henckel von Donnersmarck 2014, S. 15).

Tipps
- Lassen Sie es zu, dass Sie Signale hören und zwar rechtzeitig, dass die Signale nicht zu schreien beginnen müssen.
- Nehmen Sie sich Zeit und Raum für die Verarbeitung und das Trainieren.
- Finden Sie Ihren eigenen Weg

Tipps
- Sport ist wichtig, aber bitte nicht als mit Zahlen bewertetes Ziel.
- Schritt für Schritt hat große Wirkung und führt zu nachhaltigen Erfolgen.
- Naturerlebnis macht Freude. Umgang mit Emotionen.

2.4.4 Die Rolle des Sports

Sport ist beim Thema Energiemanagement unverzichtbar. Als Zahlenmensch darf der Sport nur nicht mit bewerteten Zielen betrieben werden. Es gab

2.4.5 Umgang mit Emotionen

Nie vergessen: „Der Controller ist ein Mensch"! Die Erfahrungen im täglichen Betrieb lassen nicht kalt. Sie berühren, sie treffen und gehen unterschiedlich tief. Hier spielt das persönliche Wertesystem eine ganz große Rolle. Immer wenn dieses betroffen ist, arbeitet auch der Energiehaushalt mit.

> **Der Controller ist ein Mensch!**
> **Arbeitserfahrungen lassen niemanden kalt.**

Der persönliche Umgang mit Attacken auf das Wertesystem will ebenfalls gelernt sein. Es muss nicht jeden Tag passieren, aber ein persönlicher Kalender mit Einträgen je nach Bedarf hilft hier schon. Für den Sport gibt es ein eigenes Büchlein, in dem schöne Touren eingetragen werden. Der Umgang mit Emotionen ist immer auch eine Frage des persönlichen Betroffenseins und der Abgrenzung. Der Zahlenmensch versucht durch die Kommunikation durch und über Zahlen auf die Sachebene zu kommen, wo Emotionen weitgehend vermieden werden. Jede Zahl, insbesondere bei Plan-Ist-Vergleichen, ist Emotion pur.

Eigen- und Fremdbild kommen zusammen, Handschlagqualität zeigt sich oder löst sich in nichts auf, Maßnahmen greifen oder werden durch gegenläufige Effekte überlagert. Hier zeigt sich, ob Werte gelebt werden oder Lippenbekenntnisse sind (Hlinka 2014, S 2 f.). Diese Phänomene gilt es zu verarbeiten und einen Weg zu finden, der nachvollziehbar, das heißt auch dokumentiert ist. Entscheidungen werden so transparent, Abweichungen erklärt. Der Controller muss sich darüber klar sein, dass die Abweichung die Regel, und nicht die Ausnahme ist. Beim Umgang mit Emotionen hilft natürlich auch das private Umfeld, das in allen Situationen als Rückgrat fungiert und durch nichts zu ersetzen ist.

> **Tipps**
> – Nicht alles persönlich nehmen.
> – Emotionen dürfen und sollen gespürt werden.
> – Nehmen Sie sich Zeit und Raum für die Verarbeitung und das Trainieren.

2.4.6 Konsequenz

Die „Schritt-für-Schritt-Methode" heißt, dass eine stetige Entwicklung stattfindet – wie bei einer Nordic-Walking-Tour. Geht man so vor, ist nicht die 4-Stunden-Tour das Ziel, sondern jeder Schritt und am Ende kommt die Überraschung, wie weit der Weg war. So planlos geht es im Arbeitsleben natürlich nicht zu, aber bei bekanntem Ziel sollte in überschaubaren Portionen vorgegangen werden, dazwischen dürfen Erfolgserlebnisse eingebaut werden. Bei einer Tour ist die Planung im Eigenbereich, die Umsetzung – außer Wetterabhängigkeit – ebenfalls. Im Controlling ist Schritt 1 erledigt, parallel dazu werden drei weitere gefordert. Die Kunst besteht darin, inne zu halten und einen erledigten Aufgabenpunkt (z. B. die Planung) kurz Revue passieren zu lassen. Auch das Loch, das emotional entsteht, muss gespürt und verarbeitet werden, damit es weiter gehen kann. Konsequenz ermöglicht solche Momente. Auch beim Umgang mit Mitarbeitern ist Konsequenz nötig. Dabei gilt es folgende Punkte zu beachten (Mesnaric 2010, S. 72-74):

– Unterstütze die Mitarbeiter darin, ihre inneren Impulse zu spüren. Dazu braucht es Entspanntheit statt großen Druck, Stille und Schweigen statt ewiger Geräuschkulisse und Meeting-Marathon sowie Hören auf die innere Stimme.
– Schule ihre Vernunftbegabung.
– Analysiere Fähigkeiten und Fertigkeiten deiner Mitarbeiter vor Festlegung der Einsatzbereiche.
– Gib echte, ernsthafte Wertschätzung und Anerkennung.
– Wenn sich Potenziale und Talente zeigen, die nicht mit den Unternehmenszielen übereinstimmen, prüfe, ob sich das Unternehmen als lebendiges System verändern lässt.

Dann besteht die Chance, mit der Arbeit positive Gefühle zu verbinden und Arbeitsfreude auf dem Weg zu den Zielen zu erreichen (Camelli u. Rosenstiel 2009, S. 63) Erst dann haben „Jammer-Junkie, Misstrauensmonster, Besserwisser-Bösewicht, Ungeduldsungetüm, abstrakter Abzocker, digitaler Depp und Routine Raffke – die Gute-Laune-Diebe" (Püttjer u. Schnierda 2009, S. 24 ff.) – keine Chance.

> **Die Kunst besteht darin, inne zu halten und einen erledigten Aufgabenpunkt kurz Revue passieren zu lassen. Auch das Loch, das emotional entsteht, muss gespürt und verarbeitet werden, damit es weiter gehen kann.**

> **Tipp**
> Gehen Sie es Schritt für Schritt an, das aber dann wirklich.

2.4.7 Sinn

„Der Job muss Spaß machen", ist ein geflügeltes Wort – meiner Meinung nach muss er **sinnvoll** sein. Der Sinn der Aufgaben des Controllers in einer Krankenanstalt geht von der Kostentransparenz bis zur Unterstützung bei der Erreichung der Unternehmensziele, dient letztlich aber immer dem Wohle der Patienten. Der Alltag ist trocken und lässt manchmal die Sinnfrage aufkommen. Gerade in einer solchen Rolle muss diese Frage erlaubt sein, sogar gewollt werden, darf aber nicht dauernd zum Thema werden.

Die Gratwanderung zwischen der Reflexion des Tuns, dem Sicherstellen des sich im Jetzt Befindens und in die Zukunft schauen, ist gerade der Sinn des Controller-Berufes. Daraus lässt sich ein innerer Antrieb entwickeln, der zu nutzen ist, um fokussiert vorgehen zu können. Gleiches gilt für die eigene Arbeit, deren Platz in der Gesellschaft und deren Mission definiert sein muss, um genau diesen Sinn zu stiften. Die eigene Sendung sollte mit den Begabungen und Interessen im Einklang stehen. Erst dann ist die Lockerheit (Henckel von Donnersmarck, 2014, S. 25 ff.) zu erreichen, die den Kopf für klare Gedanken frei hält. „Träumen Sie ihr Ziel, bevor Sie es verwirklichen!" (Maxwald 2002, S. 70).

> **Tipps**
> — Trauen Sie sich, die Sinnfrage zu stellen und nehmen Sie sich Zeit für die Beantwortung.
> — Vermitteln Sie als Führungskraft den Sinn und fordern Sie ihn auch ein.

Literatur

Ansoff HI (1976) Managing surprise and discontinuity – strategic response to weak signals. zfbf 3: 129–152

BMG (Bundesministerium für Gesundheit). Modell der leistungsorientierten Krankenanstaltenfinanzierung in der geltenden Fassung. URL:http://bmg.gv.at/home/Schwerpunkte/Krankenanstalten/LKF_Modell_2014/. Zugriff am 9.11.2014

Camelli G, Rosenstiel LV (2009) Führung durch Motivation, Vahlen, München

Deyhle A (1996) Controller Praxis Band II. 11. Aufl, Verlag Controlling Wissen AG

Doppler K, Lauterburg C (1994) Change Management. Campus, Frankfurt

Eisl C, Hangl C, Losbichler H, Mayr A (2008) Grundlagen der finanziellen Unternehmensführung. Linde, Wien

Henckel von Donnersmarck F (2014) Reich werden auf die gute Art. Edition a, Wien

Hlinka A (2014) Rettung für die Unternehmenswerte. Kurier 19.7.2014, Karrieren

Höhn R, Böhne G (1969) Führungsbrevier der Wirtschaft, Bad Harzburg

Lenz G, Ellabracht H, Osterhold G (1998) Vom Chef zum Coach. Gabler, Wiesbaden

Malik F (2000) Führen, Leisten, Leben. 3. Aufl. Deutsche Verlagsanstalt, Stuttgart

Maxwald F (2002) Struwelpeter für Manager. Gerling Akademie Verlag

Mesnaric C (2010) Aristoteles für Manager. Campus, Frankfurt

Pflägig N (2009) Die 12 neuen Gesetze der Führung. Campus, Frankfurt

Preußler O (2012) Der Räuber Hotzenplotz. Thieneman, Stuttgart/Wien

Püttjer C, Schnierda U (2009) Keine Macht den gute Laune Dieben. Campus, Frankfurt

Risak J (2003) Der Impact Manager. Linde, Wien

Seiwert LJ (2005) Wenn du es eilig hast, gehe langsam. 9. Aufl. Campus, Frankfurt

Tammet T (2014) Die Poesie der Primzahlen. Carl Hanser, München

Arbeitsbereiche, Konzepte und Methoden der sinnzentrierten Arbeits- und Wirtschaftspsychotherapie

Ingrid Pirker-Binder

© Springer-Verlag Berlin Heidelberg 2016
I. Pirker-Binder (Hrsg.), *Prävention von Erschöpfung in der Arbeitswelt*,
DOI 10.1007/978-3-662-48619-1_3

Die sinnzentrierte Arbeits- und Wirtschaftspsychotherapie versteht Unternehmen als lebende, soziale Systeme. Sie bieten einen Rahmen, eine Struktur und einen Ort, an dem Arbeit von Menschen geleistet wird. Der Samen wird von den Gründern gelegt, deren Visionen damit von der Möglichkeit zur Realität werden. Vision und Mission umrahmen die Strukturen, Prozesse und Kultur.

Möchte man im Bereich der humanen Ressourcen präventiv Vorsorge treffen, ist es notwendig, eine geeignete Stelle innerhalb oder außerhalb des Unternehmens zu installieren. Auch eine Kombination kann sinnvoll sein. Wichtig ist, dass es einen festen Rahmen gibt, der es ermöglicht, Fragen zur Gesundheit und zur Wiedereingliederung nach einer Krankheit, zu Maßnahmen der Persönlichkeitsentwicklung und zur individuellen seelischen Krisenberatung zu beantworten. Es hat sich bewährt, eine Abteilung für Arbeits- und Wirtschaftspsychotherapie als „internal assistance health program" (IAP) oder als „external assistance health program" (EAP) zu schaffen.

Wird ein Mitarbeiter mit einer „Erschöpfungsdepression" oder einer anderen Krankheit auf unbestimmte Zeit krankgeschrieben, herrscht oft große Ratlosigkeit über die richtige therapeutische Vorgangsweise und den Zeitrahmen bis zur Wiedererlangung der Gesundheit und Leistungsfähigkeit, und zwar sowohl bei der Person selbst als auch im Unternehmen. Es stellen sich viele offene Fragen. Der psychotherapeutische Gutachter kann bei Fragen zur Arbeits(un)fähigkeit, Therapieempfehlungen, Wiedereingliederung helfen und Führungskräfte sowie betroffene Mitarbeitende beraten und unterstützen. Das Gutachten kann von einem psychotherapeutischen Sachverständigen extern oder, als Teilbereich einer Arbeits- und Wirtschaftspsychotherapie, im Unternehmen selbst erstellt werden.

Weitere Schwerpunkte sind die Darstellung von zwei Motivationskonzepten aus der sinnzentrierten Psychotherapie nach Frankl. Diese Konzepte dienen als Präventionsmaßnahme, Aufgaben, Ziele und Werkzeugkoffer der Arbeits- und Wirtschaftspsychotherapie im betrieblichen Gesundheitsmanagement. Das Baummodell der Life-Skript-Analyse wird zur seelischen Gesundheit im Unternehmen unter dem Blickwinkel der humanen Ressourcen angewendet. Sie ist als Leitfaden gedacht und ermöglicht

es, Strukturen, Interaktionen und gelebte Kultur im Unternehmen zu erfassen.

3.1 Freiheit der Entscheidung: ein Denkmodell aus der Existenzanalyse und Logotherapie

3.1.1 Freiheit der Entscheidung – die Kraft der geistigen Dimension

Frankl (2004) erweitert die zweidimensionale Betrachtung des menschlichen Seins, das die Psyche und das Soma (die Körperlichkeit) darstellt, durch eine dritte Dimension, die noetische (geistige) Dimension, benannt nach dem griechischen Wort „nous" für „Geist". Alle drei Dimensionen sind jederzeit im menschlichen Sein aktiv, jedoch in unterschiedlicher Ausprägung:

- Der **somatischen** Dimension ordnet die Existenzanalyse und Logotherapie die Leiblichkeit, Affekte und Triebe zu.
- Der **psychischen** Dimension werden Denkmodelle, Kognitionen, Emotionen und Fähigkeiten zugeordnet.

Die dritte Dimension ist die bedeutendste Ebene des Menscheins. Sie erlaubt die **freie Stellungnahme durch eine freie Willensentscheidung** zu sich selbst, zu Körperlichkeit und psychischer Befindlichkeit, umfasst das „Sinnorgan Gewissen" im Sinne Frankls als höchste moralische Instanz, Intuition, schöpferisches und künstlerisches Gestalten, Sinnorientierung, Werteverständnis und Liebe. Obwohl alle drei Dimensionen im Menschen verankert sind, ist ihre Interaktion unterschiedlich (◘ Abb. 3.1).

Während Körper und Psyche in einer ständigen Interaktion zueinander sind und sich gegenseitig beeinflussen, erhebt sich die geistige Dimension darüber hinaus (◘ Abb. 3.1, Beispiel a). Auch wenn der Mensch vor lauter Angst (Emotion) zittert (Soma), erlaubt ihm die geistige Dimension eine Stellungnahme. Sie stellt einen Freiraum zur Verfügung, der Mensch kann sich entscheiden, wie er mit der Angst und dem Zittern umgehen möchte. Der Mensch ist dadurch **nicht mehr nur** gefangen in seiner Angst und dem Zittern. Er kann aus der

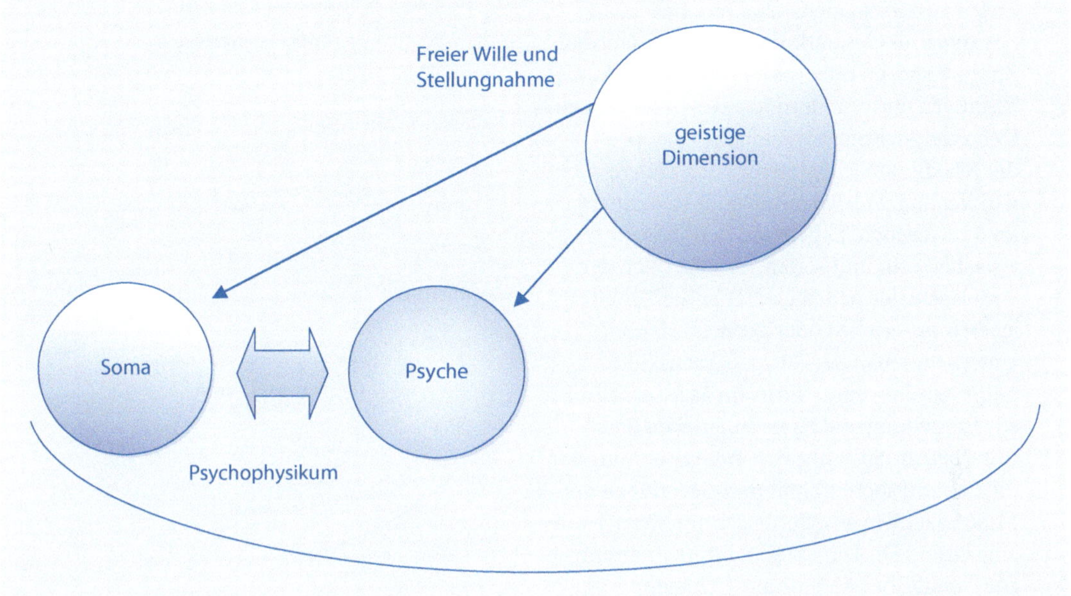

◘ Abb. 3.1   Freiraum der Entscheidung (Pirker-Binder)

Hilflosigkeit austreten, wieder agieren, eine neue Einstellung und/oder Handlung setzen (◘ Abb. 3.1, Beispiel b). Auch wenn der Arbeitsdruck sehr hoch ist, entscheidet der Mensch selbst, wie er damit umgeht, wie viel Energie er einsetzt, wann er eine regenerative Pause braucht und sie auch macht, bzw. sie sich erlaubt[1].

Die geistige Dimension fordert den Menschen

- zu einem Erkenntnisgewinn (über seine Gefühle, Denkmodelle, Kognitionen) und
- zu einer Stellungnahme dazu auf (z. B. Wie gehe ich mit dieser Erkenntnis um, welche Handlungen möchte ich setzen?).

Dank der noetischen Dimension kann der Mensch seinem Schicksal trotzen, er hat immer eine Freiheit **zu etwas**, immer eine Möglichkeit zu wählen. So kann er wählen, ob er Opfer bleibt oder handelt, ob er aktive Pausen macht oder nicht, es lernt, sich vom Geschehen zu distanzieren oder nicht, ob er Alkoholiker bleibt oder nicht.

Frankl bezeichnet diese Möglichkeit als **Prinzip der Noodynamik**, einer Dynamik, die aus dem Geistigen heraus entsteht. Sie versteht sich auch als Gegenspieler zum Homöostaseprinzip. Das Prinzip der Homöostase bezieht sich nach Frankl auf die Wünsche des Egos, so schnell wie möglich wieder einen Zustand des alten Gleichgewichts herzustellen. Während Soma und Psyche im gegenseitigen Wechselstreit immer wieder nach Homöostase suchen, eröffnet die geistige Dimension einen neuen Spannungsbogen, einen Spannungsbogen zwischen **Sein** und **Sollen**. Die enge Beziehung der Logotherapie zur Wirtschaft hat hier ihre Wurzeln; die Frage nach der Sinnhaftigkeit, die Suche nach den Sinnmöglichkeiten im Berufsleben ist hier verortet (Lukas 1998).

1. Hier lässt sich der **erste Bogen** zwischen Logotherapie und wirtschaftlichem Denken spannen, und zwar zum **kurzfristigen Schnappschuss** und der Geschichte des Teppichhändlers (▶ Kap. 1). Für das betriebliche Gesundheitsmanagement und Präventionsmaßnahmen gilt es, sich zwischen zwei

---

1 Die Logotherapie stellt den Menschen als agierendes Wesen dar, im Vergleich zur Verhaltenstherapie, die ihn als reagierendes Wesen sieht und im Vergleich zur Psychoanalyse, die ihn als abreagierendes Wesen betrachtet (Lukas 1998, S. 15 ff.)

Zielen zu entscheiden: neue, sinnbezogene Lösungen als Gesamtkonzept für eine lebbare Zukunft suchen oder schnell Unstimmigkeiten beseitigen und zur Homöostase zurückkehren.

2. Den **zweiten Bogen** spannt das **Prinzip der Noodynamik**, der Suche nach Sinnverwirklichung, Wertedenken und -strukturen im Arbeitsleben. Es geht um den Gegensatz zwischen Sein und Sollen. Verrückt sich der Sinnaspekt der Arbeit und/oder das Arbeitsleben bzw. -erleben oder geraten Mission, Unternehmensziele, Unternehmenskultur und/oder Führungsstile in ein Missverhältnis zur Einstellung und zum Sinnerleben der Mitarbeitenden, wirkt sich diese Spannung auf die Leistungsbereitschaft und Gesundheit der Mitarbeitenden aus. Fühlt sich ein Mensch oder eine Gruppe in seinem oder ihrem Freiraum zur Gestaltung von Sinnmöglichkeiten eingeschränkt, verändert sich die intrinsische Motivation und somit der Wille zur gemeinsamen Gestaltung (◘ Abb. 3.2).

> **❯** Der **gemeinsame** Wille ist die stärkste Kraft in lebenden sozialen Systemen. Es ist der Wille, der aus der Intention, die aus der intrinsischen Motivation hervorgeht, zu einer Sinnverwirklichung, einer Handlung, einem Prozess oder zu einer Tat führt.

3. Der **dritte Bogen** lässt sich als Beitrag zu den Konzepten von Senge (2001) und Scharmer (2009) schlagen. Beide beschäftigen sich in ihren Theorien mit dem blinden Fleck in lebenden, sozialen Systemen mit gleichzeitigem Blick auf das übergeordnete Ganze. Für ein ressourcen- und sinnorientiertes betriebliches Gesundheits- und Präventionsmanagement kann das ein **dreistufiges Veränderungsprogramm** bedeuten:

   a. Eine **existenzanalytische Betrachtung** des Unternehmens im Sinne einer Nachfrage nach dem **was ist**. Scharmer verwandelt diese Frage in den Prozess des Downloadens, des wertfreien Erkennens **was ist**. Eine existenzielle Ist-Erhebung erforscht das, was bewahrt werden soll und sucht nach dem, was verändert werden muss.

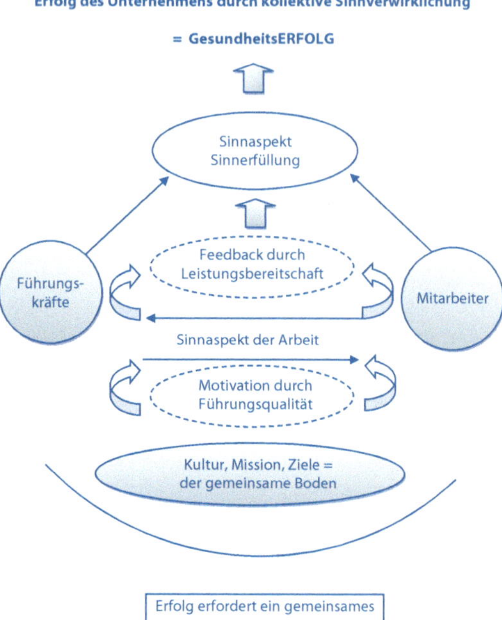

◘ **Abb. 3.2**   Erfolg durch kollektive Sinnverwirklichung (Pirker-Binder)

   b. **Auffinden des blinden Flecks** und eine Nachfrage nach Sinnmöglichkeiten und Werteverständnis. Die Frage dazu könnte lauten: wie soll in Zukunft Arbeit gelebt und verstanden werden. **Wozu** und **wie** gestalten wir ein gemeinsames „wir" im Unternehmen. „**Welches sind die inneren Quellen, von denen aus Einzelne oder Gruppen wirksam werden, wenn sie wahrnehmen, kommunizieren und handeln?**" (Scharmer 2009, S. 28). Daraus ergibt sich die Frage: „Wie lässt sich der Gesundheitserfolg in die Zukunft tragen?"

Aus dem Erkennen des blinden Flecks, aus der Erfahrung einer bewertungsfreien inneren Stille heraus, Scharmer nennt es „presencing" als das Schöpfen aus der tiefsten Quelle, können neue Modelle für ein betriebliches Gesundheitsmanagement sowie Präventions- und Interventionsmaßnahmen entwickelt werden.

> Um den Prozess anzustoßen, bedarf es der Förderung von Persönlichkeitsentwicklung von Führungskräften. Schließlich sind sie es, die Ergebnisse produzieren müssen, die aus Prozessen und Entscheidungen generiert werden.

Der **Erfolg einer Intervention** hängt von der inneren Verfassung des Intervenierenden ab. Es geht um die Quelle, aus der heraus gehandelt wird, es geht um die nackte Leinwand, die beschrieben werden soll (Scharmer 2009, S. 28). In der Praxis heißt das: Hat die Führungskraft ihre Lebensqualität oder ihre Distanzierungsfähigkeit verloren oder ist sie sich ihrer eigenen Ressourcen nicht bewusst, dann hat sie auch kein Verständnis für ihre Mitarbeitenden.

Aus **logotherapeutischer Sicht** kann man das Erkennen des blinden Flecks sehen als wertfreies Heraustreten aus alten Einstellungen, Denkmodellen. Es ist ein Überprüfen der Ziele, der Mission, der gelebten Kultur usw. Man erlaubt sich, einmal herauszutreten und aus der geistigen Dimension, dem großen übergeordneten Ganzen, wahrzunehmen und zu erkennen, was gut ist, was erhalten und welche Strukturen und Werte im Sinne einer Prävention und Erhalt des Gesundheitserfolgs verändert werden sollten.

    c. **Bewahren und Weiterentwickeln von Mission und Vision** in der Unternehmenskultur für ein gemeinsames Wollen unter dem Verständnis, dass
- Arbeitszeit auch Lebenszeit ist,
- Arbeit Sinnmöglichkeiten bieten muss und
- langfristiges Überleben nur unter Berücksichtigung des übergeordneten großen Ganzen möglich ist.

3.1.2 Zwei Motivationsanreize aus der sinnzentrierten Arbeits- und Wirtschaftspsychotherapie

Logotherapeutisch umfasst betriebliches Gesundheitsmanagement als Präventionsmanagement zwei Motivationsanreize (◘ Abb. 3.3):
- Die Bereitschaft **zu etwas**: Motivationsanreiz für das Individuum
- Die Bereitschaft **für etwas**: Motivationsanreiz für eine Gruppe, ein Team

Die Bereitschaft **zu etwas** in einem lebenden, sozialen System erfordert Persönlichkeitseigenschaften, die ich unter dem Akronym **ASTI** zusammenfasse:
- **A**chtsamkeit, Respekt, Wertschätzung dem Anderen gegenüber
- **S**oziales Denken und Fühlen (soziale Kompetenz)
- **T**oleranz für Fehler, Flexibilität den eigenen Einstellungen gegenüber, Lernfähigkeit
- **I**ntuition: im inneren Einverständnis von Denken, Fühlen, Handeln

Die Bereitschaft **für etwas** in einem lebenden, sozialen System erfordert ein kollektives Streben nach denselben Zielen. Alle darin Beteiligten ziehen an einem Strang und in die gleiche Richtung. Dieses kollektive Streben möchte ich unter dem Akronym WAVE zusammenfassen:
- **W**ollen: gemeinsames Wollen
- **A**uftrag: gemeinsamer Auftrag
- **V**ision: für eine gemeinsame Vision - als spezifischer Ankunftsort, ein Bild einer gewünschten Zukunft (Senge 2001, S. 182)
- **E**insatz: Leistungsbereitschaft der Gruppe

Das Akronym **WAVE** repräsentiert auch den wirtschaftlichen Prozess, der nicht geradlinig nach oben, zu stetig mehr Erfolg, führen kann, sondern sich wellenförmig bewegt wie Ebbe und Flut.

Als Präventionsmaßnahmen von Erschöpfung humaner Ressourcen am Arbeitsplatz zeigen sich zwei Wege auf (◘ Abb. 3.3):
- Maßnahmen und Förderung von Individuen (Mitarbeitende und Führungskräfte),
- Maßnahmen und Förderung des Kollektivs.

3.1.3 Die sinnzentrierte Arbeits- und Wirtschaftspsychotherapie als Schlüsselstelle im Human Resource Department

Die sinnzentrierte Arbeits- und Wirtschaftspsychotherapie versteht Unternehmen als lebende, soziale Systeme. Sie bieten einen Rahmen, eine Struktur

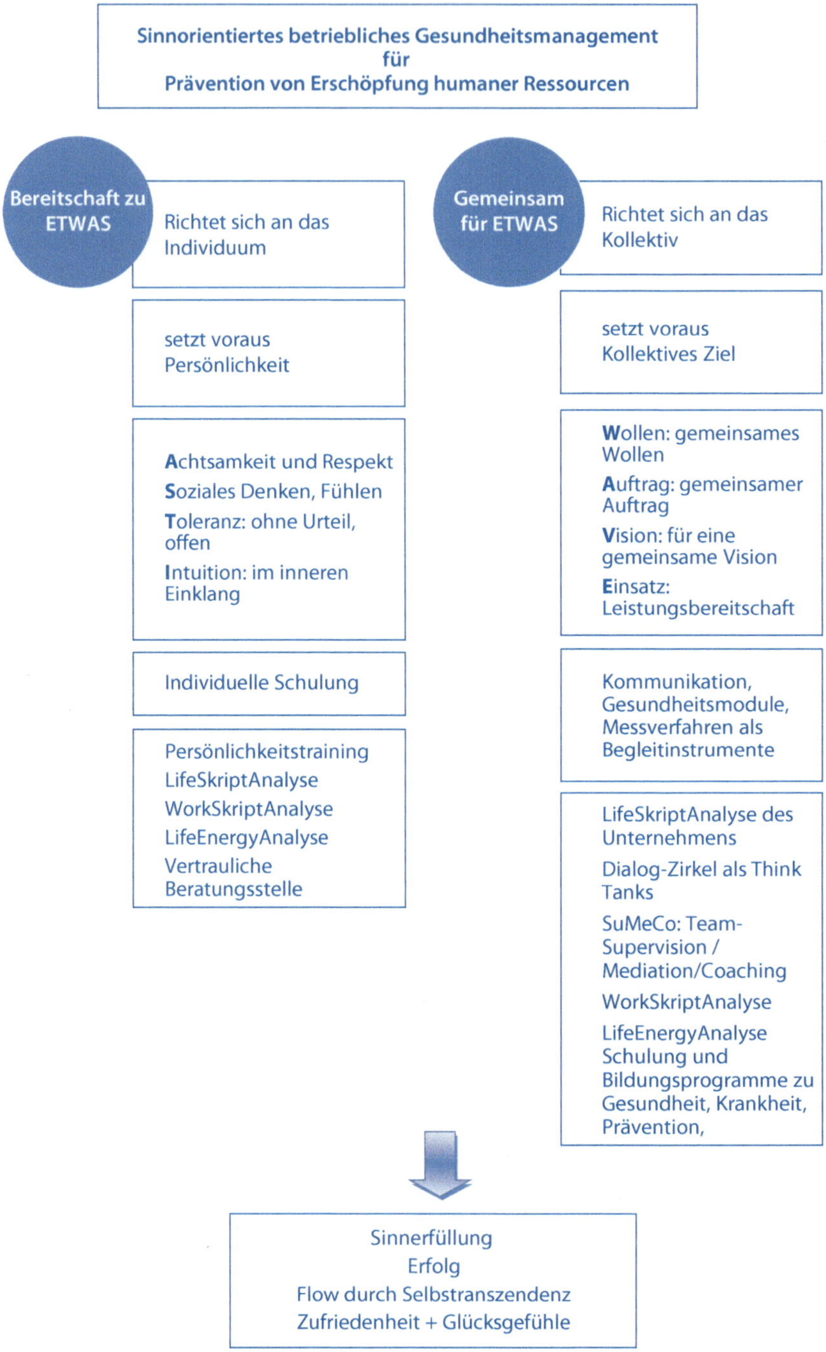

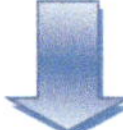

Abb. 3.3 Sinnorientiertes betriebliches Gesundheitsmanagement (Pirker-Binder)

und einen Ort, an dem Arbeit von Menschen geleistet wird. Der Samen wird von den Gründern gelegt, deren Visionen damit von der Möglichkeit zur Realität werden. Vision und Mission umrahmen die Strukturen, Prozesse und Kultur.

Lebende, soziale Systeme sind, wenn sie erfolgreich bestehen wollen, voneinander abhängig, aufeinander abgestimmt, entwickeln und verändern sich ständig weiter. Ihr Überleben sichert die Fähigkeit sowohl den Wandel der Bedürfnisse und Notwendigkeiten innerhalb des Systems im Auge zu behalten und zu erkennen, als dabei den Fokus auch auf das zukünftige Ganze, das zu erstrebende Ziel und die Beeinflussung von Außenfaktoren im Blickfeld zu haben.

> **Lebende, soziale Systeme sind lernende Systeme. Sie sind nicht starr, sie sind immer in Bewegung, in Anpassung an innere und äußere Faktoren.**

> **In lebenden, sozialen Systemen geht es um Interaktionen und Feinabstimmung zwischen den einzelnen Teilen des Systems – Interaktionen zwischen Menschen.**

Betrachtet man Organisationsstrukturen in Unternehmen, so findet man in allen eine Personalabteilung. Diese ist meist mit rechtlichen, organisatorischen und fachlichen Fortbildungsmaßnahmen betraut. Die gesundheitliche Obsorge übernimmt der Betriebsarzt bzw. Arbeitsmediziner. Als Anlaufstelle für Konflikte und auch seelische Probleme steht bis jetzt der Betriebsrat mehr oder weniger zur Verfügung. Wenn Prävention humaner Ressourcen ernst genommen werden soll, ist es für die Zukunft notwendig und sinnvoll, eine geeignete Stelle im Unternehmen oder außerhalb, oder auch beides zu installieren. Es sollte die Möglichkeit einer vertraulichen Gesundheits-, Krisenberatungsstelle für individuelle seelische Problemstellungen, Wiedereingliederung nach Krankheit und Maßnahmen zur Persönlichkeitsentwicklung geben. Als geeignete Stelle bietet sich die Schaffung eines Departments für Arbeits- und Wirtschaftspsychotherapie als „internal assistance health program" (IAP) an.

Für Klein- und Mittelbetriebe kann die Kooperation mit externen Arbeits- und Wirtschaftspsychotherapeuten als „external assistance health program" (EAP) kostengünstiger sein, die extern zur Verfügung stehen oder nur zu bestimmten Zeiten ins Unternehmen kommen.

> **External (EAP)/internal assistance health program (IAP)**
> Aufgrund der zunehmenden Fälle von psychischen Erkrankungen ist es sinnvoll diesen Aufgabenbereich mit Fachkräften, wie Arbeits- und Wirtschaftspsychotherapeuten zu besetzen, die sowohl mit dem System Unternehmen mit seinen Prozessen und Strukturen vertraut sind, als auch über therapeutische Kompetenz und Diagnostikfähigkeiten (psychische Probleme, Belastung bei Krankheit, Persönlichkeitsstörungen, seelischen Notfällen, Mobbing, Stalking, Krisen u.v.m.) und über Kompetenzen zur Persönlichkeitsentwicklung und Konfliktlösung verfügen. Wichtiger Blickpunkt ist die Verschwiegenheitspflicht der Arbeits- und Wirtschaftstherapeuten.

Aktive Prävention bedeutet auch immer eine Veränderung von Einstellungen, Gewohnheiten, Denkmustern, Ritualen und vieles mehr. Die eigene Lebensgeschichte, Ängste, Mikrotraumata können solchen Prozessen im Wege stehen.

„In Seminaren, Coachings und durch Fragebogenerhebungen wurde mir immer wieder gesagt, ich solle mich verändern, meine Einstellung und Verhalten ändern – aber keiner hat mir bis jetzt gesagt, wie ich das angehen soll", sind Aussprüche, die ich sehr oft in meiner Praxis höre. Persönliches Veränderungs- und Verantwortungsmanagement greift in das individuelle Lebensskript ein. Hier ist behutsames und vertrauensvolles Vorgehen wichtig. Arbeits- und Wirtschaftspsychotherapeuten sind dafür ausgebildet und beschäftigen sind mit Fragestellungen des Menschen, die seine Arbeit, Arbeitskultur,

Arbeitserleben, aber auch ihn in seiner Lebensgeschichte betreffen; und besitzen wirtschaftliches Wissen.

Ergänzend zu den bereits installierten Bereichen der Personalabteilung, Betriebsrat, Arbeitsmedizin, Arbeits- und Organisationspsychologie (sie ist zuständig für die Arbeit am System, an Strukturen und Prozessen) ist die Arbeits- und Wirtschaftspsychotherapie zuständig für die Arbeit am Menschen.

> **Das Aufgabengebiet der Arbeitsund Wirtschaftspsychotherapie ist der Erhalt humaner Ressourcen im Unternehmen. Ihr Aufgabengebiet richtet sich sowohl an das Individuum als auch an das Kollektiv.**

3.2 Psychotherapeutische Leistungen im Überblick

Auf der Grundlage des Psychotherapiegesetzes BGBL. Nr. 361/1990 in Österreich umfasst die psychotherapeutische Tätigkeit folgende Bereiche:

- Psychotherapeutische Behandlung inklusive Diagnostik und Indikation
- Psychotherapeutische Beratung und Betreuung
- Psychotherapeutische Ausbildungstätigkeit gemäß §§ 3 ff. und 6 ff. des Psychotherapiegesetzes
- Maßnahmen der Persönlichkeitsentwicklung:
  - Selbsterfahrung
  - Coaching
  - Schulungen von psychotherapeutischen Interventionstechniken
  - Supervision[2]
  - Fortbildung von Psychotherapeuten
  - Maßnahmen der Gesundheitsförderung, Prävention und Rehabilitation
  - Psychotherapeutische Befunde und Gutachten
  - Psychotherapeutische Forschung

---

2   Supervision ist eine Form der Beratung für Mitarbeitende in psychosozialen Berufen.

3.2.1 Aufgabenbereich einer sinnzentrierten Arbeits- und Wirtschaftspsychotherapie

Arbeits- und Wirtschaftspsychotherapie verbindet psychotherapeutisches Wissen und wirtschaftliches Denken und spannt eine Brücke zwischen der Prävention von Erschöpfung von humanen Ressourcen und Unternehmenszielen. Dabei kann sich diese Arbeit auf einzelne Mitarbeitende, aber auch auf Gruppen konzentrieren. Der Tätigkeitsbereich geht somit über die normalen psychotherapeutischen Leistungen hinaus.

Das Leistungsbild einer sinnzentrierten Arbeitsund Wirtschaftspsychotherapie umfasst
- im **betrieblichen Gesundheitsmanagement**
  - Beratung des Managements,
  - Projektmanagement Gesundheit
  - Maßnahmenkataloge zur Prävention
  - Krisenintervention, Mobbing, Sucht, Konflikte etc.
  - Diagnostik von Arbeitsunfähigkeit bei psychischer Erschöpfung
  - Psychotherapeutische Gutachten zur Leistungsfähigkeit
  - Kurzzeittherapie
  - Begleitung von Mitarbeitenden zur Wiedereingliederung nach Krankheitsfall
  - Therapeutische Interventionen und Beratung von Mitarbeitenden
  - Work-Life-Supervision oder präventive Wirtschaftsmediation
    - SuMeCo: Think-Tank für eine werteorientierte Teamkultur und Change-Prozesse
    - ASTI & WAVE © Personal Mastery Concepts
- in der **betrieblichen Gesundheitsförderung**
  - Maßnahmen zum Gesundheitsbewusstsein
  - Aus- und Fortbildungsmaßnahmen zu Gesundheitsthemen

Auftraggeber eines Arbeits- und Wirtschaftspsychotherapeuten ist das Unternehmen. Der Therapeut oder die Therapeutin haben Verschwiegenheitspflicht in der Einzelarbeit mit den betreffenden Personen.

3.3 Maßnahmen und Förderung des Kollektivs im Sinne des WAVE-Prozesses

Bevor präventive Maßnahmen ergriffen werden können, ist es sinnvoll, einen Gesamteindruck eines Unternehmens zu bekommen. Wie intensiv oder detailliert dies geschehen soll, hängt von der jeweiligen Aufgabenstellung, Zielfindung und Zielgestaltung ab. Ein erster Eindruck lässt sich in einer Life-Skript-Analyse des Unternehmens gewinnen. Sie dient dazu, Strukturen, Interaktionen und die gelebte Kultur des Systems zu erfassen. Daraus lassen sich erste weitere Schritte und Maßnahmenpakete erarbeiten. In ◘ Tab. 3.1 werden die vier Bereiche und ihr Einfluss auf den Gesundheitserfolg eines Unternehmens dargestellt.

Neben einer Beratungsstelle und Anlaufstelle für seelische Problemstellungen, Konflikte, Mobbing, sollte von der Abteilung für Arbeits- und Wirtschaftspsychotherapie auch Vorträge und Schulungs- und Bildungsmaßnahmen gestaltet werden, die sich auf das gemeinschaftliche Tun und Handeln im Sinne einer gesunden Arbeitswelt als Lebensraum, Arbeitserleben, Kultur, Interaktion beziehen. Für Strukturentwicklungen bieten sich für Führungskräfte Dialoge, Gesprächszirkel oder auch Think-Tanks (Denkwerkstätten) im Sinne Scharmers (Entwicklung von Konzepten aus der Zukunft her) an.

Ein Überblick über mögliche Maßnahmen:

- **Work-Life-Supervision** oder präventive Wirtschaftsmediation als begleitende Einrichtung im Unternehmen
- **SuMeCo** in Konflikten (Pirker-Binder 2016) beinhaltet Inhalte aus Supervision, Mediation[3],

Coaching[4] und psychotherapeutischem Wissen. SuMeCo ist ein Präventions- und Interventionskonzept aus der logotherapeutischen Arbeits- und Wirtschaftspsychotherapie zur Persönlichkeitsentwicklung und zum Erhalt psychischer Gesundheit. Das Ziel ist es, im Unternehmen einen offenen Rahmen für Persönlichkeitsentwicklung und neutraler Interaktion zu schaffen für eine gesunde und förderliche Arbeitskultur und auf ein gemeinsames **wofür** hin, um Disharmonien möglichst früh aus dem Weg zu räumen. SuMeCo versteht sich als Think-Tank für eine werteorientierte Teamkultur und Change-Prozesse mit dem Ziel, die gemeinsame Vision und Sinnaspekte nicht aus den Augen zu verlieren sowie die Kohärenz der gemeinsamen Arbeit zu fördern: schafft Raum für Change-Prozesse.

- **ASTI & WAVE Personal Mastery Concepts®** umfassen:
  - ASTI: Förderung des Individuums (◘ Abb. 3.3)
  - WAVE: Förderung der Teams (◘ Abb. 3.3)
  - Life-Skript-Analyse (◘ Tab. 3.1) des Unternehmens als Initialanalyse für ein ganzheitliches Konzept zur Gesundheitsförderung im betrieblichen Gesundheitsmanagement
  - Work-Skript-Analyse (► Abschn. 2): erforscht – ähnlich der Life-Skript-Analyse für den arbeitenden Menschen, die Arbeitskultur, das Arbeitserleben der Gruppe, des Teams. Ziel ist die rechtzeitige Erfassung von Konflikten, Mobbing, Motivationsverlust, Führungsfehlern.
- **Life-Energy-Analyse** (► Kap. 11) bezeichnet die Möglichkeit, durch eine **vegetative Funktionsdiagnostik** sowohl die individuelle psychische und physische Belastung, aber auch die Belastung einer Gruppe oder eines Teams rechtzeitig zu erfassen. Die neue Technologie von Biofeedback-Geräten und

---

3   Mediation ist eine außergerichtliche Form der Konfliktbearbeitung (http://wirtschaftslexikon. gabler. de/Definition/mediation.html?referenceKeywordName=Mediator Zugriff 11.4.2015)

4   Coaching ist ein interaktiver personenzentrierter Beratungs- und Begleitungsprozess im beruflichen Kontext (http://www.coachingdachverband.at/index_html?sc=285962687 Zugriff 11.4.2015)

◘ Tab. 3.1 Die vier Bereiche der Life-Skript-Analyse für seelische Gesundheit des Unternehmens

Bereiche	Wer/was ist beteiligt?	Worauf hat es Einfluss?	Was bewirkt es?	„Baum des Erfolgs"
Mission, Vision	Vision des Gründers	Art des Unternehmens, Unternehmensstil	Kultur: Wirkung nach innen und außen	„Der Samen"
Führung	Führungskräfte	Führungsstil	Arbeitsklima	„Der Stamm"
Mitarbeiter	Humane Ressourcen	Interaktion und Kommunikation	Humanes Kapital	
Kollektives Wollen	Sinn-Werteverständnis	Leistungsbereitschaft	Erfolg	„Die Baumkrone"
Corporate-Social-Responsibility			Nachhaltigkeit	Lebensqualität
Gesundheitserfolg				

Auswertungsverfahren – sie werden im ► Kap. 11 näher erläutert – erlaubt die daraus gewonnenen Informationen als Gesundheitsinstrument Mitarbeitern rückzumelden und die Verantwortung für die eigene Gesundheit zu erhöhen. Daraus können sich Präventionsmaßnahmen sowohl für den einzelnen Mitarbeiter, aber auch für eine Gruppe ergeben. Maßnahmen können zum Beispiel mehr Gesundheitsinformation für Schichtarbeiter, die Einhaltung von Ruhezeiten oder die Erhebung der Belastung von Vielfliegern sein.

Fallbeispiel Schichtarbeit

Herr X ist Schichtarbeiter in der Baubranche, seine Arbeitsstätte ist ca. 800 km von seinem Heimatort entfernt. Das bedeutet, dass er jeden Freitag nach Schichtende so schnell wie möglich nach Hause fährt. Eine 24-Std-Herzratenvariabilitätsanalyse zeigt nach der Schicht, zwischen 10 und 11 Uhr eine große Müdigkeit auf. Diese nahm er zwar wahr, aber der Bedeutung des Risikos für seine Heimfahrt war er sich nicht bewusst. Anhand der Messung erkennt Herr X, dass es unverantwortlich von ihm ist, sofort nach der Schicht nach Hause zu fahren. Er bringt sich und seine mitfahrenden Kollegen dadurch in Gefahr. Er wird sich bewusst, wie verantwortungslos sein Verhalten ist. Die Gefahr eines Sekundenschlafes ist unglaublich groß. Durch die Messung kann er die Bedürfnisse seines Körpers, in diesem Fall nach dringend notwendiger Erholung nach der Schicht, bevor er heimfährt, erkennen. Auch während der Woche schlief er nach der Schicht selten, sondern war immer online, sein Telefon war nie auf stumm geschaltet. Er war sozusagen immer bereit. Die gesundheitlichen Beschwerden folgten.

- ein Wahrnehmungs- und Sensibilisierungstraining mit Biofeedback, um Selbstmanagement, Selbstkompetenz, innere Ruhe zu steigern und Überaktivierung zu vermeiden als auch durch ein Training der Herzratenvariabilität die individuelle Stresstoleranz zu erhöhen und das Regenerationspotenzial des Organismus zu stärken.
- **Fort- und Weiterbildungsmaßnahmen** zur Persönlichkeitsbildung, Informationen aus dem Gebiet der Psychotherapie, Psychologie, Medizin, Ernährung
- **Gesundheitspass** für Mitarbeiter, in dem u. a. gesundheitsfördernde Angebote, Regenerationstraining, Hinweise auf sinnvolle körperliche Betätigung dokumentiert werden. Es sollte jährlich nicht nur der Umsatzerfolg gefeiert werden, sondern es sollte auch ein Prämiensystem für gesundheitsbewusste Mitarbeiter oder Führungskräfte geben.
- Erstellung eines psychotherapeutischen Gutachtens zur Arbeitsfähigkeit.

Ziel der Maßnahmen ist es,

1. eine steigende Verantwortung für Gesundheit zu entwickeln und im Speziellen zum Erhalt der psychischen und physischen Leistungsfähigkeit sowohl des einzelnen Mitarbeiters im Team als auch der Führungskraft im Sinne einer Fürsorgepflicht für ihre Mitarbeiter, über sich selbst und den individuellen Führungsstil und soziale Kompetenz zu reflektieren.
2. die Teamkultur und die Interaktion untereinander und im Austausch mit anderen Teams zu verbessern. Je besser die Arbeits- und Interaktionskultur, desto höher die Leistungsbereitschaft im Unternehmen, desto größer der Gesundheitserfolg im Unternehmen.
3. die Diagnostik und Erstellung eines Maßnahmenpakets für den Mitarbeiter und das Unternehmen durch ein psychotherapeutisches Gutachten bei Verdacht auf Erschöpfung zu unterstützen und Anregungen für präventive Maßnahmen zu geben, die sich aus den Fragen für ein Gutachten ergeben.
4. das Verständnis für die Gefahr einer Erschöpfung und offene Gesprächskultur darüber zu erhöhen.

3.4　Antwort auf Fragen zu Arbeitsfähigkeit oder -unfähigkeit bei Erschöpfung

Ein psychotherapeutisches Gutachten in der Unternehmensberatung kann Antworten auf Fragen zur Arbeitsfähigkeit oder -unfähigkeit bei Erschöpfung geben. Wird ein Mitarbeiter mit einer „Erschöpfungsdepression" (oder einer anderen Krankheit) auf unbestimmte Zeit krankgeschrieben, herrscht über die richtige Vorgehensweise und den Zeitrahmen bis zur Wiedererlangung der Gesundheit und Leistungsfähigkeit zumeist große Ratlosigkeit sowohl bei dem Betroffenen selbst als auch im Unternehmen. Die am meisten gestellten Fragen lauten:

- Wer stellt die Diagnose zur seelischen Belastung und/oder Beanspruchung?
- Wer gibt eine Therapieempfehlung?
- Worauf ist zu achten?
- Was kann ich als Führungskraft tun?
- Wie lange fällt der Mitarbeiter aus?
- Soll es Änderungen in der Arbeitszeit (Home-Office, Teilzeit) geben, wenn ja, welche?
- Muss der Mitarbeiter aus dem Betrieb (Krankenstand) genommen werden, oder kann er begleitend weiterarbeiten?
- Ist er nach dem Krankenstand wieder voll einsatzfähig? Oder wird eine Schonzeit während der Wiedereingliederung benötigt?
- Wer unterstützt den Betroffenen während der Wiedereingliederung?

Der psychotherapeutische Gutachter kann Antworten auf diese Fragen geben und Führungskräfte und betroffene Mitarbeiter beraten und unterstützen. Das Gutachten kann von einem psychotherapeutischen Sachverständigen extern, oder als Teilbereich einer Arbeits- und Wirtschaftspsychotherapie im Unternehmen erstellt werden.

Ein psychotherapeutisches Gutachten zur Arbeitsfähigkeit umfasst:

1. Eine psychotherapeutische Diagnostik zur seelischen Befindlichkeit, zur Arbeitsfähigkeit, zum Arbeitserleben (psychotherapeutisches Gespräch zur Erhebung des Ist-Zustands, Life-Skript-Analyse, Work-Skript-Analyse, Fragebögen). Sie gibt Auskunft über die seelische Belastung, Beanspruchung und Arbeitsfähigkeit im Jetzt.
2. Eine vegetative Funktionsdiagnostik mittels Herzratenvariabilitätsanalyse über 24 Stunden (▶ Kap. 11). Sie gibt Auskunft über die Belastung und Leistungsfähigkeit des Organismus (vegetative Funktionsdiagnostik) im Jetzt und eine eventuelle Gefahr eines körperlichen Zusammenbruchs.

3. Empfehlung für ein Interventions- und Maßnahmenpaket; Krankenstand, Homeoffice, Kurzarbeit, etc.
4. Psychotherapeutische Gutachten im Rahmen der sinnzentrierten Arbeits- und Wirtschaftspsychotherapie beziehen sich auf Fragestellungen rund um das Thema Arbeitsfähigkeit, Belastbarkeit, Wiedereingliederung nach Krankheit, Einschränkungen der Arbeitszeit, Krankenstand, Hinweis auf Interventionen und Maßnahmen.

psychotherapeutische Gutachten jedenfalls dort ihren Stellenwert haben, wo aufgrund der Zielrichtung der Fragestellung psychotherapierelevante Sachverhalte zu begutachten sind" (Bartuska et al. 2005).

Demzufolge ist die Erstellung psychotherapeutischer Gutachten zum Themenbereich Arbeitsfähigkeit bei Erschöpfung sinngemäß eine hohe Bedeutung beizumessen, sowohl als Hilfestellung für Unternehmen und ihre Mitarbeiter, als auch im Gesundheitswesen für die Dauer von Krankenständen, Therapiemaßnahmen, Kuranträgen u.v.m.

3.4.1 Inhalte psychotherapeutischer Gutachten

In allen Bereichen, in denen psychotherapeutische Fragestellungen auftreten (Wirtschaft, Gewerbe, Kunst, Technik, Medizin, Psychologie) können Gutachten zur Klärung beitragen (Lankse u. Pritz 2002).

> **Definition**
> **Psychotherapeutische Gutachten** untersuchen und beurteilen auf einer psychotherapeutisch-wissenschaftlichen Grundlage psychosozial oder auch psychosomatisch bedingte Verhaltensstörungen und Leidenszustände, die nicht nur Krankheitsbehandlung, sondern auch Gesundheitsvorsorge und -förderung umfassen.
> **Logotherapeutische Gutachten** sind psychotherapeutische Gutachten, die sich in ihrer Diagnostik und ihrem logischen Aufbau auf die Lehre und das Menschenbild Viktor Frankls und seiner Existenzanalyse und Logotherapie stützen.

3.4.2 Rechtliche Grundlagen psychotherapeutischer Gutachten

Das Bundesministerium für Gesundheit in Österreich legte im Jahr 2002 erstmals Kriterien für die Erstellung von Gutachten durch Psychotherapeuten fest. Paragraph 1 Psychotherapiegesetz, BGBL Nr. 361/1990 beschreibt den Beruf des Psychotherapeuten wie folgt:

> … nach einer allgemeinen und besonderen Ausbildung erlernte, umfassende, bewusste und geplante Behandlung von psychosozial oder auch psychosomatisch bedingten Verhaltensstörungen und Leidenszuständen mit wissenschaftlich-psychotherapeutischen Methoden in einer Interaktion zwischen einem oder mehreren Behandelten und einem oder mehreren Psychotherapeutinnen und Psychotherapeuten mit dem Ziel, bestehende Symptome zu mildern oder zu beseitigen, gestörte Verhaltensweisen zu ändern und die Reifung, Entwicklung und Gesundheit des Behandelten zu fördern (Bartuska 2005, S. 15)

Demzufolge geht der Behandlung eine psychotherapeutische Diagnostik voraus. Diese Diagnostik fällt im Gutachten unter den Begriff Befund. Im Befund sind die Einzelinformationen des oder der Betroffenen enthalten und die Diagnostik des Sachverständigen zur Klärung der Fragestellung (im vorliegenden

Es wird festgehalten, dass „auch im Bereich des Gesundheitswesens entweder parallel zu oder völlig unabhängig von ärztlichen oder klinisch-psychologischen bzw. gesundheitspsychologischen Gutachten,

Zusammenhang über die Schwere der Erschöpfung bzw. über Arbeitsfähigkeit oder Arbeitsunfähigkeit). Die vom Gutachter durchzuführende Diagnostik erhebt den Anspruch, auf Basis neuester psychotherapeutischer-wissenschaftlicher Methoden zu erfolgen. Dem Befund folgt das eigentliche Gutachten, das die Einschätzung des Sachverständigen und eine Klärung der Fragestellung enthält.

3.4.3 Psychotherapeutische Diagnostik

In den Diagnostik-Leitlinien für Psychotherapeuten (Bundesministerium für Gesundheit 2014) wird die

» psychotherapeutische Diagnostik als ein inhärenter Bestandteil der psychotherapeutischen Behandlung angesehen. Die Diagnose gilt als Momentaufnahme in einem diagnostischen Prozess, der je nach dem Grad der möglichen Differenzierung wahrnehmbar und einschätzbar ist … Der Gegenstand der psychotherapeutischen Diagnose ist die Feststellung psychopathologischer Sachverhalte im Sinn von subjektivem Leiden einer oder mehrerer Personen unter den Voraussetzungen kultureller und gesellschaftlicher Normen sowie ökonomischer Bedingungen.

Es wird zwischen Anfangs-, Verlaufs- und Abschlussdiagnose unterschieden. Als wesentliche Rechtsinformation sehe ich das OGH Urteil vom 18.8.1998 an, das im Zuge der 50. Novelle zum ASVG die psychotherapeutische Behandlung der ärztlichen Hilfe gleichgestellt, wenn laut § 135 Abs. 1 2 Satz Z 3 ASVG vor oder nach der ersten, jedenfalls vor der zweiten psychotherapeutischen Behandlung eine ärztliche Untersuchung stattgefunden hat (Bartuska et al. 2005, S. 45). Interessant ist auch die im OGH Urteil enthaltene Definition von seelischer Krankheit im Sinne der §§ 120 Absatz 1 Zl und 133 Absatz 2:

» Eine seelische Krankheit ist eine regelwidrige (krankhafte) Störung, die durch seelische oder körperliche Faktoren verursacht wird und eine Krankenbehandlung notwendig macht; durch die Krankenbehandlung soll die Gesundheit, die Arbeitsfähigkeit und die Fähigkeit, für die lebenswichtige persönlichen Bedürfnisse zu sorgen, nach Möglichkeit wiederhergestellt, gefestigt oder gebessert werden. Seelische Krankheiten sind der willentlichen Steuerung durch den Patienten nicht mehr oder nur zum Teil zugänglich; sie werden in seelischen, körperlichen Symptomen bzw. in krankhaften Verhaltensweisen erkennbar (Störungen der Wahrnehmung, des Verhaltens, der Erlebnisverarbeitung, der sozialen Beziehungen und der Körperfunktionen). Störungen der sozialen Beziehungen gelten nur dann als Ausdruck einer seelischen Krankheit, wenn die Beziehungsstörung mit einer regelwidrigen (krankhaften) Veränderung des seelischen oder körperlichen Zustandes eines Menschen verknüpft ist und eine Krankenbehandlung notwendig ist.

Literatur

Bartuska H, Buchsbaumer M, Mehta G, Pawlowsky G, Wiesnagrotzki S (2005) Psychotherapeutische Diagnostik, Leitlinien für einen neuen Standard, Springer Wien NY

Bundesministerium für Gesundheit (2004) Diagnostik-Leitlinie für Psychotherapeutinnen und Psychotherapeuten; Begriffsklärung und Grundlage eines Gutachtens des Psychotherapiebeirates vom 15.6.2004; URL: http://www.bmg.gv.at/cms/home/attachments/6/8/3/CH1002/CMS1144348952885/diagnostikleitlinie_fuer_psychotherapeutinnen_und_psychotherapeuten_formatiert_fuer_homepage.pdf Zugriff 24. 9. 2013)

Frankl V (2004) Der unbewusste Gott, Psychotherapie und Religion. 7 Aufl dtv, München

Küpers W, Weibler J (2005) Emotionen in Organisationen. Kohlhammer, Stuttgart

Lankse P, Pritz A (Hrsg) (2002) Das psychotherapeutische Gutachten. LexisNexis ARD Orac Wien, S 18

Lukas E (1998) Lehrbuch der Logotherapie. Profil, München Wien

Pirker-Binder I (2008) Biofeedback in der Praxis, Bd. II Erwachsene. Springer, Wien NY

Pirker-Binder I (2016): SuMeCo, in Vorbereitung

Scharmer CO (2009) Theorie U – von der Zukunft her führen. Carl-Auer, Heidelberg

Senge PM, Kleiner A, Smith B, Roberts C, Ross R (2008) Das Fieldbook zur Fünften Disziplin (Systemisches Management). 5 Aufl, Schäffer Pöschel, Stuttgart

Senge PM, Scharmer O, Jaworski J, Flowers BS (2004) Presence, human purpose and the field of the future. Crown Business, New York

Die Balanced Valuecard® – gesunde Betriebskultur, gesunde Mitarbeiter

Heinrich Anker

© Springer-Verlag Berlin Heidelberg 2016
I. Pirker-Binder (Hrsg.), *Prävention von Erschöpfung in der Arbeitswelt*,
DOI 10.1007/978-3-662-48619-1_4

Die Balanced Valuecard® ist zum einen das Referenzmodell einer sinn- und leistungszentrierten Unternehmenskultur, zum anderen ein Instrument zur Analyse und Diagnose bestehender Unternehmenskulturen und deren Weiterentwicklung in Richtung Sinnwahrnehmung und Leistungsbereitschaft der Mitarbeitenden[1]. Der Kern der Balanced Valuecard® ein ethischer: Es geht um die „condition humaine" der Mitarbeitenden, um ihre Gesundheit und Lebensqualität sowie ihre daraus wachsende Kraft und den Willen, bei ihrer Arbeit ihr Bestes zu geben – zu ihrem eigenen Wohl und demjenigen des Unternehmens, seiner Kunden, seiner Anteilseigner und anderer Bezugsgruppen. Nachfolgend wird die Balanced Valuecard® als Referenzmodell einer sinn- und leistungszentrierten Unternehmenskultur dargestellt, dies mit besonderem Blick auf seine Bedeutung für die Gesundheitsförderung.

4.1 Ein Unternehmen ringt um seine Identität – zu den Anfängen der Balanced Valuecard®

Am Anfang der Balanced Valuecard® stehen eigene berufliche Erfahrungen des Autors: Als Mitglied des Managements eines Dienstleistungsunternehmens durchlebte er die ganze Bandbreite dessen, was ein Unternehmen seinen Angehörigen abfordern und „antun" kann, wenn es seine Seele verliert und immer mehr aus dem Tritt gerät: die Ängste, wie es beruflich und privat weitergehen soll, Spannungen, Auseinandersetzungen, Intrigen, Zeiten der Orientierungslosigkeit, der Ungewissheit, des lähmenden Gefühls, im Sumpf stecken zu bleiben – dies ging physisch und psychisch nicht spurlos an den Mitarbeitenden vorüber: Der Krankenstand stieg und stieg. Das Innenleben des Unternehmens strahlte immer mehr

---

[1] Die Balanced Scorecard® ist ein Instrument zur systematischen Entwicklung von Unternehmensstrategien; dabei kommen immer dieselben vier Perspektiven (die Finanzwirtschaft, Kunden, interne Prozesse und Lern- und Entwicklungsperspektive) zur Anwendung; analog dazu ist die Balanced Valuecard® ein Instrument zur systematischen Entwicklung von Unternehmenskulturen: hier kommen ebenfalls bestimmte Perspektiven zur Anwendung (insgesamt neun).

auch nach außen: Sein einstmals ausgezeichnete Ruf litt, die Marktanteile gerieten ins Rutschen. Dass der Schreibende selber damals nicht an einen Absprung dachte, verdankt sich der in zahlreichen persönlichen Gesprächen mit Mitarbeitenden und Teams gereiften Überzeugung, dass der weitaus größte Teil der Belegschaft sich nichts sehnlicher wünschte, als für ein respektiertes Unternehmen arbeiten und für die Kunden „einen guten Job" machen zu können und zu dürfen.

Im Prinzip war alles da, was dazu notwendig ist: Überdurchschnittlich gut ausgebildete, leistungsbereite und verantwortungsbewusste, ernsthafte Mitarbeitende, die notwendige Ausrüstung, gute Lohn- und Arbeitskonditionen sowie eine zunächst noch komfortable Marktstellung – einzig mit der „Software", mit dem „mentalen Programm" bzw. der Kultur des Unternehmens wollte etwas ganz und gar nicht mehr stimmen. In diesem Unternehmen passte immer weniger zusammen. Die Symptome waren vielfältig: Missverständnisse, Konflikte, Schuldzuweisungen, Kompetenzgerangel, Machtspiele, Intrigen, Mobbing, Burnout, Kündigungen …

Getragen von der Vision, wozu dieses einst respektierte Unternehmen und seine vielen integren Mitarbeitenden eigentlich fähig wären und welche Freude und Wohltat es für sie, ihre Angehörigen und die Kunden sein müsste, wenn nur eine tragfähige Unternehmenskultur vorhanden wäre, begann der Autor, für die Entwicklung eines Unternehmensleitbildes zu werben. Dank verschiedener günstiger Umstände (mehr davon weiter unten) kam die angestrebte „Neuentwicklung der Software", sprich: eine Leitbildentwicklung in Gang. Sie wurde vorsichtig und umsichtig, Schritt um Schritt vollzogen: Die unternehmensinternen Situationsanalysen wurden jeweils mit wissenschaftlichen Grundlagen konfrontiert, um sie auf ihre Plausibilität und Verlässlichkeit zu testen, dann wurde zur praktischen Umsetzung geschritten. Mit diesem permanenten Austausch zwischen Theorie und Praxis und den Resultaten der entsprechenden Umsetzungsschritte nahm die Balanced Valuecard® ihren Anfang. Die positiven Ergebnisse dieser konkreten Leitbildentwicklung sorgten für die Energie, dieses Konzept weiter zu entwickeln und zu verfeinern.

4.2   Wenn Mitarbeitende und Unternehmensleitung am selben Strick ziehen – aber in der entgegengesetzten Richtung

Wir befinden uns in einem Unternehmen mit ca. 1500 Mitarbeitenden: Die Löhne, die Ferien- und Freizeitregelungen zählen zu den großzügigen der Branche, an technischer Ausstattung besteht nicht der geringste Mangel, und die „work load" ist im Vergleich zu den andern Unternehmen dieses Wirtschaftszweiges nachweislich geringer – und dennoch: Auf Schritt und Tritt werden Sie mit Klagen „Wir sind total überlastet" und mit Klagen über Engpässe bei den Arbeitskapazitäten konfrontiert. Kaum ein Gespräch mit Führungskräften und Mitarbeitenden, das nicht bei den Schlagworten „Stress" und „work life balance" oder im Ruf nach mehr Arbeitskräften endet.

Dahinter verbergen sich erhebliche Spannungen: Das Berufsethos, das Wissen um die Bedeutung der Dienstleistungen des Unternehmens für die Kunden und die Gesellschaft ist durchwegs hoch entwickelt, ja es wirkt sogar leicht übersteigert, anderseits plagen viele Mitarbeitende bis hinauf ins mittlere Management große Sorgen: Wenn sie über ihr Unternehmen hinaus schauen, finden sie sich in einem Wirtschaftszweig mit einer außerordentlich intensiven Umbruchdynamik wieder, und zugleich stellen sie fest, dass sich in ihrem Unternehmen fast nichts bewegt. Die Angst, den Anschluss zu verpassen, ist weit verbreitet und groß. Was sich im Innern des Unternehmens tut, schlägt sich auch im Außen nieder: Studien, welche auch durch die Medien aufgegriffen werden, zeigen, dass das Unternehmen in der Kundschaft und in der breiteren Öffentlichkeit zwar als „verlässlich", zunehmend aber auch als „rückständig" und „verstaubt" gilt und dass seine Erzeugnisse zunehmend als „wenig aktuell", „distanziert", „wenig publikumsnah" und „emotional wenig ansprechend" beurteilt werden. Dies schlägt sich auch in den Marktanteilen des Unternehmens nieder: Sie sinken kontinuierlich. Diesen Spiegel vorgesetzt zu bekommen, schmerzt und verunsichert die Mitarbeitenden noch mehr. Aus ihrer Sicht ergibt sich das Bild eines Schiffes, dessen Kapitän vom Kurs abgekommen ist, der aber stur daran festhält, statt das Ruder umzuwerfen, um den drohenden Gefahren zu entgehen.

Der Kapitän verschließt sich zwar den sinkenden Marktanteilen nicht, er verweigert jedoch den sachbezogenen Austausch mit den Mitarbeitenden und erstickt Änderungs- und Innovationsvorschläge von ihrer Seite im Keime. Wohl nicht zuletzt unter dem Einfluss eines kleinen, aber einflussreichen informellen Netzwerks von Nutznießern der Situation ist er explizit nicht bereit, den gesellschaftlichen Wandel, der auch in seinem Wirtschaftszweig zu neuen Bedürfnissen von Kunden, Gesellschaft und nota bene auch Mitarbeitenden führt, zu akzeptieren und das Unternehmen auf einen neuen, zukunftsorientierten Kurs zu bringen.

In der Folge öffnet sich eine zunehmend breitere und tiefere Kluft zwischen den Mitarbeitenden (inklusive das untere und sogar mittlere Management) einerseits und der Unternehmensleitung anderseits: „Ihr da oben – wir da unten!" wird zur vorherrschenden Sichtweise, die Abteilungen und Teams gehen unter der Mitwirkung ihrer Vorgesetzten gegenüber dem Top-Management in eine „Igel-Stellung". Die Kommunikation wird immer prekärer, und der Unternehmensleitung fällt es immer schwerer, geeignete Mitarbeitende für Führungsfunktionen zu rekrutieren; das Misstrauen auf beiden Seiten vergiftet das Klima zunehmend. Die Unternehmensleitung, insbesondere der CEO, versteht dies nicht: „Was wollt Ihr eigentlich? Unsere Löhne und Arbeitsbedingungen zählen doch zu den besten!" In der Folge werden betriebswirtschaftliche Kontrollmechanismen entwickelt, welche durch die Mitarbeitenden als zusätzliche Schikane aufgefasst werden müssen – sie verstärken das lähmende Gefühl der Überlastung und des Leerlaufs nur noch mehr.

Diese internen Spannungen führen dazu, dass das Unternehmen immer mehr mit sich selber beschäftigt ist und diejenigen Ressourcen, welche in Leistungen für die Kunden und weitere Stakeholders transformiert werden sollten, im Innern verpuffen. Dies beschädigt die Reputation des Unternehmens und die Beurteilung seiner Leistungen nur noch mehr, und die Marktanteile sinken weiter – eine bedrohliche Abwärtsspirale!

4.3 Salutogenese – Verbindung zwischen Gesundheit, Leistungswillen und Unternehmenskultur

Was bedeutet dies alles für die Gesundheit der Mitarbeitenden? Für eine erste Annäherung an diese Frage bietet das Konzept der Salutogenese nach Aaron Antonovsky ein hilfreiches Begriffsinstrumentarium. Ins Zentrum seines sozialpsychologischen Modells von Gesundheit stellt Antonovsky den Sense-of-Coherence (SOC), das Kohärenz-Gefühl und den Kohärenz-Sinn (Schiffer 2011). Je nach der Stärke ihrer Ausprägung findet sich ein Individuum an einer ganz bestimmten Stelle eines Gesundheits-Krankheits-Kontinuums. Antonovsky definiert den Sense-of-Coherence als „ … eine globale Orientierung …, die das Maß ausdrückt, in dem man ein durchdringendes, anhaltendes, andauerndes aber dynamisches Gefühl des Vertrauens hat, dass die eigene interne und externe Umwelt vorhersagbar ist und dass es eine hohe Wahrscheinlichkeit gibt, dass sich die Dinge so entwickeln werden, wie vernünftigerweise erwartet werden kann." (Antonovsky 1997, S. 16) Im Sinne einer (analytischen) Trennung unterscheidet Antonovsky drei Sense-of-Coherence-Komponenten:

a. **Verstehbarkeit**: Verstehe ich, was mit mir und meinem beruflichen Umfeld geschieht und welche Auswirkungen dies für mich hat?
b. **Handhabbarkeit**: Habe ich selbst Einfluss auf dieses Geschehen? Kann ich die Bedingungen selbst mitgestalten und in welcher Form?
c. **Bedeutsamkeit** (Antonovsky 1997, S. 34-38) bzw. Sinnhaftigkeit (Schwarz u. Wyssen 2013, S. 38): Kann ich meiner Tätigkeit und dem, was um mich herum geschieht, einen Sinn zuordnen? Hat mein Tun ein klares „Für was" bzw. ein „Wozu" oder ein „Für wen"?

In der Terminologie der Salutogenese sind im oben geschilderten Unternehmen unter den Mitarbeitenden die Komponenten der Bedeutsamkeit bzw. **Sinnhaftigkeit** und der **Verstehbarkeit** sehr ausgeprägt, die Komponente der **Handhabbarkeit** hingegen ist kaum wahrnehmbar – ein erhebliches Spannungs- und Frustrationspotenzial, das sich immer noch

weiter aufbaut, mit den entsprechenden Folgen für das Wohlbefinden und Wohlergehen der Mitarbeitenden und (im übertragenen Sinne) ihres Unternehmens.

Antonovsky sieht eine enge Beziehung zwischen den Sense-of-Coherence-Faktoren der Bedeutsamkeit/Sinnhaftigkeit und Verstehbarkeit: Ihr Zusammenwirken beinhaltet nicht nur eine kognitive, sondern auch eine emotionale und eine motivationale Komponente (Antonovsky 1997, S. 110). Im Rückgriff auf letztere schafft Antonovsky in seinem salutogenetischen Modell eine unmittelbare Beziehung zwischen Gesundheit einerseits sowie Motivation, d. h. Leistungsfähigkeit und Leistungswillen anderseits. Für die Balanced Valuecard® als Modell einer sinn- und leistungszentrierten Unternehmens-Kultur ist Antonovskys Verbindung von Sinn, Motivation und Gesundheit deshalb bedeutsam.

> **Es darf von einem Zusammenhang zwischen „Gesundheit" einerseits und der Balanced Valuecard® als Unternehmenskultur-Modell anderseits ausgegangen werden, d. h. von einer Beziehung zwischen Unternehmenskultur und Gesundheit.**

4.4 Ein neuer CEO oder die Angst der Mitarbeitenden, dass ein neuer Besen zu gut kehrt

Zurück zu „unserem" Unternehmen: Nach dem altersbedingten Rücktritt des bisherigen Unternehmensleiters sollte ein neuer CEO das Unternehmen aus diesem Abwärtsstrudel herausreißen. Ein schweres Erbe! Als er längst fällige Reformschritte auf betriebswirtschaftlicher Ebene wie im Produktbereich einleitet, verschärft sich die Situation zunächst noch weiter: Die Mitarbeitenden überfällt die Angst, dass er aus betriebswirtschaftlichen Gründen zum Abbau von Leistungen im Bereiche von Löhnen und Ferienregelungen etc. oder sogar zu Entlassungen greifen wird. Zudem machen sich Befürchtungen breit, er schätze die Bedeutung der Dienstleistungen des Unternehmens weniger hoch ein als die Mitarbeitenden, für ihn seien es bloß ökonomische Erzeugnisse ohne irgendwelchen tieferen Sinn als denjenigen, möglichst rasch einen höheren Absatz zu erzielen und Marktanteile zurückzuerobern. Diese Ängste wurden durch das Netzwerk der Nutznießer um den ehemaligen CEO nach Kräften geschürt. Es war einer der ersten wichtigen Schritte der neuen Führung, diesen „informellen Klüngel" zu entmachten.

In der Terminologie Antonovskys bedeutet dies, dass unter den Mitarbeitenden nun nicht mehr allein die Komponente der **Handhabbarkeit** als kritisch erfahren wurde, sondern dass auch die beiden Kernkomponenten des Sense-of-Coherence, die **Sinnhaftigkeit** und die **Verstehbarkeit**, immer mehr in Frage gestellt waren – es ging für die Mitarbeitenden mehr und mehr ans „Eingemachte". Wo dies der Fall ist, geht bald gar nichts mehr. Der Grund dafür ist, dass in Zeiten hoher Unsicherheit eine wachsende Zahl von Mitarbeitenden in einer panischen Stimmung nur noch an sich denkt: Sie wollen ihren eigenen Job retten und mutieren immer mehr zu Einzelkämpfern. Dies war auch in „unserem" Unternehmen der Fall: Das Spannungs-, Konflikt- und Frustrationspotenzial erreichte neue Höhen: Dies wirkte sich direkt und drastisch auf die Gesundheit der Mitarbeitenden aus: Innerhalb von zwei Jahren stieg der Krankenstand um beinahe 30 Prozent – eine ungemütliche Lage.

Dass dieses Unternehmen sich trotzdem aus dem bedrohlichen Abwärtsstrudel befreien konnte und zu einer Aufwärtsspirale mit vielen begeisterten Mitarbeitenden, einer hohen gesellschaftlichen Reputation, weiterhin geschätzten Dienstleistungen und einem wieder steigenden Marktanteil – acht Prozent innerhalb von drei Jahren – fand, hat nicht allein mit betriebswirtschaftlichen und organisatorischen Maßnahmen zu tun, sondern insbesondere auch mit dem, was im Bereich der Unternehmenskultur unternommen wurde.

4.5 Vom Schwimmer im Strom zum Ruderer im Achter – zur Entdeckung der eigenständigen Kraft der Kooperation

„Kultur" ist ein genuin soziales Phänomen mit einer eigenen Kraft. Antonovsky selber spricht an mehreren Orten von einem „sozialen SOC" und geht auch explizit auf die gesundheitlichen Aspekte der Arbeitssituation ein. Er nennt historisch-kulturelle Charakteristika, die zu Lebenserfahrungen führen, welche ihrerseits den individuellen SOC stärken oder schwächen. Sie werden nachfolgend summarisch wiedergegeben (Antonovsky 1997, S. 112):

1. Partizipation an gesellschaftlich geschätzten Entscheidungsprozessen; sie verschaffen Spaß und Stolz an der Arbeit und schaffen Ermessensspielräume.
2. Soziale Achtung des Unternehmens
3. Soziale Achtung der ausgeübten Arbeit
4. Entscheidungsspielraum in Bezug auf die Arbeit und die Legitimität der Machtverteilung unter den Kollegen
5. Belastungsbalance bezüglich der Verfügbarkeit von Ressourcen für den Einzelnen und innerhalb der Gruppen; Ausmaß, in welchem vorhandene Potenziale in komplexen Arbeitssituationen genutzt werden können,
6. Konsistenz als Ausmaß an Klarheit bezüglich des Arbeitsumfeldes und die eigene Stellung darin; Vertrauen in die Sicherheit des Arbeitsplatzes; Kommunikation und soziales Feedback bei der Arbeit.

(Fast) alle diese Faktoren wirken zwar in die Richtung einer gesundheitsfördernden Unternehmenskultur, allerdings reichen sie nicht zur Grundlegung einer solchen aus: Die Kraft des Sozialen, der Kultur, steckt in der Verwurzelung der Menschen in einer Denk-, Fühl- und Verhaltensgemeinschaft (Badura 2011). In ihr findet sich die Essenz erfolgreicher Kooperation. Dies kommt in Antonovskys Ausführungen nicht ausreichend zum Tragen. Dies erklärt sich möglicherweise mit seinen Modellvorstellungen: „ … meine fundamentale philosophische Annahme ist, dass der Fluss der Strom des Lebens ist" – und wir sind die Schwimmer in diesem Fluss. Der Blick Antonovskys scheint an den Schwimmern als Individuen („Einzelkämpfern") verhaftet zu bleiben.

Der Balanced Valuecard® als Konzept der Unternehmenskultur müssen wir deshalb ein anderes Bild zugrunde legen, nicht dasjenige von Schwimmern im Strom, sondern dasjenige eines Ruderbootes: Wenn Sie sich zunächst in ein Skiff, d. h. in einen schlanken, schnittigen Einsitzer setzen, kraftvoll zupacken und zu rudern beginnen, haben Sie möglicherweise das

Gefühl, ganz flott vorwärts zu kommen, und sind mit sich zufrieden. Steigen Sie nun einmal um in einen Achter und legen Sie sich im Takt mit allen andern in die Riemen – die Kraft, die Geschwindigkeit, die Dynamik, die Sie dabei im Vergleich zur Fahrt im Skiff erleben, ist unvergleichlich. Sie wird Sie mitreißen und begeistern – Sie haben das Gefühl, Sie fliegen über das Wasser, möglicherweise finden Sie dabei sogar in einen echten „Flow".

Dieses Gemeinschafts- bzw. Kooperationserlebnis ist das Sinnbild des soziokulturellen Kohärenzgefühls (Sense-of-Coherence/SOC) einer Gruppe oder einer Gemeinschaft, so auch eines Unternehmens.

> **Der soziokulturelle SOC wird Ihren persönlichen SOC, d. h. Ihr Vertrauen in das, das was Sie zu leisten vermögen, in das, was an Kraft in Ihnen steckt, Ihre Zuversicht, auch hochgesteckte Ziele zu erreichen, nachhaltig stärken.**

Worum es dabei geht, beschreibt David Packard, Mitgründer von HP in einfachen, aber eindringlichen Worten: Für ihn ist Gewinn ein wichtiger Aspekt der unternehmerischen Tätigkeit, den eigentlichen Daseinssinn von Unternehmen sieht er jedoch anderswo:

> » Wir gelangen dabei zwangsläufig zur Erkenntnis, dass sich eine Gruppe von Menschen zusammentut und eine Institution aufbaut, die wir Unternehmen nennen, um gemeinsam etwas zu erreichen, was jeder für sich alleine nicht bewerkstelligen könnte – sie leisten einen Beitrag zum Allgemeinwohl (Auszeichnung durch den Autor/HA). (Collins u. Porras 2005)

4.6 Zum Zusammenspiel von individuellem und soziokulturellem Sense-of-Coherence

Bevor wir nun den Achter von Land stoßen können, müssen wir noch einige weitere gedankliche Vorleistungen erbringen. Es geht darum, die soziale Dimension der beiden Sense-of-Coherence-Komponenten „Sinn" bzw. „Bedeutsamkeit" einerseits und „Verstehbarkeit" anderseits herauszuarbeiten, um sie für das soziale Phänomen „Kultur" fruchtbar zu machen. Es geht darum, „Sinn" und „Verstehbarkeit" nicht nur aus der Sicht der Individuen (individueller Sense-of-Coherence), sondern auch aus der Sicht der Gemeinschaft (soziokultureller oder kollektiver Sense-of-Coherence) zu sehen. Dies ist insofern von Bedeutung, als das individuelle und gemeinschaftliche Kohärenzgefühl wie erwähnt in einer synergetischen Beziehung zueinander stehen: Im schlechten Falle können sie sich gegenseitig schwächen oder neutralisieren, im positiven Falle gegenseitig verstärken und Mitarbeitende und Unternehmen in eine Aufwärtsspirale führen.

4.6.1 Zum Sinn-Begriff

Viktor Frankl, der Begründer der sinnzentrierten Psychologie (ein Zweig der humanistischen Psychologie) arbeitet das Zusammenspiel zwischen der individuellen und sozialen Dimension des Sinn-Begriffs vor dem Hintergrund des Themas „Gesundheit" heraus. Zum Thema „psychisches Wohlbefinden" schreibt er:

> » Ich würde sagen, was der Mensch wirklich will, ist letzten Endes nicht das Glücklichsein an sich, sondern einen **Grund** zum Glücklichsein. Sobald nämlich ein Grund zum Glücklichsein gegeben ist, stellt sich das Glück … von selber ein. (Frankl 1992, S. 15 ff).

Gründe zum Glücklichsein finden wir Menschen jedoch nicht in uns allein; unser persönliches Wohlbefinden hat immer auch eine soziale Dimension: Entscheidend für unser psychisches Wohlergehen ist – immer nach Frankl – „einzig und allein … das Gefühl, für etwas da zu sein – für etwas oder für jemand." (Frankl 1992, S. 57) Diesen Gedanken führt Frankl noch weiter aus:

> » Glück lässt sich nicht verfolgen, es muss erfolgen; dies tut es nur als unbeabsichtigter Nebeneffekt unserer Hingabe an eine Sache, grösser als wir selber, oder als Zusatzprodukt unserer Zuwendung zu andern Personen.

Glück muss geschehen … : du musst es eintreten lassen, indem du dich nicht darum kümmerst. (Frankl 1985, S. 17).

Die Erfahrung des Glücklich-Seins und ein sinnvolles und erfülltes Leben werden dann möglich, wenn der Mensch sich nicht auf sich selber und auf sein eigenes Glück fokussiert, sondern über sich hinaus schaut, indem er einer Sache dient, die größer ist als er selber, oder indem er sich konkret andern Menschen zuwendet.

Sich für eine Sache einzusetzen, welche größer ist als wir selber, heißt, die Interessen von Gruppen von Menschen wahrzunehmen bzw. sich von ihren Idealen bzw. Werthaltungen[2] inspirieren zu lassen. Ein Beispiel ist der Arzt, der nicht nur seines Honorars wegen arbeitet, sondern sich im Dienst des Ideals der Gesundheit und des Wohlergehens – der Lebensqualität – anderer Menschen sieht. Das Universum der Ideale, die uns Orientierung beim Handeln geben und unserem Leben Sinn verleihen können, ist schier unerschöpflich: Freiheit, (Selbst-)Verantwortung, Demokratie, Bildung, Gesundheit, Gerechtigkeit, Sicherheit, Mobilität, Gleichheit vor dem Gesetz, Bildung, Humanität, Ökologie, Dienst am Leben, freie Meinungsbildung und so weiter und so weiter.

Die zweite wichtige Quelle des Sinns und des Glücks ist die Zuwendung, die wir andern Menschen zuteilwerden lassen oder die uns durch andere Menschen zuteilwird – auch in diesem Falle schauen wir über uns selber hinaus, auf ein Du.

4.6.2 Zum Begriff der Verstehbarkeit

Sinnorientiertes Handeln als Zuwendung zum Du bzw. zu einem größeren Ganzen nach Viktor Frankl setzt gegenseitige Verständigung voraus. Von der Philosophie über die Anthropologie bis hin zur Neurobiologie besteht (erstaunlich) große Übereinstimmung darin, dass bei der Verständigung die Fähigkeit zur Empathie emotionaler und kognitiver Art (letztere als ein menschliches Spezifikum) eine entscheidende Rolle spielt. Ohne sie sind keine

gelingenden sozialen Beziehungen, keine fruchtbare Kooperation denkbar (so auch keine tragfähigen Führungs- und Kundenbeziehungen)[3]. Dies bedeutet: Verstehbarkeit als Komponente des Sense-of-Coherence setzt empathische Verständigung voraus.

Unser Empathievermögen ist nun nicht allein der Schlüssel zur Verstehbarkeit, sondern es führt uns wiederum zurück zur Erfahrung von Sinnhaftigkeit: Die Zuwendung zu Menschengruppen oder Idealen verhilft uns aufgrund unserer Empathiefähigkeit zur Erfahrung, **gut für etwas** zu sein[4]. Ebenfalls aufgrund unserer Fähigkeit zur Empathie verschafft uns die Zuwendung zu konkreten Individuen die Erfahrung, **gut für jemand** zu sein. Sie beide münden in die Erfahrung und die Gewissheit: „Es ist gut, dass es mich gibt, ich habe einen Platz im Leben, ich habe einen Platz in dieser Welt und ich kann aktiv an ihr teilhaben und die Wirklichkeit mitgestalten – mein Dasein hat Sinn!" (Frankl 1995, S. 29 f).

Wir schließen daraus: Die individuellen Sense-of-Coherence-Komponenten „Sinn" und „Verstehbarkeit" gehen auf ein und dasselbe existentielle Bedürfnis zurück: auf dasjenige nach Einsicht in den Sinn des eigenen Tuns und die damit verbundene Wertschätzung, die wir anderen zuteilwerden lassen und die uns zuteilwird[5]. Entfalten können sie sich letztlich nur in der sozialen Interaktion bzw.

---

2 Unter Idealen wollen wir hier symbolische Repräsentanten der Werthaltung von Menschengruppen verstehen.

3 Vgl. u. a. Marshall B. Rosenberg und seine Beiträge zur gewaltfreien Kommunikation

4 Dank unserer Fähigkeit zur Empathie sind wir Subjekt und Objekt, Handelnde und Erleidende unseres Tuns und Unterlassens zugleich. Die Fähigkeit zur Empathie erlaubt es uns, die Konsequenzen unseres Handelns für das Du nachzuvollziehen – wir treten gewissermaßen an seine Stelle und voll-ziehen seine Sicht der Welt nach. Tun wir ihm Gutes, erfahren wird dies nachvollziehend auch selber, treten wir ihm im Hass gegenüber, erfahren wir in uns auch selber diesen Hass. Die Empathie hat für unsere Gesundheit im Guten wie im Schlechten möglicherweise viel unmittelbarere und drastischere Folgen, als uns dies vielleicht bewusst ist.

5 Diese Wertschätzung kann uns direkt als Folge unseres Handelns durch die andern zuteilwerden, wir können sie aber auch empathisch nachvollziehen. Wenn wir z. B. in der Folge einer Katastrophe eine Spende machen, erhalten wir selten den Dank der direkt Betroffenen, aber wir vollziehen empathisch nach, dass ihr Leiden durch unseren Beitrag gelindert wird (oder wir hoffen dies zumindest).

Kooperation - „Sinn" ist immer auch Kultur. Daraus lässt sich u. a. auch ableiten:

> **Gesundheit und Gesundheitsförderung lassen sich nie nur als bloß individuelles Phänomen betrachten, sie haben immer auch ihre soziale und sozio-kulturelle Dimension – auch und gerade dort, wo Menschen in hochkomplexen sozialen Gebilden wie Unternehmen miteinander interagieren.**

In der heutigen Zeit des ökonomischen Dogmas der Eigennutzenmaximierung und Eigennützigkeit und des damit verbundenen Einzelkämpfertums ist dies wohl nicht für alle Unternehmensverantwortlichen „so einfach" zu akzeptieren.

Die Einsicht in den Sinn unseres Tuns und die empathische Erfahrung, als Individuum wertgeschätzt zu werden, d. h. „gut für jemand" oder „gut für etwas" zu sein, sind für uns Menschen nach Viktor Frankl aufs Engste miteinander verbundene, existenzielle, d. h. nicht weiter hinterfragbare Bedürfnisse, d. h. sie sind konstitutiv für unser Mensch-Sein. Sie sind in einem fundamentalen Sinne unser Lebenselixier und folglich die Quellen unserer Lebenskraft und Lebensqualität. Entsprechend stark sind die Kräfte, die wir für unsere Aufgaben mobilisieren können, wenn sie aus unserer Sicht mit der Erfahrung von Sinn und Wertschätzung verbunden sind. Ihre Bedeutung sowohl für Gesundheit als auch gelingende Kooperation liegt unmittelbar auf der Hand.

Dies bedeutet: „Wer Leistung will, muss den Menschen bzw. den Mitarbeitenden Sinn und Wertschätzung bieten!" (Anker 2012, S. 61). Nota bene: Noch vor allen instrumentellen Gesundheits- und Motivationsüberlegungen handelt es sich dabei um eine fundamentale ethische Pflicht: Es geht um das Mensch-Sein an sich.

> **Wer Leistung will, muss den Menschen bzw. den Mitarbeitenden Sinn und Wertschätzung bieten!**

Zur Illustration der Bedeutung von Sinn und Wertschätzung ein kleines Gedankenexperiment: Stellen Sie sich vor, Sie erwachen eines Morgens, und unvermittelt schießt der Gedanke durch Ihren Kopf: „Ich sehe keinen Sinn mehr in dem, was ich tue, und es wartet auch gar niemand auf mich!" Vielleicht spüren Sie körperlich, wie Ihre Kraft abfließt. Bleiben Sie nicht zu lange bei diesen Gedanken hängen, sondern spüren Sie, wie es sich demgegenüber anfühlt, wenn Sie zur Arbeit fahren und sich sagen können: „Da ist jemand, der wartet auf mich – ich bin willkommen; meine Dienste werden gebraucht und ich werde dafür auch als Mensch geschätzt!" Oder stellen Sie sich vor, wie es ist, wenn Sie auf der Heimfahrt von der Arbeit sagen können: „Toll, heute konnte ich wieder für jemand einen guten Job machen, mein Einsatz hat sich gelohnt!" Offenbar bleiben solche Kraft und Gesundheit spendende Erfahrungen vielen Mitarbeitenden vorenthalten – mit gravierenden Folgen für sie wie für ihre Unternehmen:

- In den wichtigsten Volkswirtschaften hatten gemäß Gallup im Jahre 2008 70 bis rund 90 Prozent aller Mitarbeitenden nur eine schwache oder gar keine Beziehung zu ihrer Arbeit und ihrem Arbeitgeber (Gallup 2009) – nicht einmal mehr eine kritische, welche immerhin noch Interesse für die Belange der eigenen Arbeit und des Unternehmens bedeuten würde.
- Rund 50 Prozent aller Mitarbeitenden weltweit wären bereit, bei ihrem Lohn oder ihrem beruflichen Status Abstriche zu machen, wenn sie nur sinnvollere Arbeit leisten könnten[6].

Das Bedürfnis nach Sinn und Wertschätzung ist aufgrund seiner existenziellen Natur dort, wo es unerfüllt bleibt, durch nichts zu ersetzen, weder durch materielle Anreize noch durch die Aussicht auf Lust und/oder Macht.[7]

6　Die Fragestellung lautete: „Would you take on a lesser role or lower wage if you felt that your work contributed to something more important or meaningful to you or your organization?" (Kelly Services 2009)

7　Gemäß Elisabeth Lukas sind „Menschen um einer sinnvollen Aufgabe willen bereit … Verzichte in Kauf zu nehmen und, wenn es sein muss, Bedürfnisse ungestillt zu lassen. Das leibliche und seelische Wohlbefinden spielt bei der Suche nach Sinn eine zweitrangige Rolle. Dem gegenüber kann ein Scheitern bei der Sinnsuche durch kein wie immer geartetes psychophysisches Wohlbefinden austariert werden" (Lukas 1998, S. 39)

Sinn und Wertschätzung sind der tragende Pfeiler einer sinn- und leistungszentrierten und zugleich salutogenetischen Unternehmenskultur – gewissermaßen ihr Kristallisationskern. Sie wirken nicht nur im Innern eines Unternehmens, sondern auch gegen außen, im Umgang mit den Kunden, den Lieferanten und vielen andern Stakeholdern. Auch für sie ist die Erfahrung von Sinn und Wertschätzung höchst bedeutsam, und zugleich sind sie wiederum eine Quelle der Motivation für die Mitarbeitenden dank der Erfahrung, „für jemand einen guten Job machen" zu können, „für jemand oder etwas gut zu sein" – „Wie innen, so außen!"

4.7 Wenn Sie Ihre Mitarbeitenden für gut halten, schaffen Sie ein „gesundes" Unternehmen

Bis die Leitung „unseres" Unternehmens bereit war, aufbauend auf diesem Menschenbild und der damit verbundenen Motivationstheorie die Entwicklung eines Leitbildes in Angriff zu nehmen, wurde intensiv und hart gerungen. Einige Vertreterinnen und Vertreter der obersten Führungsetage pflegten noch ein vom Darwinismus und Taylorismus geprägtes, „egoistisches" Menschenbild: Sie interpretierten die dauernden Klagen der Mitarbeitenden, überlastet zu sein, als taktische Maßnahme im Ringen um noch bessere materielle Lohn- und Entschädigungskonditionen. Unter anderem dank Hinweisen auf aktuelle Erkenntnisse der Neurobiologie gelang es ihren Kolleginnen und Kollegen, ihre Position aufzuweichen:

Zum Thema Sinn und Anerkennung aus neurobiologischer Sicht schreibt Joachim Bauer (Bauer, 2007, S. 190/204): „Wenn Anerkennung, Zugewandtheit und Vertrauen der neurobiologische Treibstoff der Motivationssysteme sind: Woher kommt dieser Treibstoff? ... Er stammt aus nur einer Quelle: der zwischenmenschlichen Beziehung." Bauer weiter: „Motivation als Grundhaltung wird nicht in geringem Masse auch dadurch beeinflusst, ob Menschen das Gefühl haben, dass ihre Arbeit bzw. das, wofür sie arbeiten, grundsätzlich sinnvoll ist. ‚Sinnvoll' ist ein wirtschaftliches Unternehmen dann, wenn es letzten Endes der Gesellschaft nützenden, das heißt kooperativen Zielen dient. ... Wo die Frage eines übergeordneten Sinns des Wirtschaftens von der Führungsebene im Auge behalten wird, lassen sich insbesondere dann Potenziale aktivieren, wenn in einem Unternehmen Krisen oder vorübergehende Härtephasen überbrückt werden müssen. Überzeugend und nachvollziehbar dargelegt zu bekommen, warum eine kurzfristig unangenehme Entscheidung gefällt werden musste, kann ein entscheidender Motivationsimpuls sein."

Welche Entwicklungs- und Leistungspotenziale sich mit menschlicher Anerkennung und Kooperation verbinden, beschreibt Gerald Hüther, wie Joachim Bauer ein Neurobiologe:

> » Beginnt man erst einmal darüber nachzudenken, welche Grundhaltungen man sich wohl zu eigen machen müsste, um sein Gehirn fortan umfassender, komplexer und vernetzter zu benutzen als bisher, so kommen einem [neben Achtsamkeit und Behutsamkeit] noch eine ganze Reihe von Begriffen in den Sinn ... : Sinnhaftigkeit, Aufrichtigkeit, Bescheidenheit, Umsicht, Wahrhaftigkeit, Verlässlichkeit, Verbindlichkeit ... Das einzige, was er braucht, sind andere Menschen, mit denen er seine Wahrnehmungen, seine Empfindungen, seine Erfahrungen und sein Wissen teilen kann." Kooperation macht nach Hüther intelligent, Eigennützigkeit lässt uns verkümmern. (Hüther 2006, S. 123 f.)

Nicht zuletzt auch dank Edgar Schein wurde den „Darwinisten" und „Tayloristen" in der Geschäftsleitung allmählich klar, dass die vermeintliche Eigennützigkeit von Mitarbeitenden selten am Anfang einer Entwicklung steht, sondern das Resultat eines entsprechenden Menschenbildes und einer damit verbundenen Führungs-„Philosophie" ist:

> » Führungsverantwortliche, welche davon ausgehen, die Menschen seien grundsätzlich faul und passiv und interessierten sich nicht für das Unternehmen, sondern bloß für ihre eigenen Angelegenheiten, ... erziehen ihre Mitarbeitenden zur Faulheit und zur Eigennützigkeit. Solche daraus entstehenden kontrollorientierten Organisationen mögen sich in stabilen Lagen am Leben halten oder sogar vorwärts kommen, sobald ihr Umfeld jedoch turbulenter wird, gehen sie unter ... (Schein 2004, S. 396).

Vor dem Hintergrund der aktuellen Verfassung des Unternehmens mit seinen nunmehr kontinuierlich sinkenden Marktanteilen, den drastisch steigenden Krankenständen, einer bisher ausgeprägt kontroll- orientierten Führung und angesichts des verbreiteten Misstrauens gegenüber dem neuen CEO verfehlten die von Autoren wie Bauer, Hüther und Schein dar- gelegten Sachverhalte ihre Wirkung nicht. Der Ent- schluss, eine Leitbildentwicklung nach Maßgabe einer sinn- und leistungszentrierten Unternehmens- kultur in Angriff zu nehmen, fiel dank der Umsicht des neuen CEO letztlich einmütig[8].

4.8 Verdrängungs- oder Differenzierungsstrategie? Ein folgenreicher Entscheid

Dieser Grundsatzentscheid führte die Unter- nehmensleitung vor eine zweite, ebenfalls höchst anspruchsvolle unternehmensphilosophische Frage: Wenn es stimmt, dass, wer Leistung fordert, den Menschen Sinn und Wertschätzung bieten muss, dann stellt sich für ein Unternehmen die Frage, wie es für die Mitarbeitenden Sinn stiften und ihnen Wert- schätzung entgegen bringen kann. Um es vorweg zu nehmen: Am effektivsten tut es dies, indem es selber „gut für jemand" oder „gut für etwas" ist, d. h. letzt- lich, indem es sich konsequent in den Dienst seiner Kunden und der Gesellschaft stellt.

Glücklicherweise folgte „unser" Unternehmen nicht dem heute so weit verbreiteten Reflex einer kurzfristigen Shareholder Value- bzw. kurzfristigen Gewinnmaximierung:

- Es verzichtete darauf, sich zwecks kurzfristiger Zurückeroberung von Marktanteilen in einen (selbst-)zerstörerischen Verdrängungswett- bewerb einzulassen – das Unternehmen besaß nach wie vor eine beachtliche Marktstellung, und kaum etwas ist in diesem Falle kostspie- liger als ein Preiskrieg.
- Nicht zuletzt das Menschenbild vor Augen, für welches sich die Geschäftsleitung zuvor entschieden hatte, besann sich diese auf zwei, drei entscheidende Stärken des Unternehmens:

auf den nach wie vor überdurchschnittlich hohen Ausbildungsstand der Mitarbeitenden und auf ihr mehr oder weniger latent noch vorhandenes hohes Berufsethos.

Ein Preiskrieg mit dem Ziel der kurzfristigen Rück- eroberung von Marktanteilen und die damit fast unweigerlich verbundenen Entlassungen und Leis- tungsreduktionen gegenüber den Kunden hätten das existenzielle Bedürfnis der Mitarbeitenden nach Sinn und Wertschätzung in hohem Masse kompro- mittiert und mit ihnen die damit verbundenen Res- sourcen und Motivationskräfte. Stattdessen ent- schloss sich die Leitung, das Unternehmen im Sinne einer Differenzierungsstrategie zu einer konsequent an den Bedürfnissen der Kunden und der Gesell- schaft orientierten Dienstleistungspersönlichkeit mit einem unverwechselbaren Gesicht zu entwickeln und die Qualitätsstandards im Markt zu setzen. Dies in Anlehnung an Peter Drucker:

> » Business enterprises – and public service institutions as well – are organs of society. They do not exist for their own sake, but to fulfill a specific social purpose and to satisfy a specific need of a society, a community, or individuals. They are not ends in themselves, but means. (Drucker 2007, S. 11)

In der Terminologie der Salutogenese handelte es sich bei diesem Entscheid um die „Reanimation" der SOC-Komponenten der Sinnhaftigkeit und Versteh- barkeit. Und je intensiver die Geschäftsleitung die Mitarbeitenden an der Leitbildentwicklung partizi- pieren ließ (ein starkes Signal der Unternehmenslei- tung in Sachen Wertschätzung und Vertrauen gegen- über den Mitarbeitenden), desto mehr Raum erhielt aus ihrer Sicht die Komponente der Handhabbarkeit zurück – es wurde immer attraktiver, in den Achter zu steigen.

Das Selbstverständnis als „Dienstleistungsper- sönlichkeit" führte zu einer hohen, den Markt prä- genden Innovationskraft und zu der bereits erwähn- ten dauerhaften Steigerung der Marktanteile – sie erwies sich als nachhaltig wie die wiederentdeckte Freude und Begeisterung vieler Mitarbeitender an ihrer Arbeit und ihre Wertschätzung für das Unter- nehmen – der Ruder-Achter fand allmählich in Takt und Harmonie und nahm stetig Fahrt auf.

---

8 Andernfalls hätte eine Leitbildentwicklung bloß noch mehr Schaden angerichtet.

Auch dieser zweite weitreichende unternehmensphilosophische Entscheid erfolgte erst nach intensiven Diskussionen und im Rückgriff auf eine breite Auswahl von Empirie und Theorie. Ein wichtiger Mosaikstein waren die folgenden Arbeiten:

- Peters TJ, Waterman RH (1982) In search of excellence. Lessons from America's Best Run Companies, New York
- Kotter JP, Heskett JL (1992) Corporate culture and performance. New York
- Collins JC, Porras JI (2002) Built to last. Successful habits of visionary companies. New York, (1994)
- Joyce W, Nohria N, Roberson B (2003) What (really) works. The 4+2 formula for sustained business success, New York

Diese Studien stehen in einer zeitlichen Abfolge. Dabei lässt sich die jeweils folgende Studie in Bezug auf das Forschungsdesign als Weiterentwicklung der vorangehenden betrachten. Sie alle haben einen gemeinsamen Nenner: In der langen Frist[9] sind Unternehmen dann besonders robust und finanziell ertragskräftig,

7. wenn sie über sich und ihre kurzfristigen Eigeninteressen hinaus schauen, d. h. wenn sie sich vom Primat der Leistung (zugunsten von Kunden und Gesellschaft) leiten lassen und nicht vom Selbstzweck der kurzfristigen Maximierung des Gewinns bzw. des Shareholder-Value,
8. wenn sie mit den Mitarbeitenden wertschätzend umgehen, sie als Individuen betrachten und es ihnen möglich machen, sich bei ihrer Arbeit auch als solche einzubringen.

Aus Unternehmenssicht höchst bedeutsam: Die langfristigen Erträge von Unternehmen mit Leistungsprimat und einem wertschätzenden Umgang mit den Mitarbeitenden übertreffen jene mit dem eigennützigen Gewinnprimat bzw. mit dem Primat der Maximierung des Shareholder-Value je nach Studie und je nach Kennziffer („total return to shareholders",

„growth of stock prices" u. a.) in der langen Frist um das Sechs- bis Neunfache[10].

Dafür gibt es gute Gründe.

9. In Unternehmen, die sich selber konsequent in den Dienst von Kunden und Gesellschaft stellen und in diesem Sinne „gut für jemand" oder „gut für etwas" sind, endet die Erfahrung der Mitarbeitenden, Sinnvolles zu leisten und wertgeschätzt zu werden, nicht an den Grenzen des Unternehmens. Ihr Sinnhorizont greift weit darüber hinaus und erweitert sich entscheidend. Hält sich ein Unternehmen daran, vergrößert es sein Sinnangebot an die Mitarbeitenden und auf diese Weise ihr Leistungspotential um ganze Größenordnungen, hält es sich nicht daran, vermindert es dieses. Je grösser der Beitrag eines Unternehmens zum Wohl(ergehen) der Kunden, der Gesellschaft und seiner natürlichen Umwelt, desto motivierender und salutogenetischer auch seine Wirkung auf die Mitarbeitenden.
10. Auf diese Weise erwerben Unternehmen selber einen Daseins-Sinn und Wertschätzung, sprich: Reputation bei den Kunden, verantwortungsvollen Anteilseignern und in der breiteren Öffentlichkeit – alles wichtige Quellen ökonomischer Ressourcen, welche zu einem langen Leben und zu einer dauerhaft hohe Ertragskraft von Unternehmen beitragen können.

4.9 Mission, Vision und Werte – die unternehmenskulturellen Quellen des Sinns und der Wertschätzung

Mit diesen Erwägungen war der Weg frei, das Herzstück eines Leitbildes zu entwickeln: Es besteht aus einer Mission, einer Vision und sozialen, d. h. gesellschaftlichen Werten analog zu den (mindestens) drei Dimensionen der menschlichen Sinnwahrnehmung

---

9   Die Betrachtungsperioden differieren nach der Zahl der Jahre: 10 (Joyce et al.), 11 (Kotter u. Heskett), 20 (Peters u. Waterman) und 64 Jahre (Collins u. Porras). Offenbar haben Unternehmen mit einer leistungszentrierten Unternehmenskultur eine hohe Lebenserwartung.

10   Vgl. Kotter u. Heskett (1992), S. 11; Collins, Porras et al. (2002), S. 5; Joyce et al. (2003), S. 14 f. Peters und Waterman (1982) fokussierte auf ein Sample finanziell überdurchschnittlich erfolgreicher Firmen der jeweiligen Branche, einen Vergleich zwischen erfolgreichen und weniger erfolgreichen Firmen gab es in dieser Studie im Gegensatz zu den folgenden noch nicht.

und Sinnerfahrung. Bei Letzteren handelt sich um die folgenden drei:

1. **Raum und Zeit übergreifende Dimension von Sinn**: Die Orientierung an einem Ideal, d. h. an einem hohen, sehr lange gültigen gesellschaftlichen Wert. Ein solches Ideal hat die Funktion eines Leit- oder Fixsterns, an welchem wir uns in ruhigen wie stürmischen Zeiten orientieren können – er gibt uns in jeder Lebenslage Halt und Orientierung.
2. **Soziale Dimension von Sinn**: Die Orientierung an Werthaltungen und an damit verbundenen Handlungs- und Verhaltensweisen, welche die gegenseitige Wertschätzung sicherstellen.
3. **Zeitliche Dimension von Sinn**: Die Orientierung an einem zwar nicht unerreichbaren, aber herausfordernden, hochgesteckten Ziel. Mit einem solchen Ziel vor Augen macht jeder Schritt in Richtung Ziel „Sinn". Je höher gesteckt und je erstrebenswerter das Ziel, desto mehr Kraft und Willen bringen wir auf, die einzelnen Schritte auf uns zu nehmen, auch wenn sie beschwerlich sind.

Der Kern von Leitbildern auf der Grundlage einer sinn- und leistungszentrierten und salutogenetischen Unternehmenskultur – dies ist ein wichtiger Aspekt der Balanced Valuecard® – beruht auf denselben drei soeben herausgearbeiteten Sinndimensionen. Er wird gebildet durch:

1. eine **Mission** (im Sinne eines Ideals, d. h. eines hohen gesellschaftlichen Wertes von überzeitlicher und überräumlicher Gültigkeit),
2. **gesellschaftliche bzw. soziale Werte** (soziale Dimension),
3. eine **Vision** (langfristig hochgestecktes Ziel als zeitliche Dimension).

In ◘ Tab. 4.1 werden die individuellen und kollektiven Sinndimensionen miteinander verbunden.

Diese drei Sinndimensionen entwickeln auf individueller wie auf betrieblicher Ebene ihre größte Kraft, wenn sie miteinander verbunden sind, das heißt zum Beispiel, dass die Vision in Übereinstimmung mit der Mission sowie den externen und internen Werten festgelegt wird. Nachfolgend werden die Mission, die Vision und die Werte anhand einiger konkreter Beispiele illustriert.

4.9.1 Die Mission – der Fixstern von Unternehmen im Dienste von Kunden und Gesellschaft

» Wir fahren die Zukunft unseres Landes! (Ein Schulbusunternehmen)

» Für Ricola darf geschäftlicher Erfolg nicht Selbstzweck sein, vielmehr soll er dazu dienen, Verantwortung gegenüber den Mitarbeiterinnen und Mitarbeitern, der Gesellschaft und der Umwelt wahrzunehmen. …. Als naturverbundenes Unternehmen legt Ricola größten Wert auf exzellente Qualität der Rohstoffe. So stammen die zu verarbeitenden Kräuter ausschließlich aus kontrolliert umweltschonendem Anbau. Solche Kräuter sind nicht nur aromatischer, sondern besitzen auch eine innere Kraft: Die stärkende Kraft der Natur. (Ricola 2015)

4.9.2 Die Vision – hochgesteckte konkrete Ziele spornen an:

» Wir sind die BBC der Schweiz! (Schweizer Radio DRS) In jedem Haushalt ein PC! (Bill Gates) Authentic fidelity – Klangerlebnis wie bei einem Live-Konzert (Dynaudio Lautsprecher)

4.9.3 Werte: Was wichtig ist, ist wertvoll, was wertvoll ist, ist sinnvoll:

Beispiel für interne Werte:

» Wie der Zylinder für den Kran, der Arbeitskorb für die Bühne, die Hubgabel für den Stapler, so der Mitarbeiter für Palfinger.[11] (Palfinger 2015)

Beispiele für (externe) Nutzen- und Beziehungswerte:

» Wir Trisaner sind dankbar, ehrliche und sinnvolle Produkte (Beziehungswert)

---

11 Eine wohl etwas „handgreifliche" Formulierung, sie hat jedoch den Vorteil großer Klarheit: In der Sprache des entsprechenden Wirtschaftszweiges verfasst, versteht jede und jeder sofort, was dies mit sich bringt.

▣ Tab. 4.1 Individuelle und kollektive Sinn-Dimensionen

Wege zum Sinn für Individuen	Wege zum Sinn für Unternehmen
An welche Lebensmaximen/Idealen will ich mich in guten und schlechten Zeiten halten? Von welchen Idealen will ich mich leiten lassen? Welches sind die höchsten Werte, welche mir Halt geben? (Überzeitliche Dimension von Sinn; unser dauerhafter Fixstern)	**Mission**, Fixstern bzw. Ideal: Welches ist der eigentliche Daseins-Sinn des Unternehmens? (David Packard). Wofür bzw. für wen ist es gut; wie wollen wir es in den **Dienst** von Kunden und einer größeren Gruppe von Menschen/der Gesellschaft stellen? (Peter Drucker). Es geht nicht um die Palette der Erzeugnisse, sondern um deren Funktion: Gesundheit, Mobilität, Bildung, Kommunikation, Schönheit, Sicherheit, Zugehörigkeit, Pioniergeist etc.
Hochgestecktes Ziel, an welchem ein Individuum wachsen und vielleicht sogar über sich selber hinaus wachsen kann. (Zeitliche Dimension von Sinn)	**Vision:** Ein konkretes, hochgestecktes, den menschlichen Geist herausforderndes Ziel, für das es Sinn macht, zusammen mit den andern sein Bestes zu geben.
Konkret gelebte Wertschätzung bzw. Zuwendung zum Du, zu andern Menschen: Wie will ich in meinem Leben konkret gut sein für jemand oder etwas? Wie will ich mit meinem Dasein und bei meiner Arbeit andere Menschen bereichern? **(Soziale Dimension von Sinn)**	**Externe Werte:** **Nutzen-Werte:** Wie können und wollen wir die Probleme unserer Kunden am besten lösen? Welchen Sinn sollen unsere Erzeugnisse für sie erfüllen? **Beziehungs-Werte:** Wie wollen wir unsere Beziehung mit den Kunden (und allenfalls auch mit den Lieferanten) gestalten? Wie können sie von uns Wertschätzung erfahren? **Interne Werte:** An welche Werte wollen wir uns im Unternehmen halten, um **anerkennend d. h. wertschätzend** miteinander umzugehen? Was braucht es, damit unser Unternehmen Erfolg hat?

herstellen zu dürfen, die unseren Mitmenschen Gesundheit, Freude und Wohlgefühl (Nutzenwerte) vermitteln. (Trisa 2015)

» Das Bestreben, unseren Mitmenschen auf der ganzen Welt mit praktischen, funktionstüchtigen und preiswerten Qualitätserzeugnissen (Nutzenwert) zu dienen (Beziehungswert), gibt unserem Leben einen tieferen Sinn sowie Freude und Befriedigung bei der Arbeit. (Victorinox 2015)

In „unserem" Unternehmen entwickelte die Unternehmensleitung das Leitbild in einem intensiven Dialog mit den Mitarbeitenden. Dieser Prozess allein schuf bereits die Grundlagen eines Klimas der gegenseitigen Wertschätzung und des Vertrauens zwischen Unternehmensführung und Mitarbeitenden einerseits, aber auch zwischen den Mitarbeitenden unter sich: kaum etwas ist mitreißender, vertrauenerweckender und motivierender (und verpflichtender) als zu sehen, dass auch die Kolleginnen und Kollegen im Achter ihr Bestes geben. Die Mission, eine zündende Vision und klar definierte und konsequent gelebte interne und externe Werte wirkten in Bezug auf das Engagement und die Leistungsbereitschaft der Mitarbeitenden wie ein Katalysator oder Jungbrunnen, in dem das Unternehmen im Zeichen der Differenzierung strategisch entscheidende Innovationsschritte zustande brachte, und die Krankenstände sanken wieder um gut 30 Prozent auf das Niveau vor Ausbruch der Krise. Gleichzeitig gingen auch die Ansprüche der Mitarbeitenden auf Kompensation von unregelmäßigen bzw. außerordentlichen Arbeitseinsätzen zurück.

Das Unternehmen vermochte in der Folge seine Stellung im Markt nicht nur zu konsolidieren, sondern wieder dauerhaft zu stärken (der Marktanteil stieg um 8 Prozent). Gleichzeitig kehrte sich auch die Wahrnehmung durch die Kunden und in der breiten Öffentlichkeit ins Positive – das Unternehmen entwickelte sich tatsächlich mehr und mehr zu einer erfolgreichen, robusten Dienstleistungspersönlichkeit mit einem unverwechselbaren und sympathischen Gesicht.

4.10 Exkurs: Facetten einer salutogenetischen Unternehmensorganisation

Kulturen, so auch Unternehmenskulturen, sind eng verbunden mit Menschenbildern, d. h. mit Vorstellungen des menschlichen Wesens, davon, was die Menschen bewegt, wonach sie streben, ob und wie sie in ein größeres Ganzes eingebettet sind. Die heutige Standard-Theorie der Ökonomik sieht im Menschen nach wie vor ein intelligentes Tier, ein Wesen, das alle seine Fähigkeiten einzig dafür einsetzt, seinen ganz persönlichen Nutzen zu maximieren. Die grundlegende Frage der Unternehmensorganisation lautet in diesem Falle: Wie lassen sich die Handlungen aller Mitarbeitenden so koordinieren, dass sie den Nutzen des Unternehmens maximieren helfen? Diese Herangehensweise führt zu einer Kommando- und Kontrollstruktur – das Unternehmen als rein rationale Maschine und die Mitarbeitenden als jederzeit ersetzbare – weil bloß eigennützige – Rädchen.

Gehen wir demgegenüber vom Menschen als einem Wesen mit einem existenziellen Bedürfnis nach Sinn und Wertschätzung aus, ergibt sich ein ganz anderes Prinzip der Organisation: dasjenige eines lebendigen Organismus. Die beiden Alternativen werden einander in der nachfolgenden ◻ Tab. 4.2 idealtypisch gegenüber gestellt (Anker 2012, S. 116 f).

Das auf Sinn und Wertschätzung ausgerichtete Organisationsprinzip wirkt salutogenetisch: Es entspricht unter verschiedenen Gesichtspunkten dem Sense-of-Coherence-Konzept der Salutogenese und den damit verbundenen Gesundheitsfaktoren der Handhabbarkeit, der Verstehbarkeit und der Sinnhaftigkeit.

4.11 Balanced Valuecard® – Betriebskultur als Basis einer umfassenden und nachhaltigen Gesundheitsförderung

Zurückkommend auf unsere Ausgangsfrage nach dem Zusammenhang zwischen Unternehmenskultur und betrieblicher Gesundheitsförderung, wollen wir festhalten:

Betriebliche Gesundheitsförderung gewinnt an Wirksamkeit und Nachhaltigkeit und läuft im Gleichklang mit einer wachsenden Leistungsbereitschaft im Unternehmen, wenn sie getragen wird vom Bewusstsein der existentiellen Bedeutung von Sinn und Wertschätzung für die Mitarbeitenden (aller Stufen!): Zu einem nachhaltigen komparativen Wettbewerbsvorteil wird die Gesundheitsförderung für ein Unternehmen aus kultureller Perspektive dann, wenn es sich selber mittels einer verantwortungsvollen Mission, entsprechenden Werten und einer damit verbundenen Vision in den Dienst von Kunden und Gesellschaft stellt. Auf diese Weise eröffnet es den Mitarbeitenden Sinnhorizonte und Quellen der empathisch vollzogenen Wertschätzung, die deutlich über ihre konkrete Arbeit im Unternehmen hinausgehen: Sie haben mittels ihrer Arbeit Teil an der aktiven (Mit-)Gestaltung ihrer und unser aller Wirklichkeit. Dabei geht es um eine fundamentale Erfahrung von Partizipation, Wirksamkeit, Kohärenz, „Lebenswertigkeit" und Gesundheit.

Wenn 80 bis 90 Prozent aller Arbeitnehmer und Arbeitnehmerinnen in Europa, Nordamerika und Asien Präferenzen für Arbeitgeber äußern, welche ethisch und sozial verantwortlich handeln und als umweltfreundlich gelten (Kelly Services 2009), ist dies nicht einem vorübergehenden Modetrend geschuldet, sondern dem existenziellen Bedürfnis der Menschen nach Sinn und Wertschätzung.

Ein zweiter essentieller Beitrag einer sinn- und leistungszentrierten Unternehmenskultur zur Gesundheitsförderung und Steigerung des Leistungspotentials des Unternehmens besteht darin, dass sie die Mitarbeitenden mittels einer gemeinsam gelebten Mission, gemeinsam getragener Werte und einer gemeinsam verfolgten Vision zu einer Denk-, Fühl- und Verhaltens-, sprich: Kooperationsgemeinschaft

◾ Tab. 4.2 Facetten einer salutogenetischen Unternehmensorganisation

Der Mensch als eigennütziges Wesen - das Unternehmen als rationale Maschine	Der Mensch auf der Suche nach Sinn und Wertschätzung – eine salutogenetische Unternehmensorganisation
Eigennützigkeit schafft gegenseitiges Misstrauen	Streben nach Sinn und Wertschätzung: Klima des Vertrauens (Sinnhaftigkeit, Verstehbarkeit, Handhabbarkeit)
Disziplinierung, Zwang (Kommando und Kontroll-Struktur), keine Spielräume	Spielräume der Verantwortung für die Mitarbeitenden (Sinnhaftigkeit, Verstehbarkeit, Handhabbarkeit)
Starrheit, „Schnittstellen" („Maschine")	Flexibilität, „Nahtstellen" („lebendiger Organismus") (Handhabbarkeit)
Angst, Lähmung vor negativen Sanktionen	Motivation, Eigeninitiative, Kreativität (Sinnhaftigkeit)
Hoher Kontrollaufwand	Geringer Kontrollaufwand (Handhabbarkeit)
Das Unternehmen blickt nach innen	Das Unternehmen blickt nach außen, auf Kunden, Gesellschaft, Umwelt (Sinnhaftigkeit)
Unternehmen in turbulenten Zeiten nicht mehr anpassungsfähig: Gefahr	Das 6-f-Unternehmen: fit, fast, flexible, focused, friendly (für Kunden), fulfilling (für Mitarbeitende): hohe Anpassungsfähigkeit (Verstehbarkeit, Handhabbarkeit, Sinnhaftigkeit)

zusammenwachsen lässt. Ihr Leistungspotenzial ist hoch, weil sie getragen wird durch einen gemeinsam geteilten Sinn und gegenseitige Wertschätzung. Das heißt angesichts der synergetischen Verbindung zwischen individuellem und soziokulturellem SOC kommt Gesundheitsvorsorge nicht darum herum, die Menschen in ihren sozialen Beziehungen zu betrachten und diese in ihre Bemühungen einzubeziehen. Dies betrifft den Umgang miteinander im Unternehmen, aber auch die Beziehung der Mitarbeitenden zu den Kunden und zu weiteren Stakeholdern des Unternehmens.

In der langen Frist ist es für Unternehmen bedeutsam, sich klar zu machen, von welchem Menschenbild, von welcher Motivationstheorie – sie ist zugleich auch immer eine „Gesundheitstheorie" – sie sich leiten lassen wollen, dies im Umgang mit den Mitarbeitenden, jedoch auch im Umgang mit den Kunden, den Lieferanten u. a. Stakeholdern. Unternehmen sind nur dann langfristig leistungsfähig, wenn das Menschliche seinen Raum erhält, wenn ökonomischer Wert und gesellschaftliche Werte in

einer Balance sind – daher der Begriff der Balanced Valuecard® und ihr Credo:

> **Die ökonomische Wert-Steigerung des Unternehmens beginnt bei der Wertschätzung der Mitarbeitenden als ganzen, einmaligen, unersetzlichen Menschen, als Wesen auf der Suche nach Sinn und Wertschätzung.**

Fehlender Sinn und fehlende Wertschätzung sind durch nichts zu kompensieren – weder hinsichtlich der Gesundheit der Menschen bzw. der Mitarbeitenden noch hinsichtlich ihres Leistungswillens und ihrer Leistungsfähigkeit.

Im Hinblick auf die betriebliche Gesundheitsförderung stehen wir vor einer interessanten Erkenntnis: Das Gesundheitskonzept Antonovskys mit seinen drei Komponenten der Verstehbarkeit, der Handhabbarkeit und der Sinnhaftigkeit bzw. den daraus abgeleiteten existentiellen Kategorien des Sinns und der menschlichen Wertschätzung lässt sich problemlos auf die Unternehmenswelt anwenden; dies auf zwei Ebenen: auf derjenigen der Mitarbeitenden als Individuen wie auf derjenigen des Unternehmens als Organisation bzw. als Institution. Diese beiden Ebenen sind untrennbar miteinander verbunden. Konkret heißt dies:

> ❯ **Maßnahmen der Gesundheitsförderung sind nur dann von dauerhaft positiver Wirkung, wenn sie sich nicht nur an die Mitarbeitenden als Individuen richten, sondern auch ihren betrieblichen Kontext mit einbeziehen, insbesondere die Kultur und die damit verbundene Organisation eines Unternehmens.**

Der Rückgriff auf die Salutogenese Antonovskys ist umso bedeutungsvoller, als sein Gesundheitsverständnis untrennbar mit dem Konzept der Resilienz verbunden ist – Inbegriff des Lebenswillens und der Lebenskraft von Menschen und Organisationen auch und gerade in herausfordernden Zeiten; nie waren sie herausfordernder als in der heutigen globalen Welt.

Der hier entwickelte Ansatz steht nicht für sich allein: In der Form des sogenannten Meikirch-Modells haben erfahrene Mediziner (Bircher u. Kuruvilla 2014) vor Kurzem eine neue, zukunftweisende Gesundheitsdefinition publiziert, welche voll kompatibel mit dem hier entwickelten Konzept in Anlehnung an den Sense-of-Coherence nach Antonovsky ist:

» Gesundheit ist ein Zustand von Wohlbefinden, der sich verwirklicht in günstigen Wechselwirkungen zwischen den Anforderungen des Lebens, den Potentialen eines Individuums und seinen sozialen- und Umweltdeterminanten. Während des ganzen Lebens entsteht fortwährend Gesundheit, wenn die Potentiale eines Individuums – unterstützt von den sozialen und umweltbedingten Determinanten – genügen, um die Anforderungen des Lebens zu befriedigen. Diese Anforderungen können physiologisch, psychosozial, oder umweltbedingt sein, und variieren entsprechend den aktuellen Lebenslagen von Mensch zu Mensch. Werden sie nicht befriedigend erfüllt, entsteht Krankheit.[12]

Literatur

Anker H (2012) Ko-Evolution versus Eigennützigkeit. Creating Shared Value mit der Balanced Valuecard, Berlin

Anker H (2010) Balanced Valuecard. Leistung statt Egoismus. Haupt, Bern

Antonovsky A (1997) Salutogenese. Zur Entmystifizierung der Gesundheit. DGVT, Tübingen

Badura B (2011) Entwicklung einer Kultur der Achtsamkeit für Gesundheit an Schulen. Vortrag, gehalten in Pforzheim, 4. Oktober 2011

Bauer J (2007) Prinzip Menschlichkeit. Warum wir von Natur aus kooperieren. 5. Aufl. Hoffmann und Campe, Hamburg

Bircher J, Kuruvilla S (2014) Defining health by addressing individual, social, and environmental determinants: New opportunities for health care and public health. Journal of Public Health Policy, Macmillan Publishers Ltd., www.palgrave-journals.com/jphp/

Bircher J, Wehkamp K.H. (2011) Gesundheit und Medizin. 10 Thesen – Wie kann ein Gesundheitswesen funktionieren, wenn niemand sagen kann, was Gesundheit ist? Monsenstein und Vannerdat, Münster

Collins J, Porras JI (2005) Immer erfolgreich. Die Strategien der Topunternehmen. Dtv, München

Collins J, Porras JI (2002) Built to Last. Successful Habits of Visionary Companies, New York (1994)

Drucker PF (2007) The Essential Drucker. Selections from the Management Works of Peter F. Drucker, The Classic Drucker Collection, Ed. 2007

Frankl VE (1992) Psychotherapie für den Alltag. 4. Aufl, Freiburg

Frankl VE (1985) Man's Search for Meaning. Washington Square Press, New York

Frankl VE (1995) Die Psychotherapie in der Praxis. 5. Aufl, München

Gallup (2009) Engagement Index Deutschland 2008. Pressegespräch Marco Nink, Potsdam, 14. Januar 2009

Hüther G (2006) Bedienungsanleitung für ein menschliches Gehirn. 6. Aufl, Vandenhoek und Rupprecht, Göttingen

Joyce W, Nohria N, Roberson B (2003) What (really) works. The 4+2 formula for sustained business success, New York

Kelly Services, Medienmitteilung (2009) Social responsibility key to attracting top talent. Troy, Mich., October 28

Kelly Services, Medienmitteilung (2009) Around the globe the desire for meaningful work triumphs over pay, promotion, and job choices. Troy, Mich., February 25

---

12 Ausführliche Angaben zum Meikirch-Modell der Gesundheit abrufbar unter www.psim.ch

Kotter JP, Heskett JL (1992) Corporate culture and performance. New York

Lukas E (1998) Lehrbuch der Logotherapie. München/Wien

Packard D (2002) Speech given to HP's training group on 8 March 1960, courtesy of Hewlett-Packard Company archives, zit. nach Collins JC., Porras JI. Built to Last (1994) 2002, S 58/310

Palfinger (2015) Pressetext. URL: https://www.palfinger.ag/de/karriere/arbeiten-bei-palfinger/palfinger-werte, Download 23.11.2015.

Peters TJ, Waterman RH (1982) In search of excellence. Lessons from America's Best Run Companies, New York. Zugriff 23.11.2015

Ricola (2015) Pressetext. URL: http://www.swiss-press.com/newsflashartikel.cfm?key=1057194. Zugriff 23.11.2015

Schein EH (2004) Organizational culture and leadership. 3rd ed, San Francisco

Schiffer E (2011) Synergieeffekte durch salutogenetisches Denken und Handeln in der ärztlichen Praxis. Vortrag, gehalten am 10. November 2011 in der Ärztekammer Hannover

Schwarz S, Wyssen R (2013) Sinnorientierte Führung. Entwicklung der Wertekultur im Unternehmen. HRM-Dossier Nr. 62, Zürich, S 38

Trisa (2015) Pressetext. URL: http://archive-ch.com/ch/t/trisa.ch/2012-10-05_371773_2/Philosophie_Kultur_und_Mission/. Zugriff 23.11.2015

Victorinox (2015) Pressetext. URL: http://www.victorinox.com/ch/de/Homepage/cms/home?lang=de&http://www.victorinox.com/ch/app/content/%3bjsessionid=0C5C2E4FA0EBF1766CEA54116, Zugriff 23.11.2015.

Zur Diagnose und Entwicklung einer gesundheitsfördernden Unternehmenskultur mit der Balanced Valuecard®

Heinrich Anker

© Springer-Verlag Berlin Heidelberg 2016
I. Pirker-Binder (Hrsg.), *Prävention von Erschöpfung in der Arbeitswelt*,
DOI 10.1007/978-3-662-48619-1_5

5.1   Einleitung

Management- und Führungsinstrumente sind nie neutral und objektiv: Sie basieren unter anderem auf den mehr oder weniger reflektierten Grundannahmen ihrer Urheber. Mit der Wahl von Instrumenten bestimmen ihre Benutzer bis zu einem gewissen Grade auch ihr Vorgehen und die Ergebnisse ihrer Interventionen voraus. Dies gilt auch für die Balanced Valuecard® (BVC) als Instrument zur Analyse und Entwicklung von Unternehmenskulturen.

Theoretisch stützt sich die BVC auf die Erkenntnisse der sinnzentrierten Psychologie (Viktor Frankl), der Neurobiologie, der Anthropologie und der Medizin (Salutogenese). Sie alle lassen den Schluss zu: Der Mensch ist nicht primär ein eigennütziges Wesen, wie dies die utilitaristische Ökonomik immer noch lehrt, sondern er schöpft seine Lebenskraft und seinen Lebens- und Leistungswillen aus der Erfahrung, dass sein Tun sinnvoll ist und dass er als Mensch wertgeschätzt wird – nicht zuletzt als Ergebnis seiner Sinn-Verwirklichung.

Sinn und Wertschätzung haben eine (sozio-)kulturelle Dimension: Sie stellen sich in der gegenseitigen Verständigung und Kooperation auf der Basis der Empathie ein. Zugleich handelt es sich dabei gemäß der Salutogenese um elementare Faktoren unserer Gesundheit. Die Devise lautet demnach: „Wer die Gesundheit und die Leistungsfähigkeit sowie den Leistungswillen der Mitarbeitenden stärken will, muss ihnen die Erfahrung von Sinn und Wertschätzung bieten."

> **Nachhaltig wirksam ist diese Devise jedoch nur dann, wenn Sinn und Wertschätzung in der Kultur eines Unternehmens lebendig sind und nicht bloß als betriebswirtschaftliches Instrument verstanden und eingesetzt werden – die BVC widersetzt sich jeglicher Instrumentalisierung der Mitarbeitenden.**

Die wegleitenden Fragen der BVC in ihrer Funktion als Unternehmenskultur-Audit sind vor diesem Hintergrund die folgenden:
1. Wie weit sehen und erfahren die Mitarbeitenden Sinn in ihrer Arbeit?
2. Wie weit erfahren sie menschliche Wertschätzung im Unternehmen?
3. Wie hoch ist die daraus resultierende Leistungsbereitschaft der Mitarbeitenden?

Um die Wahrnehmung und Erfahrung von Sinn und Anerkennung durch die Mitarbeitenden im Unternehmen systematisch zu erfassen, bedient sich das Balanced Valuecard®-Audit eines festen Rasters mit neun Perspektiven. Sie sind der Rechen, mit dessen Hilfe verlässliche Informationen über das Ausmaß der Wahrnehmung von Sinn und Wertschätzung durch die Mitarbeitenden (immer aller Führungsstufen) und der damit verbundenen Leistungspotenziale zusammengetragen werden.

Von der Grundkonzeption her lehnt sich die Balanced Valuecard® (als Methode der Entwicklung und Pflege von Unternehmenskulturen) an die Konzeption der Balanced Scorecard (als Tool für die Entwicklung von Unternehmensstrategien). Die Balanced Scorecard (BSC) arbeitet auf der Grundlage der vier immer gleichen Perspektiven: Kundenperspektive, interne Prozessperspektive, Lern- und Entwicklungsperspektive. Sie alle leisten direkt oder indirekt einen Beitrag an die Finanzperspektive. Die Balanced Valuecard® ihrerseits baut auf neun Perspektiven auf, die alle einen Beitrag zur Leistungsbereitschaft leisten können. Jedes Unternehmen hat sie auf seine Situation zu adaptieren. Die Balanced Valuecard® ist demnach kein „starres", unveränderliches Tool, sondern eher eine Methode wie die Balanced Scorecard.

Die neun Perspektiven der Balanced Valuecard® ergeben sich aus der Überlegung, wo überall im Unternehmen – immer aus Sicht der Mitarbeitenden – Quellen von Sinn und Wertschätzung vorhanden sind. Jede dieser Perspektiven wird jeweils mittels 8 bis 12 Interview-Fragen an die Mitarbeitenden operationalisiert. Der genaue Befragungsumfang und Wortlaut ergibt sich aus qualitativen Vorstudien im betreffenden Unternehmen (meistens halbstrukturierte Einzelgespräche mit ausgewählten Mitarbeitenden). Die Befragung der Mitarbeitenden beruht sodann zum größten Teil auf geschlossenen Fragen. Nachfolgend werden die neun Perspektiven inhaltlich kurz erläutert.

1. Mission, Vision und interne sowie externe Werte Diese sind die zentralen Quellen von Sinn und Wertschätzung in einem Unternehmen und bilden den Kern oder den obersten Bezugspunkt einer sinn- und leistungszentrierten, salutogenen Unternehmenskultur. Die wichtigsten Fragen im Assessment sind, ob sie in einem Unternehmen vorhanden und wie weit sie den Mitarbeitenden bekannt sind und wie konsequent sie nach ihrer Erfahrung gelebt werden.

2. Top-Management/Leadership Lebt die oberste Unternehmensleitung die Mission, die Vision und die Werte vorbildlich und kann sie dies daher auch von den andern Mitarbeitenden einfordern? Genießt sie das Vertrauen der Mitarbeitenden, das Unternehmen in eine sichere Zukunft zu führen? Hat sie für die Anliegen der Mitarbeitenden ein offenes Ohr, werden sie und ihr „know how" und „know what" wertgeschätzt? Wissen die Mitarbeitenden in wichtigen Unternehmensbelangen, was diese konkret für sie bedeuten, worauf sie sich einzustellen haben? Wie gut funktionieren die Prozesse im Unternehmen, wie gut spielen die Unternehmenseinheiten/Subeinheiten miteinander zusammen (Prozesse)?

3. Kunden Sehen sich die Mitarbeitenden in der Lage, die Probleme der Kunden effektiv und effizient zu lösen und mit den Kunden so wertschätzend umzugehen, wie sie selber als Kunden auch behandelt werden möchten? Wo dies bejaht werden kann, antizipieren die Mitarbeitenden ihrerseits empathisch die Wertschätzung durch ihre Kunden. Ähnliches kann auch beim Umgang mit den Lieferanten des Unternehmens und allenfalls auch weiteren involvierten Gruppen geschehen.

4. Erzeugnisse (Produkte/Dienste) Sind diese aus Sicht der Mitarbeitenden ein faires Angebot für die Kunden? Können sie den Kunden beim Verkauf und bei der Beratung in die Augen schauen? Ist das Unternehmen kulant? Wie bei der Frage nach den Kundenbeziehungen geht es hier vornehmlich um die Frage bzw. die Erfahrung: „Bin ich gut für jemand oder etwas?" „Kann ich für die Kunden ‚einen guten Job' machen?"

5. Wettbewerbsfähigkeit des Unternehmens Ist das Unternehmen mit den richtigen Produkten auf dem Markt? Ist es zukunftsorientiert und innovativ? Vermag es Maßstäbe zu setzen? Genießt es einen guten Ruf in der Branche, das heißt wird es und werden seine Mitarbeitenden von den Wettbewerbern respektier? Je klarer Fragen dieser Art bejaht werden können, desto zuversichtlicher sind die Mitarbeitenden in der Regel bezüglich ihrer Zukunft und desto mehr Sinn sehen sie in ihrem Engagement für das Unternehmen.

6. Reputation Hat das Unternehmen einen guten Ruf in der Öffentlichkeit? Hat es bei den Kunden und in der Gesellschaft den Ruf, im Sinne des Leitbildes (Mission, Vision, Werte) für jemand oder etwas gut zu sein? Gilt es als „good citizen", zu dem man sich als Mitarbeitende und Mitarbeiter mit Überzeugung bekennen kann und will?

7. Shareholder Sind – immer in der Wahrnehmung der Mitarbeitenden – die Anteilseigner unternehmerisch gesinnt, d. h. haben sie den Ehrgeiz, ein blühendes Unternehmen aufzubauen oder haben sie es als Spekulanten darauf abgesehen, so rasch wie möglich seine Substanz auszupressen? Je nachdem ergeben sich für die Mitarbeitenden höchst unterschiedliche Zukunfts- und Sinnperspektiven und entsprechend groß oder gering ist auch ihr Engagement und die Loyalität gegenüber dem Unternehmen.

8. Kommunikation Die primäre Aufgabe der internen Kommunikation besteht nicht in der Masse von vermittelten Informationen, sondern in der organisatorischen Sicherstellung der Informationskanäle und des Informationsflusses: Sie muss einen offenen gegenseitigen Austausch „top down - bottom up" sowie zwischen den Unternehmenseinheiten und Funktionsbereichen sicherstellen. Ist dies der Fall, sorgen die Kommunikationspartner für die aus ihrer Sicht relevanten Informationsinhalte selber. Das heißt, die Aufgabe der Kommunikationsverantwortlichen besteht nicht primär im Beschaffen und Verbreiten von Information, sondern im Management der Kommunikationskanäle. Gute Kommunikation erfüllt zwei Funktionen: Durch die Vermittlung von Wissen generiert sie Sinn, Verstehbarkeit und Handhabbarkeit. Zugleich schafft sie dort, wo sie gelebt wird, gegenseitige Wertschätzung zwischen Mitarbeitenden und Führungsverantwortlichen und zwischen Angehörigen der verschiedenen Unternehmens- und Funktionseinheiten (Metaebene der Kommunikation). Die interne Kommunikation spielt für die Gesundheit und das Wohlbefinden der Mitarbeitenden eine herausragende Rolle.

9. Die Mitarbeitenden und ihr unmittelbares Umfeld In dieser Perspektive kommen Themen wie die Führungsbeziehung mit den direkten Vorgesetzten (Sinnvermittlung und Wertschätzung), die soziale Integration (Teams, Arbeitsgruppen), die Arbeitsgestaltung, das Personalmanagement („compensation" und „benefits", Karriereplanung, Weiterbildungsangebote, Arbeitsmittel) zur Sprache, jedoch auch die persönlichen Dispositionen der Mitarbeitenden: Wie weit sind sie bereit, Verantwortung für das größere Ganze zu tragen? Wie hoch schätzen sie ihre Eigeninitiative und ihre Teamfähigkeit ein? Wie groß ist ihr persönliches Arbeitsethos, das heißt wie weit sind sie aus innerem Antrieb bereit, allenfalls auch noch „die letzte Meile" zu gehen, damit sie mit ihrer eigenen Arbeit zufrieden sind? Wie gut sind sie in der Lage, mit Herausforderungen wie z. B. Misserfolgen und Unsicherheiten umzugehen? (Coping-Fähigkeiten).

10. Leistungsbereitschaft als Zielgröße Sie beruht auf der Selbsteinschätzung der Mitarbeitenden auf der Basis von drei Fragen. Eine davon erfasst den Grad der emotionalen Verbundenheit mit dem Unternehmen, eine weitere fragt direkt nach der Leistungsbereitschaft für das Unternehmen (pragmatische Dimension), eine dritte nach der Einstellung der Mitarbeitenden zum Thema „Berufsarbeit" allgemein (Arbeitsethos d. h. Arbeit als gesellschaftlicher Wert). In der nachfolgenden Befragung wurde aus den Antworten auf diese drei Fragen ein Index „Leistungsbereitschaft" gebildet (die drei Variablen gingen alle mit demselben Gewicht in den Index ein).

Im Gegensatz zu vielen andern Mitarbeiterbefragungen bezieht die Balanced Valuecard® auch die Aspekte der Mission, der Vision sowie der internen wie externen Werte, der Qualität der Erzeugnisse, der Qualität der Kundenkontakte, der Intentionen der Shareholder sowie der internen Kommunikation

systematisch mit ein. Wie alle übrigen der neun Perspektiven sind auch sie nicht nur unter dem Aspekt der Erfahrung von Sinn und Wertschätzung, sondern auch unter dem Blickwinkel der Gesundheit und das Wohlbefinden der Mitarbeitenden von Bedeutung.

Wie viele andere Audit-Tools arbeitet die Balanced Valuecard® ebenfalls mit einem mehr oder weniger vorgegebenen Frageraster (die neun Perspektiven). Die Auswertung ist jedoch – dies ein weiteres Spezifikum der BVC – für jedes Unternehmen anders. Deshalb sind externe Benchmarkings nicht möglich, solche wären jedoch in Bezug auf die Unternehmenskultur ein Widerspruch in sich: Die Kultur eines Unternehmens ist das, was ein Unternehmen unvergleichlich macht, ihm ein unverwechselbares Gesicht, eine eigene „Persönlichkeit" verleiht. Externe Benchmarkings führen demgegenüber zu einer Standardisierung (und zu Marktverdrängungsstrategien) statt zur Differenzierung und zur selbstbestimmten Entwicklung des Unternehmens aufgrund seiner ganz spezifischen Potenziale. (Demgegenüber erlaubt die BVC uneingeschränkt interne Benchmarkings zwischen Unternehmenseinheiten und -untereinheiten.)

5.2 Die Balanced Valuecard® in der Praxis – ein konkretes Fallbeispiel

5.2.1 Zum Steckbrief des Audits

Was die Balanced Valuecard® als Audit-Tool leistet, wird nachfolgend anhand eines Fallbeispiels illustriert. Es handelt sich um ein Unternehmen aus einer Großagglomeration in der Deutschen Schweiz mit knapp 700 Mitarbeitenden. Es ist die Schweizer Tochter eines global operierenden IT-Unternehmens. Das Audit fand in einer sehr spannenden Phase statt: Ein Jahr vorher wurde eine Unternehmenseinheit von einem andern Unternehmen erworben und eingegliedert, und zur Zeit des Audits selber stand die Integration einer weiteren Unternehmenseinheit bevor, die ihrerseits von einem anderen Unternehmen übernommen wurde. Wir haben es folglich mit drei Unternehmenseinheiten (UE) zu tun: UE 1 ist das Stammhaus, UE 2 ist die Unternehmenseinheit, die im Jahr zuvor eingegliedert wurde, und UE 3 bezeichnet diejenige Unternehmenseinheit, deren Übernahme und Integration zur Zeit der Untersuchung unmittelbar bevorstand.

Die Befragung richtete sich an alle Mitarbeitenden der UE 1, UE 2 und UE 3. Sie verlief online und wurde von 425 Mitarbeitenden vollständig ausgefüllt. Die Rücklaufquote betrug knapp 65% - ein beachtlicher Wert bei einer durchschnittlichen Bearbeitungsdauer von 45 Minuten.

5.2.2 Ein Ursache-Wirkungs-Modell – Hinweise auf Ansatzpunkte der Unternehmenskultur-Entwicklung

In einem ersten Schritt wurden die Daten mit Hilfe einer Faktorenanalyse reduziert und zu Faktoren verdichtet. Ein Modell mit 10 Faktoren erwies sich im vorliegenden Fall als die beste Lösung. (◘ Tab. 5.1). Diese 10 Faktoren beruhen auf 27 Variablen bzw. Interview-Fragen; für sie liegt auch eine „Benotung" durch die Mitarbeitenden (auf einer Skala von 1 bis 10) vor (vgl. „Mittelwert" in ◘ Tab. 5.1).

In einem nächsten Schritt wurden diese 10 Faktoren zur Leistungsbereitschaft in Beziehung gesetzt (vgl. ◘ Abb. 5.1). Sieben der 10 Faktoren haben eine direkte quantifizierbare Wirkung auf die Leistungsbereitschaft. Mit einer erklärten Varianz von 63% ist ihr Einfluss bemerkenswert – dies ist ein Indiz für die Konsistenz und Validität des BVC-Modells für dieses spezifische Unternehmen. Die größte Wirkung auf die Leistungsbereitschaft besitzt Faktor 1 „Anerkennung als Mensch", gefolgt von Faktor 2 „Werte" und Faktor 3 „Kunden". Die Stärke der Wirkung dieser Faktoren ist gleichbedeutend mit ihrer Hebelwirkung, wenn es darum geht, Maßnahmen zur Stärkung der Leistungsbereitschaft zu definieren und umzusetzen.

Interessant ist im Falle des vorliegenden Unternehmens, dass die Zufriedenheit der Leistungsbereitschaft nicht vor- sondern nachgelagert ist und mehr noch: Mit jedem Punkt, um welchen die Leistungsbereitschaft steigt, erfährt die Zufriedenheit sogar eine Steigerung um 1,13 Punkte. Aus der Perspektive einer sinn- und leistungszentrierten Unternehmenskultur lässt sich dieser Sachverhalt in der Weise interpretieren, dass die Mitarbeitenden zufrieden sind,

wenn sie erfahren, dass sie „einen guten Job machen", eine sinnvolle Leistung erbringen können.

Die Zufriedenheit ist somit nicht Voraussetzung dafür, dass die Mitarbeitenden etwas leisten. Im Einklang mit Viktor Frankl können Gefühle des Glücks oder der Zufriedenheit als Folge sinnvollen Handelns erfolgen. Aus diesem Grunde stellt die BVC im Gegensatz zu anderen Assessment-Instrumenten auch nicht die Zufriedenheit der Mitarbeitenden ins Zentrum, sondern ihre Leistungsbereitschaft.

Für diese 10 Faktoren liegen zwei Angaben vor: Die Stärke ihrer Wirkung auf die Leistungsbereitschaft (◘ Abb. 5.1) sowie die Beurteilung durch die Mitarbeitenden, wie gut diese Faktoren im Unternehmen erfüllt sind. Dank diesen beiden Dimensionen lässt sich eine herkömmliche Vierfelder-Tafel bilden (◘ Abb. 5.2). Auf der Ordinate ist die Stärke der Wirkung der Faktoren auf die Leistungsbereitschaft abgetragen, auf der Abszisse die Beurteilung durch die Mitarbeitenden.

◘ Abb. 5.2 spiegelt in gewissem Sinne die „Kulturlandschaft" des Unternehmens wider, wie sie durch die Mitarbeitenden wahrgenommen und erlebt wird. Was die Menschen in diesem Unternehmen vor allem zusammenhält, sind Faktor 2 „Werte", Faktor 3 „Kunden" und Faktor 5 „Coping-Fähigkeiten" sowie Faktor 6 „Teamwork". Sie bilden den Kern der heutigen Kultur des Unternehmens. Darauf kann es bauen.

Der kritischste Faktor ist Faktor 1 „Anerkennung als Menschen". Er wirkt stärker als alle anderen Faktoren auf die Leistungsbereitschaft, zugleich wird er kritischer bewertet als der Durchschnitt aller Faktoren – Hinweis auf ein deutliches Defizit. Es erscheint sinnvoll, die Leistungsfaktoren 2, 3, 5 und 6 weiterhin aufmerksam zu pflegen und zu optimieren. Ein wichtiger Schlüssel hin zu einer größeren Leistungsbereitschaft (und zu mehr Zufriedenheit) liegt jedoch bei Faktor 1: Er besitzt in Bezug auf die Leistungsbereitschaft die stärkste Hebelwirkung.

5.2.3 Zur Verteilung der Leistungsbereitschaft im Unternehmen:

Wie sich die Leistungsbereitschaft im Unternehmen verteilt, zeigt ◘ Abb. 5.3. Auf einer Skala von 1 bis 10 liegt die durchschnittliche Leistungsbereitschaft

◘ Tab. 5.1 Faktoren und die dahinter stehenden Variablen (Quelle: Anker 2012)

Faktor-Bezeichnung	Mittelwert-Faktor	Interview-Fragen bzw. Key-Perfomance-Indicators (KPI)
1. Anerkennung als Menschen	7,3	Respektierung der Mitarbeitenden als ganze Menschen Qualität des Arbeitsklimas
2. Werte	8,7	Streben nach Vertrauenswürdigkeit bei Kollegen Sorge um Wohl der Kollegen Umweltschutz
3. Kunden	7,9	Grad der Präsenz der Kunden und ihrer Bedürfnisse bei den Mitarbeitenden, selbst wenn sie keinen direkten Kunden-Kontakt haben (Selbsteinschätzung) Beurteilung der Wettbewerbsfähigkeit des Unternehmens in der Branche Wert-Haltung bezüglich Kunden
4. Marktstellung	7,2	Zugehörigkeit des Unternehmens bezüglich des Entwicklungsstands seiner Erzeugnisse zu den Spitzenunternehmen Bedeutung der Zugehörigkeit zu einem Spitzenunternehmen aus Sicht der Mitarbeitenden. Beurteilung des Rufs der Produkte im Heim-Markt
5. Coping-Fähigkeiten	7,9	Fähigkeit, Unsicherheiten zu ertragen Bewältigung von Misserfolgen
6. Teamwork	8,2	Ich bin ein Motivator Teamerfolg vor persönlichem Erfolg Einstellung zu Teamwork
7. Unternehmen	7,5	Zukunftsaussichten des Unternehmens Die Mission begeistert[1] Unternehmen als Leader der Branche wahrgenommen Stolz auf ihr Unternehmen
8. Compensation	6,9	Zufriedenheit mit Leistungen des Unternehmens
9. Teamführung	8,0	Die Meinung der Mitarbeitenden ist seitens der Vorgesetzten gefragt Unterstützung der Mitarbeitenden, besonders in schwierigen Situationen Loyalität gegenüber Mitarbeitenden Mitarbeitende fühlen sich als Menschen wahrgenommen.
10. Innovationsneigung	8,5	Offenheit für Neues Risikobereitschaft

in diesem Unternehmen bei 8,3, die interne Benchmark, gebildet durch die fünf Einheiten mit der höchsten Leistungsbereitschaft, liegt bei 9,1. Nur unterdurchschnittlich ist sie bei den zentralen Diensten (Human Resources, Finanzen und Controlling sowie Recht). Es sind jene Einheiten des Unternehmens, welche durch den Merger ein Jahr vor der Befragung und durch den unmittelbar bevorstehenden in besonders hohem Masse gefordert sind.

Ferner zeigt sich: Im Stammhaus (UE 1) ist die Leistungsbereitschaft überdurchschnittlich hoch, in

---

1   Zu Testzwecken wurde ein provisorisches Mission-Statement abgefragt, eine eigentliche Mission lag zum Befragungszeitpunkt nicht vor.

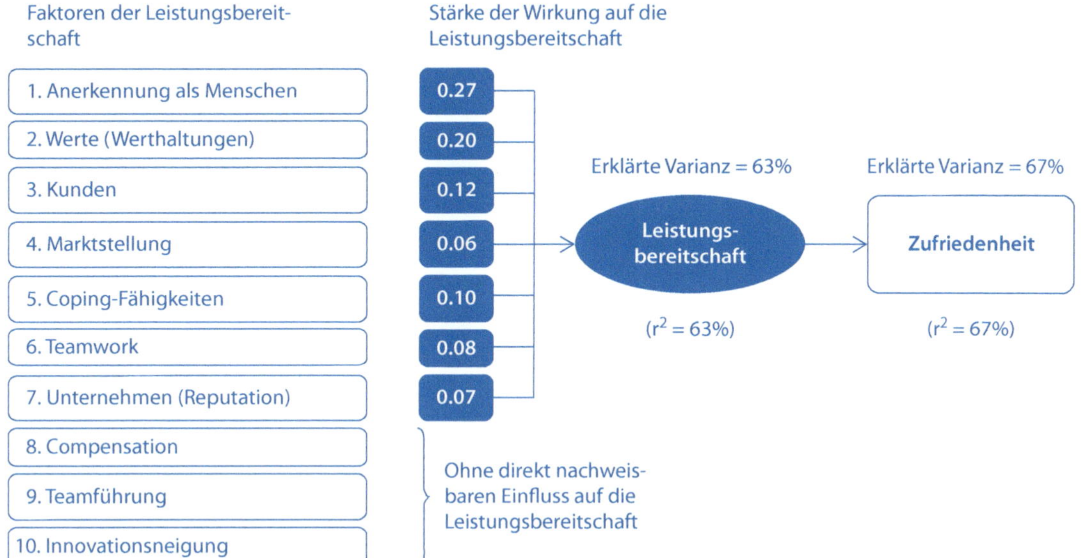

Abb. 5.1 Faktoren-Modell der Befragung in einem IT-Unternehmen (n = 425). Lesebeispiel: Wenn die Benotung von Faktor 1 („Anerkennung als Menschen") um einen Punkt steigt, nimmt die Leistungsbereitschaft um 0,27 Punkte zu. Quelle: Anker 2012, mit freundlicher Genehmigung des Erich Schmidt Verlags, Berlin

UE 2 – der Unternehmenseinheit, die ein Jahr zuvor eingegliedert wurde – statistisch signifikant geringer. Dies gilt auch für die meisten der Untereinheiten (Subunits) von UE 2. Das lässt vermuten: Die Integration der Mitarbeitenden von UE 2 ist alles in allem noch nicht gelungen. Bei UE 3 sieht die Lage etwas anders aus: Das Stammhaus – der neue Arbeitgeber – besitzt u. a. aufgrund seiner Führungskultur einen hervorragenden Ruf in der Branche, und die neuen Mitarbeitenden freuen sich auf den Wechsel.

In der folgenden Darstellung (Abb. 5.4) werden die 10 Faktoren für die drei Unternehmenseinheiten gesondert aufgeschlüsselt. Dies wird uns u. a. zeigen, woran es bei der Integration von UE 2 besonders hapert. An der Nullstelle (0,00) befindet sich der für das Gesamtunternehmen ermittelte Durchschnittswert aller dargestellten Faktoren. Von der Nullstelle (0,00) nach rechts weisende Balken bedeuten, dass der entsprechende Faktor in der betreffenden Unternehmenseinheit im Vergleich zum Gesamtunternehmen überdurchschnittlich stark ausgeprägt ist. So zeigt sich z. B., dass in UE 1 (im Stammhaus) die Leistungsbereitschaft deutlich über der durchschnittlichen Leistungsbereitschaft des Unternehmens liegt. Balken, die von der Nullstelle (0,00) nach links ausschlagen, geben an, dass die entsprechende Unternehmenseinheit bezüglich des betreffenden Faktors einen Wert aufweist, der unter dem Durchschnitt des Unternehmens liegt. So weicht z. B. die Leistungsbereitschaft in UE 2 deutlich in die negative Richtung: Sie liegt klar unter derjenigen von UE 1.

Weshalb dies so ist, lässt sich sofort erkennen: Parallel zur Leistungsbereitschaft von UE 2 zeigen sich deutliche Ausschläge nach links bei Faktor 1 „Anerkennung als Menschen" sowie bei Faktor 7 „Unternehmen", womit die Reputation des Unternehmens gemeint ist. Offensichtlich sind die Mitarbeitenden von UE 2 noch nicht richtig in ihrer „neuen Heimat" angekommen – Faktor 1 weist deutlich

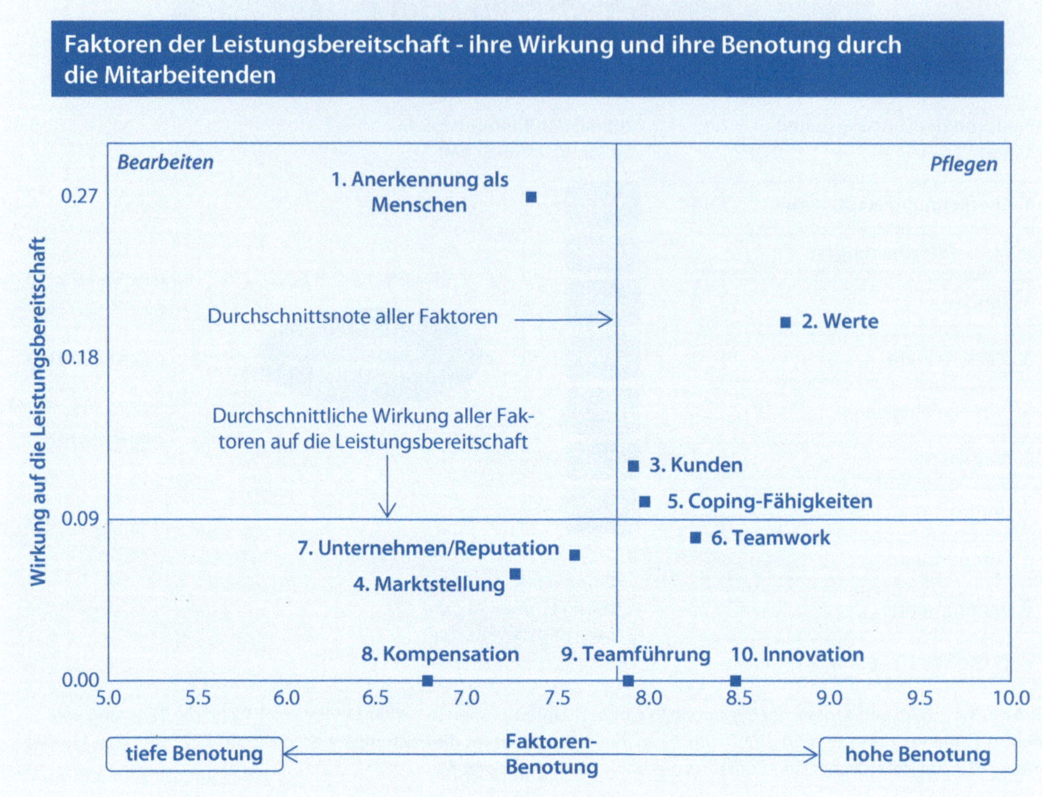

▫ Abb. 5.2   Vierfelder-Tafel: Wirkung der Faktoren auf die Leistungsbereitschaft und ihre Benotung. Quelle: Anker 2012, mit freundlicher Genehmigung des Erich Schmidt Verlags, Berlin

darauf hin, dass sie sich als Menschen wenig wertgeschätzt fühlen und dass sie von ihrem neuen Arbeitgeber bzw. dessen Ruf (Faktor 7) vergleichsweise wenig halten. Gleichzeitig lässt Faktor 8 („compensation") jedoch darauf schließen, dass die bisher nur wenig gelungene Integration keine Frage der Entlohnung ist – diesbezüglich beurteilen die Mitarbeitenden ihren neuen Arbeitgeber sogar wesentlich positiver als die Mitarbeitenden von UE 1 und UE 3.

Eine vertiefte Analyse brachte u. a. Folgendes zutage: Die schlechte Reputation des Unternehmens (Faktor 7) ist aus der Sicht der Mitarbeitenden von UE 2 eine direkte Folge des Mangels an Wertschätzung gemäß Faktor 1. Aus demselben Grund beurteilten die Mitarbeitenden von UE 2 auch die Kundenorientierung ihres neuen Arbeitgebers (Faktor 3 „Kunden") kritisch. Verstärkt wurde das Problem durch eine mangelnde Teamfähigkeit gemäß Faktor 6

(die beim früheren Arbeitgeber nicht gefragt war) und durch vergleichsweise schwach ausgeprägte Coping-Fähigkeiten gemäß Faktor 5 (Umgang mit Unsicherheiten und Misserfolgen). Ein schwacher Teamzusammenhalt erschwert es offenbar, konstruktiv mit Unsicherheiten und Misserfolgen umzugehen. Umgekehrt heißt dies wohl: „Geteiltes Leid ist halbes Leid." Offenbar ist es einfacher, mit Unsicherheiten und Misserfolgen umzugehen, wenn man sich von einem Team getragen fühlt, als wenn man als Einzelkämpfer auf sich alleine gestellt ist. Dies illustriert ganz konkret die Bedeutung des soziokulturellen Sense-of-Coherence (SOC) für den individuellen SOC (und den Schaden, den man durch individuelle Anreizsysteme anrichten kann).

Das Defizit an persönlicher Wertschätzung erklärt sich – dies zeigten vertiefte Nachforschungen im Gespräch mit den betreffenden Mitarbeitenden – u. a.

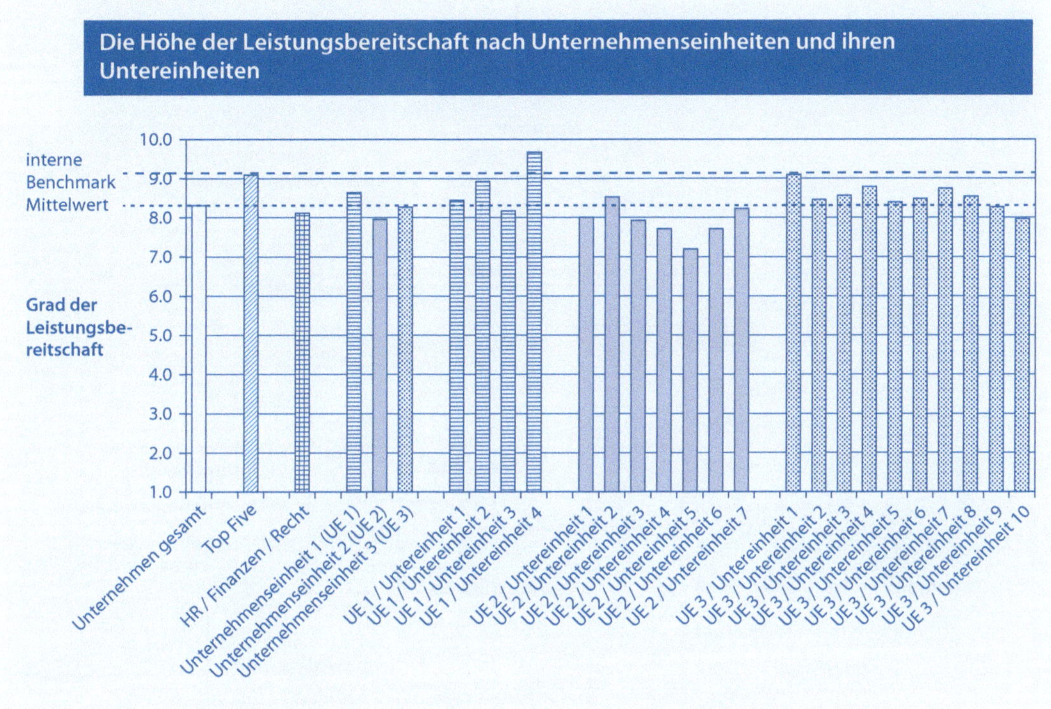

Abb. 5.3 Die Verteilung der Leistungsbereitschaft im Unternehmen (n = 425). Quelle: Anker 2012, mit freundlicher Genehmigung des Erich Schmidt Verlags

damit, dass die Mitarbeitenden von UE 2 die Erfahrung machten, dass sie bei ihrem neuen Arbeitgeber bei Beförderungen nicht berücksichtigt wurden. Ein weiterer Grund war, dass niemand aus ihren Reihen in den obersten Führungsgremien des Stammunternehmens vertreten war. Sie fühlten sich auch diesbezüglich übergangen und glaubten, in der Unternehmensleitung keine Stimme zu haben. Die Unternehmensleitung nahm in der Folge einen intensiven Dialog mit den Betroffenen auf, die Human Resources-Abteilung überarbeitete ihre Weiterbildungs- und Beförderungspolitik, und sehr bald war UE 2 auch in die Geschäftsleitung durch einen Beisitzer vertreten.

5.2.4 Die Balanced Valuecard® macht einen „clash of cultures" sichtbar

Hinter der bis dato wenig erfolgreichen Integration von UE 2 verbarg sich eine noch tiefer greifende Problematik: Die Mitarbeitenden von UE 2 stammten aus einem Unternehmen mit einer ausgeprägt eigennützigen, streng kurzfristig-profitorientierten Kultur mit rigiden Strukturen. Sie wurden sehr direktiv geführt, Eigeninitiative und Teamwork waren nicht gefragt. Ihr Handlungsspielraum im Sinne der Handhabbarkeit war sehr begrenzt, ebenso die Komponente der Verstehbarkeit. Diese Umstände sind auch der Komponente der Sinnhaftigkeit wenig förderlich. Im neuen Stammhaus hatte sich demgegenüber schon sehr lange eine Kultur der Eigeninitiative, der unbürokratischen, selbstverantwortlichen Kooperation und des Teamgeists etabliert. Die Devise lautete dort „help yourself!" Dies führte zu verhängnisvollen Missverständnissen. Die neuen Mitarbeitenden von UE 2 warteten aufgrund ihrer Herkunft aus einer sehr direktiven Kultur auf Anweisungen „von oben" und von ihren neuen Team-Kollegen aus dem Stammhaus. Dort hingegen verstand niemand, worauf die neuen Kolleginnen und Kollegen denn eigentlich warteten. Die Mitarbeitenden von UE 2 gerieten immer mehr ins Abseits, und nicht zuletzt

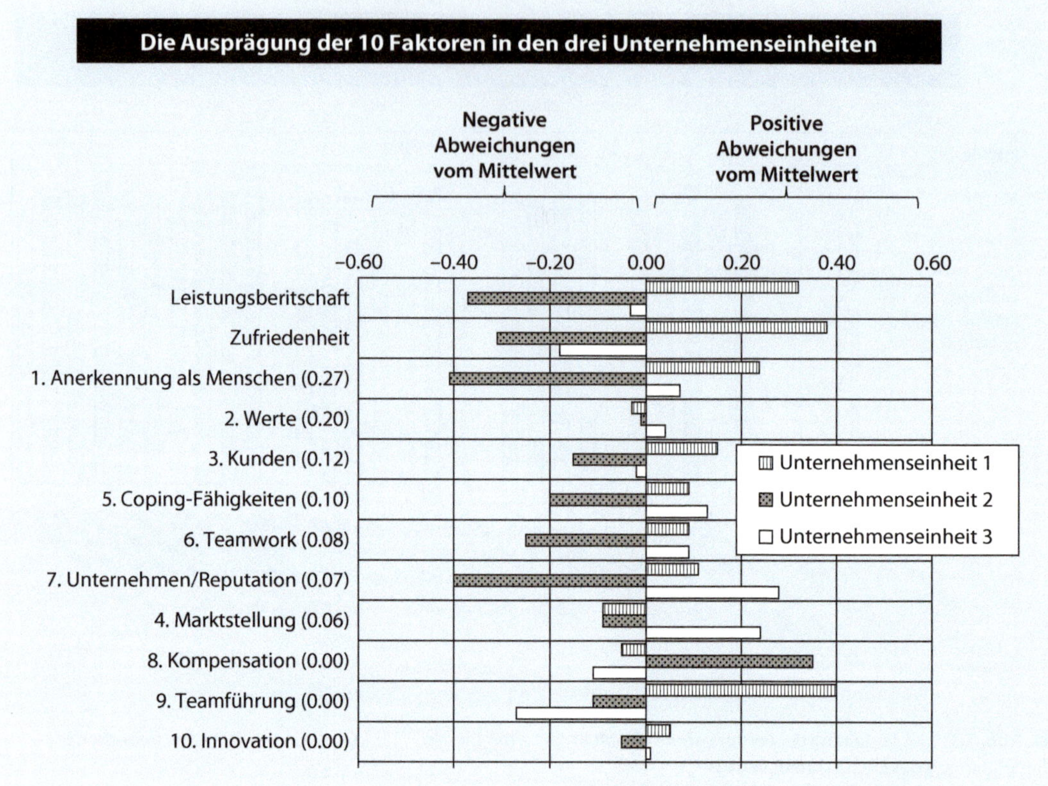

Abb. 5.4 Unterschiede zwischen den Unternehmenseinheiten hinsichtlich der Benotung der einzelnen Faktoren der Leistungsbereitschaft, ausgedrückt in Abweichungen gegenüber dem Mittelwert des Unternehmens (n = 425). Balken nach rechts zeigen positive Abweichungen vom Mittelwert des Unternehmens, Balken nach links verweisen auf negative Abweichungen vom Unternehmensmittel. Quelle: Anker 2012, mit freundlicher Genehmigung des Erich Schmidt Verlags

deshalb wurde aus ihren Reihen auch kaum jemand befördert.

Letztlich sind die Frustration der UE-2-Mitarbeitenden und ihre damit verbundene geringe Leistungsbereitschaft vor dem Hintergrund des Zusammenpralls dieser beiden gegensätzlichen Kulturen zu verstehen. Angestoßen von diesem Befund wurde ein Mentoring- und Coaching-System eingerichtet. Dieses erlaubte es den Mitarbeitenden von UE 2, sich unbelastet mit Kolleginnen und Kollegen von UE 1 auszutauschen und allenfalls Rat von ihnen zu holen. Dank dieser Kontakte wuchs auch das Verständnis der Mitarbeitenden von UE 1 für ihre neuen Kolleginnen und Kollegen, und die Situation entkrampfte sich.

Das Auflösungsvermögen dieser Studie erlaubt es, alle 10 Faktoren bis auf Team-Ebene zu analysieren

(vgl. Abb. 5.5). Dabei zeigte sich, dass selbst in UE 2 in Bezug auf die Leistungsbereitschaft von Team zu Team deutliche Unterschiede bestanden – längst nicht alle Untereinheiten von UE 2 befanden sich in einer wirklichen Krise. Dies erlaubte es, die Kräfte zunächst dort einzusetzen, wo wirklich Feuer im Dach war, d. h. die Energien zu bündeln und sie gezielt – und damit auch ökonomisch – einzusetzen.

Ins Auge sticht in dieser Studie u. a. die Situation von Untereinheit 5 von UE 2: Die Leistungsbereitschaft war die niedrigste aller Unternehmenseinheiten und Untereinheiten überhaupt. Es zeigt sich sofort: Das Hauptproblem lag bei der Anerkennung als Menschen (Faktor 1). Daraus entwickelte sich die bereits bekannte negative Einstellung zum Unternehmen (Faktor 7) und zu seinem Nutzen für die

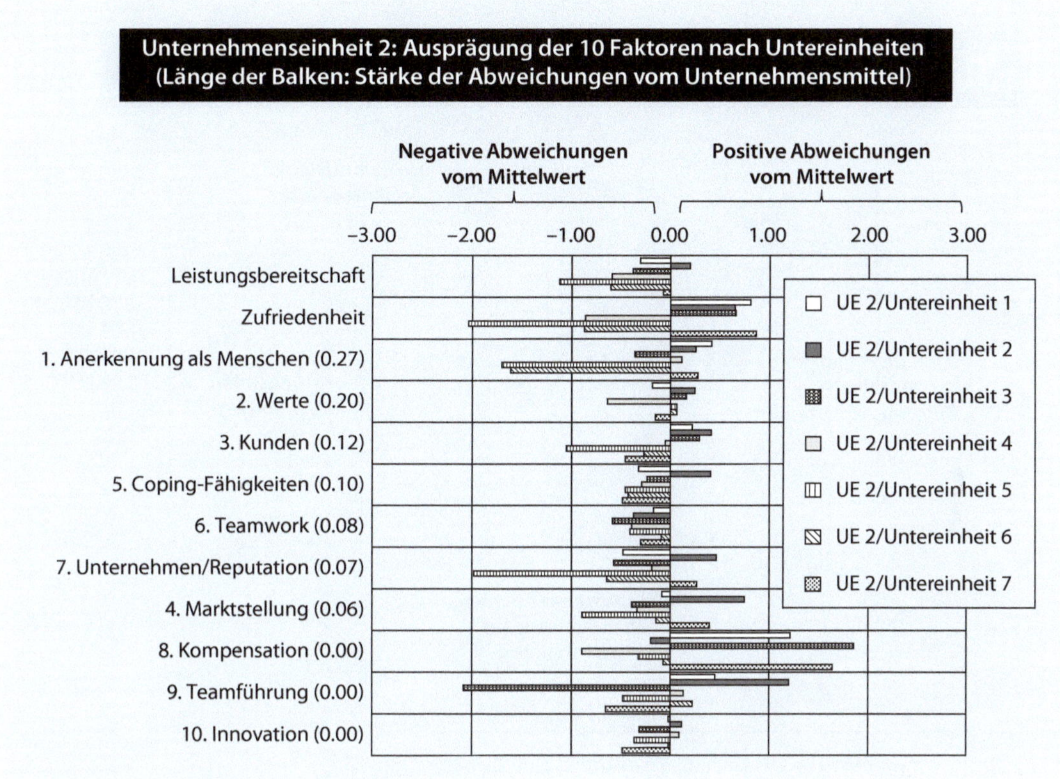

Abb. 5.5 Die Untereinheiten von UE 2 und die jeweilige Ausprägung der Faktoren der Leistungsbereitschaft (n = 107). Quelle: Anker 2012, mit freundlicher Genehmigung des Erich Schmidt Verlags

Kunden (Faktor 3). Dies war eine allgemeine Erscheinung in Unternehmenseinheit 2. Das Besondere an diesem Team war jedoch, dass es sich zusammen mit seinem Team-Leader vom Rest des Unternehmens abkapselte. Die Unternehmensleitung und die HR-Abteilung gingen sehr achtsam mit diesem Team um. Der Team-Leader entschloss sich schließlich für die Trennung vom Unternehmen, die andern Mitglieder fassten aufgrund der persönlichen Zuwendung, die ihnen entgegengebracht wurde, allmählich Vertrauen ins Unternehmen.

Ein weiteres Beispiel: Das Auflösungsvermögen der Befragung bis auf Team-Ebene machte in Untereinheit 3 ein akutes Führungsproblem sichtbar: Die anonyme Befragung ermöglichte es den Teammitgliedern, sich frei, d. h. ohne Kontrolle durch den Team-Leader, auszudrücken. Die Befragung führte in diesem Falle zu einer sehr raschen Intervention und zu einem Wechsel der Führung.

5.2.5 Facetten einer Cluster-Analyse auf der Grundlage von Persönlichkeitsmerkmalen der Mitarbeitenden

Die Balanced-Value-Befragung beinhaltet auch Fragen zu persönlichen Einstellungen der Mitarbeitenden, zu ihrer Einstellung zur Arbeit an sich, zum Grad der Selbstverantwortung, zu ihrer allgemeinen Leistungsorientierung, zu ihrer Teamorientierung und Kooperationsbereitschaft etc. Aufgrund der Angaben der Mitarbeitenden auf solche Fragen wurden sie in Personenkreise mit gleichen oder ähnlichen Merkmalen gruppiert (geclustert).

Im vorliegenden Fall (**Abb. 5.6**) wurde mit fünf Gruppen gearbeitet. Knapp ein Viertel aller Mitarbeitenden besitzt eine sehr enge Bindung zum Unternehmen und eine weit überdurchschnittlich hohe Leistungsbereitschaft. Ein weiteres Achtel der

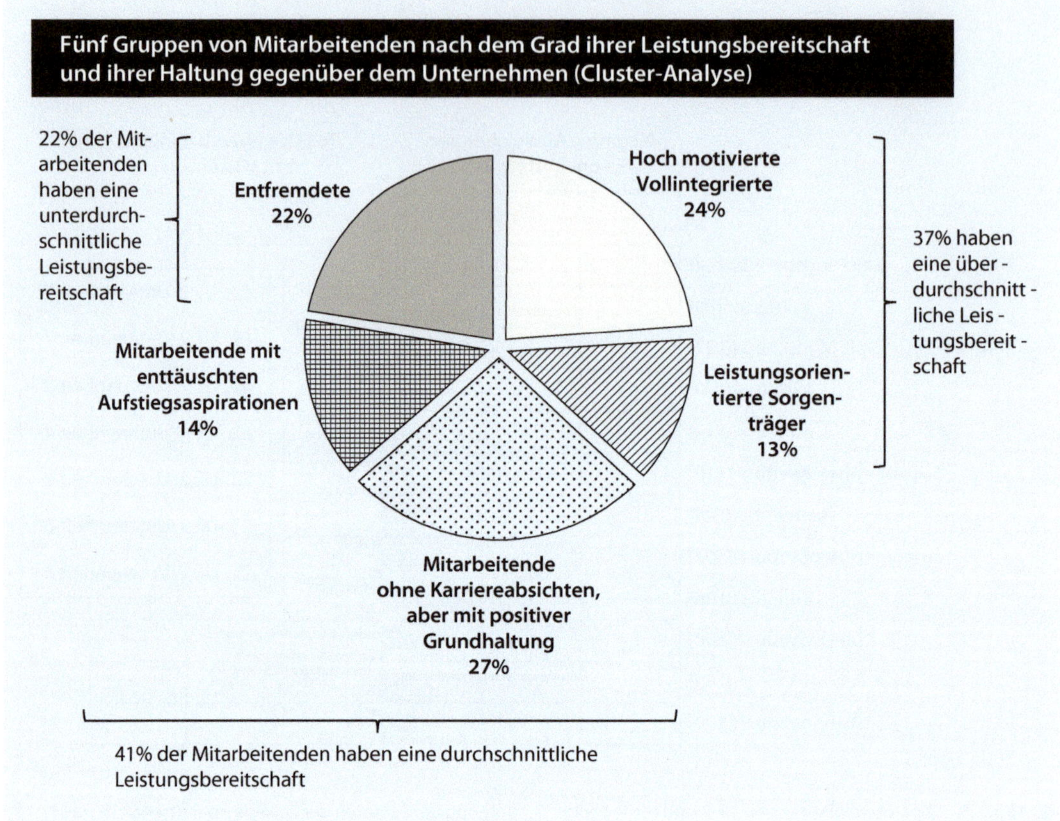

■ **Abb. 5.6**   Gruppierung der Mitarbeitenden nach psychologischen Dispositionen (n = 425). Quelle: Anker 2012, mit freundlicher Genehmigung des Erich Schmidt Verlags

Mitarbeitenden weist eine ähnlich hohe Leistungsbereitschaft auf, diese Mitarbeitenden machen sich jedoch Sorgen um die Zukunft des Unternehmens. Sie sind skeptisch bis pessimistisch. Es sind Menschen, die besondere Zuwendung und Wertschätzung benötigen; so finden sie wieder Boden unter den Füssen – lässt man sie alleine, sind sie besonders burnoutgefährdet.

Ein weiteres gutes Viertel der Mitarbeitenden sieht neben der Arbeit auch noch andere wichtige Dinge im Leben. Das Unternehmen ist nicht ihr Lebensmittelpunkt, und sie haben deshalb auch keine Karrierepläne, sind jedoch dem Unternehmen dankbar für die Freiheiten, die es ihnen bei der Gestaltung ihres Lebens gewährt – sie fühlen sich in diesem Unternehmen ernst genommen und wertgeschätzt und mit ihm verbunden.

Ein interessanter Fall sind die 14% der Mitarbeitenden mit frustrierten Karriereerwartungen. Überdurchschnittlich viele Mitarbeitende dieser Gruppe zeichnen sich durch eine hohe Eigeninitiative und Verantwortungsbereitschaft aus – ihre nur durchschnittliche Leistungsbereitschaft steht dazu in einem merkwürdigen Kontrast. Nachforschungen förderten Spannendes zutage: Viele Mitglieder dieser Gruppe waren einst Team-Leader und bildeten so die unterste Führungsebene des Unternehmens. Aus Spargründen wurde diese unterste (und breiteste) Hierarchiestufe zwei Jahre vor dem Balanced Valuecard®-Assessment aufgehoben und die entsprechenden Mitarbeitenden zurückgestuft. Unter dem Aspekt der menschlichen Wertschätzung war dies für die Betroffenen ein harter Schlag. Über diesen waren offenbar viele – siehe

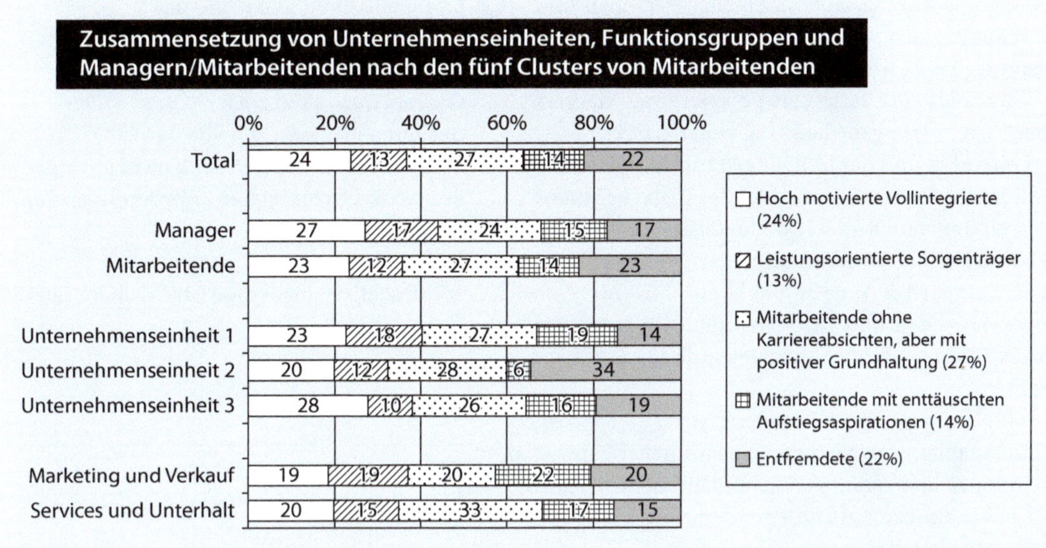

◘ Abb. 5.7 Die fünf Mitarbeitenden-Gruppen, aufgegliedert nach Unternehmenseinheiten und Funktionsgruppen (n = 425). Quelle: Anker 2012, mit freundlicher Genehmigung des Erich Schmidt Verlags

Leistungsbereitschaft – nach zwei Jahren immer noch nicht hinweggekommen.

Ein Fünftel aller Mitarbeitenden ist dem Unternehmen gegenüber völlig entfremdet: Sie fühlen sich weder als Menschen wertgeschätzt, noch wissen sie, was sie in diesem Unternehmen eigentlich verloren haben, d. h. welchen Sinn ihre Arbeit hat. Hier stoßen wir auf der Basis der Cluster-Analyse auf dasselbe Phänomen, welches schon die Faktorenanalyse in Bezug auf die Mitarbeitenden der UE 2 sichtbar machte. Akzentuiert wird diese Entfremdung dadurch, dass gut zwei Drittel dieser Mitarbeitenden angeben, die Berufsarbeit besitze in ihrem Leben einen hohen Stellenwert. Für sie ist die heutige Situation unter dem Aspekte von Sinn und Wertschätzung bzw. aus dem Blickwinkel der SOC-Komponenten der Sinnhaftigkeit, Verstehbarkeit und Handhabbarkeit höchst belastend und ihre Gesundheit folglich aus Sicht der Salutogenese in besonderem Masse gefährdet.

Diese fünf Gruppen von Mitarbeitenden lassen sich wiederum nach Funktionsbereichen und Unternehmenseinheiten darstellen (◘ Abb. 5.7).

In der Zeile „Total" findet sich jene Gruppierung, die bereits in ◘ Abb. 5.5 dargestellt wird. Werfen wir einen Blick auf die drei Unternehmenseinheiten, bestätigt sich das Bild der vorangehenden Analyse: Den höchsten Anteil an Entfremdeten (34%) finden wir in UE 2. Ein weiteres Ergebnis: Jeder achte Führungsverantwortliche (17%) fühlt sich vom Unternehmen entfremdet – unter dem Aspekt der Multiplikatorwirkung der Vorgesetzten ist dies ein Faktum, das nicht übersehen werden kann. Ebenso nachdenklich dürfte der Sachverhalt stimmen, dass bei Marketing und Verkauf – das Gesicht des Unternehmens gegenüber den Kunden – mehr als 40% aller Mitarbeitenden dem Unternehmen gegenüber eine kritische bis sehr kritische Haltung haben: 20% zählen zur Gruppe der entfremdeten Mitarbeitenden, weitere 22% zu denjenigen, die von Team-Leadern zu Mitarbeitenden ohne Führungsfunktion zurückgestuft wurden.

Soweit einige Blitzlichter darauf, was die Balanced Valuecard® als Audit- und Assessment- bzw. als Diagnose- und Entwicklungs-Tool leistet. Auf der Grundlage der Ergebnisse dieser Studie wurde mit den HR-Verantwortlichen des Unternehmens ein Maßnahmenplan entwickelt. An seiner Entwicklung und Umsetzung waren die Unternehmensleitung sowie Fachleute aus den Bereichen HR,

Führungsschulung, Unternehmens-, Personal- und Organisationsentwicklung beteiligt. Auf einige Maßnahmen haben wir hingewiesen.

Das hier kurz dargelegte Beispiel eines Mergers zeigt u. a., wie eng die Leistungspotenziale der Mitarbeitenden und damit die Leistungsfähigkeit des Unternehmens mit der Kultur des Unternehmens verbunden sind und wie bedeutsam es ist, dieses Thema bei der Unternehmensentwicklung stets und intensiv im Auge zu behalten – im Interesse von Menschen und Unternehmen, im Interesse ihres Wohlergehens, ihrer Gesundheit und ihres Erfolgs.

Gutes, gegenüber Kunden, Mitarbeitenden, Anteilseignern, Gesellschaft und natürlicher Umwelt achtsames und verantwortliches Unternehmertum ist in einem ganz grundlegenden Sinne ein weit über das Unternehmen hinausreichender Gesundheitsfaktor eigener Art und für das Unternehmen ein verlässlicher Weg zu lange anhaltender hoher Ertragskraft.

> **Erfolg und Ethik sind keine sich ausschließende, sondern im Gegenteil sich in der langen Frist bedingende Größen. Dazu zählt auch ein betriebliche Gesundheitswesen, das von den Mitarbeitenden ausgeht und nicht von den betriebswirtschaftlichen Erfordernissen des Unternehmens.**

Gerade deshalb ist dies langfristig auch im Interesse des Unternehmens.

Literatur

Anker H (2012) Ko-Evolution versus Eigennützigkeit. Creating Shared Value mit der Balanced Valuecard®. Erich Schmidt, Berlin

Anker H (2010) Balanced Valuecard®. Leistung statt Egoismus. Haupt, Bern

Kaplan RS, Norton DP (1997) Balanced Scorecard. Schäffer-Poeschel, Stuttgart

II

Der arbeitende Mensch und seine Ressourcen

Der arbeitende Mensch – der erschöpfte Mensch

Ingrid Pirker-Binder

© Springer-Verlag Berlin Heidelberg 2016
I. Pirker-Binder (Hrsg.), *Prävention von Erschöpfung in der Arbeitswelt*,
DOI 10.1007/978-3-662-48619-1_6

In der allgemeinen Vorstellung gibt es die Welt der
Arbeit und auf der anderen Seite die private Welt,
das persönliche Leben, wo das „Ich" gelebt werden
kann, in der die Menschen nur für sich da sind,
ihren Hobbies nachgehen, Beziehungen pflegen.
Da aber Einstellungen, intrapersonale Konflikte,
Denk- und Verhaltensmuster ständige Begleiter einer Person sind, gehört zu einer aktiven Präventionsmaßnahme eines Erschöpfungssyndroms
am Arbeitsplatz und auch für die therapeutische
Behandlung immer die Einbeziehung der Lebensgeschichte des betreffenden Menschen, seine
Wünsche und Bedürfnisse, sein Sinnstreben und
seine Wertvorstellungen.

Arbeit findet am Arbeitsplatz in einem wech-
selseitigen Beziehungsmuster zwischen Vorstän-
den und Führungskräften, Führungskräften und
Mitarbeitenden und zwischen Mitarbeitenden
statt. Ist der Arbeitsplatz nicht im Unternehmen,
sondern an anderen Orten bzw. an einem Home
Office-Platz, erweitert sich das Interaktionsmuster um die jeweilige Struktur des Arbeitsplatzes am
jeweiligen Ort.

Oft sind es Missverhältnisse oder Missverständnisse, die zu Problemen im Arbeitsleben
führen. Missverständnisse, die zu Verschleiß und

Erschöpfung humaner Ressourcen (physische und
psychische Erschöpfung) führen, können vielfälti-
ger Natur sein, wie zum Beispiel:

- Missverständnisse zwischen Unternehmens-
kultur und Sinnaspekt bzw. Visionen der
Mitarbeiter
- Missverhältnisse in der Interaktion (Führungs-
stile, organisatorische Prozesse und Strukturen)
- Missverhältnisse und Missverständnisse in der
Arbeitsaufteilung, Arbeitseinteilung und im
Arbeitsverständnis
- Missverhältnisse und Missverständnisse
am Arbeitsort (z. B. Nichteinhaltung der
Ruhezeiten von Schichtarbeitern, die nicht
im Unternehmen selbst tätig sind, sondern an
anderen Orten; Arbeitsorte im Ausland)
- Seelische Missverständnisse am Arbeitsplatz
(Konflikte, Mobbing, Krisen)
- Missverhältnisse in der Gestaltung von
Arbeitsplatz- und -ort (Großraumbüros, Lärm,
mangelnde Abgrenzung im Home-Office etc.)

Der arbeitende Mensch selbst, ob Mitarbeiter
oder Führungskraft, bringt sich selbst mit seinen
Bedürfnissen, Einstellungen, Visionen ins Arbeitsleben mit ein, wodurch Erschöpfung aufgrund
von intrapersonalen Eigenschaften, Denkmustern, Einstellungen, Persönlichkeitsmustern- und
-störungen, Ängsten, Vorurteilen, etc. entstehen
kann. Ein Beispiel dafür ist überspitztes Pflicht-
bewusstseinsdenken oder Perfektionsstreben.
Der vorherrschende Gedanke wäre dann: „Zuerst
die Pflicht, und erst, wenn alles erledigt und/oder
perfekt ist, darf ich mir Zeit für mich nehmen, ist
meine Arbeit beendet oder kann ich mich entspannen." Leider wird der Schreibtisch nicht mehr leer,
und auch die Hausarbeit ist ein Perpetuum mobile.
Wer ein Home-Office betreibt, ist in diesem Sinne
besonders gefährdet.

Daraus lässt sich schließen, dass Erschöpfung
sowohl aus

- Missverständnissen und Missverhältnissen
entstehen kann, die in direktem Bezug zum
Unternehmen und/oder Führungskräften
stehen, aber auch aus
- der Lebensgeschichte und den Eigenschaften
des Menschen selbst
- oder aus beiden genannten Bereichen.

Während in ▶ Kap. 5 der unternehmerische Aspekt in Bezug auf Erschöpfung und Präventionsmöglichkeiten hin durchleuchtet wurde, liegt der Fokus jetzt auf der Frage, welche Mechanismen wirken in und auf Menschen und können, wenn sie nicht verändert werden, zu einem Verschleiß der psychischen, physiologischen und geistigen Lebenskraft führen. Zur Erfassung der individuellen Mechanismen und Bereiche, die zur Erschöpfung führen können, ist es sinnvoll, verschiedene Aspekte zu betrachten, die hier folgendermaßen aufgelistet werden:

1. Dimension Psyche: Das Modell der Life-Skript-Analyse
2. Dimension Arbeit: Das Modell der Work-Life-Analyse
3. Dimension Körperlichkeit (Energie, körperliche Leistungsfähigkeit): Das Modell Life-Energy-Analyse
4. Geistige Dimension: Erkenntnis- und Veränderungspotenzial

Ad 1: Dimension Psyche Um die eigene Lebenslandschaft zu erkennen, habe ich das Modell der **Life-Skript-Analyse** als existenzielle Lebensbeschau entwickelt. In einem strukturierten Ablauf kann das Tor zur Erkenntnis von Ursachen und Wirkungen, dem unbewussten und unterbewussten Lebensskript sozusagen auf die Finger geschaut und in einem weiteren Schritt der Spielraum für eine personale Stellungnahme und Veränderungsmöglichkeiten eröffnet werden.

Ad 2: Dimension Arbeit Im Arbeitsumfeld ist der psychische Zusammenhang zwischen Leben und Arbeit zu durchforsten. Als Anleitung zur Erforschung dieses Aspektes habe ich die **Work-Life-Analyse** erarbeitet.

Ad 3: Körperlichkeit Als Verbindung und Brücke zwischen Psyche, Körper und Geist ist die **Life-Energy-Analyse** ein Hilfsmittel. Sie fördert die Erkenntnis zwischen unbewusstem und bewusstem Erleben. Biofeedbackmethoden dienen hier als Entwicklungshelfer.

Ad 4: Geistige Dimension Die Existenzanalyse und Logotherapie nach Frankl sieht den Menschen als agierendes Wesen, das durch seine geistige Dimension in der Lage ist, zu sich selbst Stellung zu nehmen, Einstellungen und Handeln zu verändern, wenn es notwendig und sinnvoll ist. Veränderungen können jedoch langfristig nur dann geschehen, wenn eine Erkenntnis über die Notwendigkeit oder Möglichkeit gegeben und der Wille dazu vorhanden sind.

6.1 Die Life-Skript-Analyse – eine existenzielle Lebensbeschau

Im Modell der Life-Skript-Analyse (LSA) werden Ererbtes, Erzogenes, Erlerntes und Erfahrenes und Gelebtes ins Bewusstsein geholt, beobachtet, betrachtet und Erkenntnisse generiert. Aus diesen Erkenntnissen, Erfahrungen und Denkmustern lassen sich Einstellungen, Wünsche, Visionen, Bedürfnisse, positive und negative Prägungen des Menschen erfahren und diskutieren. Es gilt zu erkennen, dass alle Erfahrungen, die ein Mensch im Laufe seines Lebens macht, geistig, körperlich, seelisch und zellulär abgespeichert werden und eine Vorlage, ein „Skript" für das gegenwärtige Leben darstellen.

Lebt der Mensch nicht das, was er ist, sondern, das, was er in seinem Lebensskript glaubt zu sollen oder zu müssen, gibt es eine innerliche negative Spannung. Diese Spannung erzeugt eine ständige innerliche Aktivierung, die Kraft und Energie kostet. Dauert eine Aktivierung zu lange an, verschleißen die Ressourcen, und es kommt zu einem Erschöpfungsprozess.

Die Lebenserfahrungen und Prägungen sind im Lebensskript verortet. Die einzelnen Stadien der Prägung kann man zusammenfassen als EEEG:

- Ererbtes
- Erzogenes
- Erlerntes und Erfahrenes
- Gelebtes

Die Life-Skript-Analyse (LSA) hilft dabei, Inhalte aus den vier Bereichen aufzudecken und nach Veränderungsmöglichkeiten Ausschau zu halten (◘ Abb. 6.1).

Es geht in der Prävention nicht nur um das Vermitteln von Bewältigungsmechanismen, sondern vorrangig um ein Verständnis dafür, weshalb nicht frühzeitig etwas gegen psychische Belastung und Beanspruchung unternommen wurde, bzw. warum sich Menschen nicht frühzeitig schwelenden

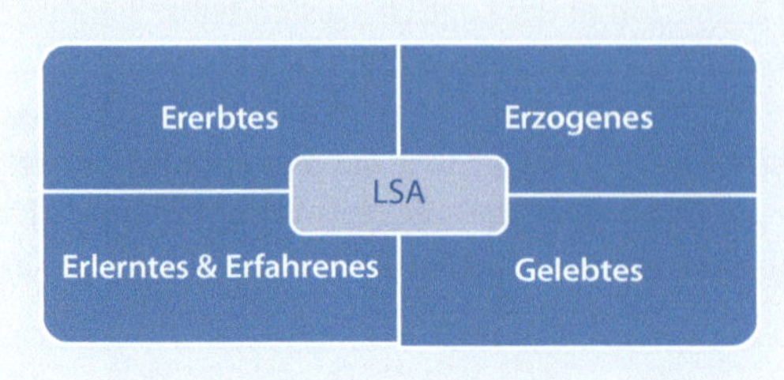

Abb. 6.1   Vier prägende Erlebniswelten (Life-Skript-Analyse)

Problemen stellen. Die Erklärung liegt darin, dass der Betroffene seinen Freiraum für Handlungsmöglichkeiten gar nicht erkennt. Er ist mehr oder weniger in seiner Lebensgeschichte verfangen und eingezwängt. Ihm ist nicht bewusst, wie er durch seine Erlebniswelten geprägt ist. Erst wenn die individuelle Lebenslandschaft aufgebreitet vor ihm liegt, können angepasste neue Handlungsmechanismen erlernt werden. Sie entstehen dann aus dem inneren Verständnis des betroffenen Menschen heraus, anderenfalls wären sie ihm „aufgepfropft".

Daraus lässt sich ableiten, dass vor jeder Präventionsmaßnahme eine Aufklärung und eine Erkenntnis stattfinden muss und zwar insofern, als die das Leben und speziell das Arbeitserleben negativ beeinflussenden Glaubensmuster, seelischen Hindernisse, Denkansätze, Emotionen, Spannungen und Beziehungsmuster sichtbar, spürbar und erfahrbar gemacht werden müssen.

Die Geschichte vom Frosch und dem heißen Wasser von Charles Hardy, die im Folgenden nacherzählt wird, illustriert, wie Aufrufe zur Aktion oft nicht bemerkt werden.

Der Frosch und das heiße Wasser

Es begab sich, dass ein alter Mann vor seinem Haus am Seeufer saß und über das Leben nachdachte. Ein Frosch am Ufer erregtes seine Aufmerksamkeit. Er fing ihn ein und brachte ihn in seine Hütte. Dort angekommen, warf er ihn in einen Topf mit kochendem Wasser. Erschrocken verließ der Frosch mit einem entsetzen Sprung den Topf und verschwand. Nach einer Weile saß der alte Mann wieder vor seinem Haus und sinnierte über das Leben. Plötzlich fiel ihm der Frosch ein, der sich kurz entschlossen

aus dem Topf rettete, um sein Leben weiter zu genießen. Wieder errang ein kleiner Frosch die Aufmerksamkeit des Mannes. Er nahm ihn wieder mit in seine Hütte. Da er kein kochendes Wasser am Herd hatte, setzte er den Frosch in einen Topf mit kaltem Wasser und stellte ihn auf den Ofen. Dann machte er Feuer. Der Frosch machte keine Anstalten sich aus dem Staub zu machen, er blieb ruhig sitzen. Er machte auch dann keinerlei Anstalten aus dieser bedrohlichen Situation zu fliehen, als das Wasser immer heißer wurde. Der alte Mann freute sich sehr und genoss seine Froschsuppe, während er weiter über das Leben nachdachte.

Die Geschichte vom Frosch und dem heißen Wasser kann den Menschen zu der Erkenntnis führen, dass es Sinn macht, die individuelle Wahrnehmung im Denken, Fühlen und Handeln zu sensibilisieren, um so schnell als möglich negativen Einflüssen begegnen zu können und sich des Freiraums der Entscheidungsmöglichkeiten bewusst zu werden.

Als Beispiel möchte ich hier den Computerarbeitsplatz anführen. Stressbedingte Fehlhaltungen hängen nicht nur mit nicht ergonomischen Bürostühlen, oder Tischen zusammen, sondern vielmehr, wie der Mensch sie benützt. Eine verkrampfte Haltung führt früher oder später zu Schmerzen mit und ohne passendem Stuhl. Weiß der Betroffene um die Zusammenhänge (Sitzhaltung und Schmerzen) und kann er sich gut spüren, ist er frühzeitig in der Lage körperliche Belastung zu bemerken und darauf adäquat reagieren; das heißt, er hat einen Entscheidungsraum, bleibe ich so auf meinem Stuhl sitzen und nehme Schmerzen in Kauf, oder verändere ich meine Position.

Der Computerbildschirm

In vielen Büros ist der Computerbildschirm falsch eingestellt. Meist steht er senkrecht und die Benützer müssen sich regelrecht verbiegen, besonders im Nacken, um gut sehen zu können. Das Problem: Es fällt niemanden auf. Dabei ist die Lösung ganz einfach: sobald Schmerzen entstehen, saß man entweder zu lange in einer verkrampften und konzentrierten Haltung vor dem Bildschirm und/oder der Bildschirm ist zu senkrecht eingestellt.

Machen Sie eine Probe: Bringen Sie ein Buch in dieselbe Lage wie ihren Computerbildschirm: würden Sie so lesen?

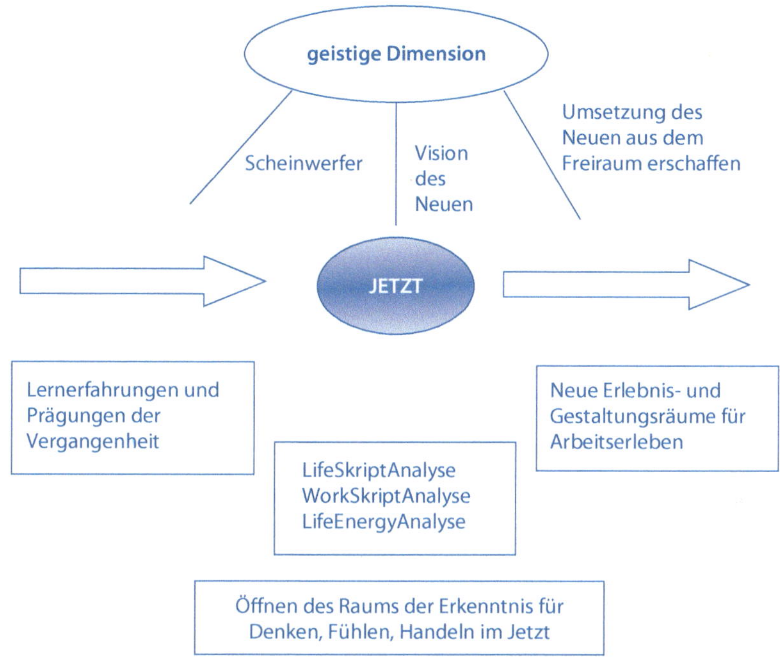

Abb. 6.2   Eröffnen des Gestaltungsraums der Zukunft (Pirker-Binder)

Die von mir aus meiner logotherapeutischen Arbeit heraus entwickelte Life-Skript-Analyse soll zu genau dieser erhöhten Wahrnehmung hinführen und dem Betroffenen einen Erkenntnis- und Entscheidungsfreiraum für Entwicklungs- und Veränderungsmöglichkeiten eröffnen. Sie dient als Werkzeug zur Persönlichkeitsentwicklung und als Interventionsmaßnahme bei psychischer Erschöpfung.

6.2 Das Prozessmodell der Life-Skript-Analyse

Eine Analyse der individuellen Lebensprägung, des eigenen Lebensskripts, das Muster, nachdem der Mensch denkt, fühlt und handelt, erlaubt ein Verstehen der Zusammenhänge und eine Selbsterkenntnis. Erst das Verstehen und Fühlen, wie es zu einer inneren Spannung oder negativen Überzeugung kommt und was sie bewirken, baut die Bücke zum inneren Freiraum und Tor der Veränderungsmöglichkeiten (Abb. 6.2).

Der Scheinwerfer der Betrachtung beginnt in der Vergangenheit und reicht bis ins Jetzt hinein. Die vier Erlebniswelten werden betrachtet und nach erschöpfungsfördernden Inhalten überprüft. Durch den Freiraum in der geistigen Dimension (▶ Kap. 3) kann eine Vision des Neuen, des Gesunden, des Lebenswerten entstehen und von jetzt in die Zukunft gestaltet werden. Die Life-Skript-, Work-Skript-, und die Life-Energy-Analyse sind Anhaltspunkte und Methoden dafür.

Das Grundprinzip für diese Öffnung des Freiraumes ist das Betrachten der Verflechtungen und gegenseitigen Einwirkung psychischer Erfahrungen und Denkmodelle auf die Körperlichkeit. Aus der Dimension des Geistes wird der Scheinwerfer darauf gerichtet, ermöglicht eine Erkenntnis. Aus der neutralen, wertfreien Distanz kann sich das Erkennen des persönlichen Entscheidungsfreiraums für einen Veränderungswunsch entwickeln (Abb. 6.3).

Der Prozess gliedert sich in fünf Schritte:
1. Frage nach dem „was ist"
2. Betrachtung des Prozesses

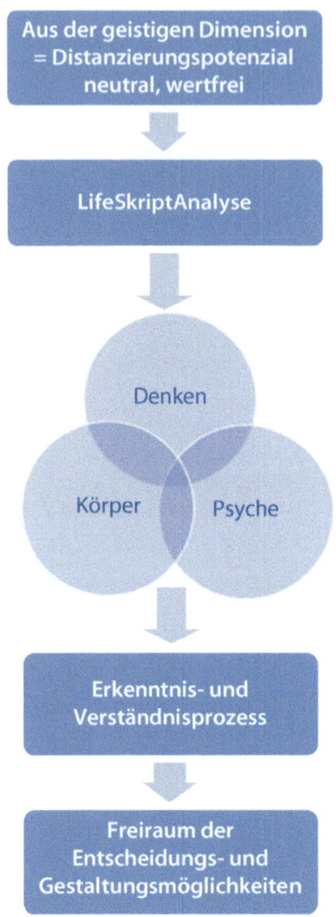

◘ Abb. 6.3   Distanzierungspotenzial aus der geistigen Dimension (Pirker-Binder)

3. Erkennen des individuellen Grundmusters
4. Eröffnen des Freiraums und Erkennen der Gestaltungsmöglichkeiten
5. Persönlichkeitsentwicklung

6.2.1 Schritt 1: Frage nach dem „was ist" und dem Veränderungswunsch und Information

Der Mensch kommt mit einem Wunsch der Veränderung. Die erste Frage kann lauten: „Weshalb sind Sie heute hier?" Es geht um die „Ist-Erhebung" des momentanen seelischen Zustandes. Die zweite Frage wird sein: „Was möchten Sie erreichen, was ist **Ihr** Ziel?"

Nach der Erhebung der Befindlichkeit der Person, erhält der Klient Informationen über biologische und psychische Zusammenhänge eines Erschöpfungsprozesses. Sie bilden den Ausgangspunkt der Life-Skript-Analyse mit dem Erklärungsmodell über die drei Einflussfaktoren auf ein gelingendes Leben (Körper, Psyche, geistige Dimension) aus Sicht der Existenzanalyse und Logotherapie. Sie liefern ein Erklärungsmodell für die nachfolgende Lebensbeschau.

In einem ersten Schritt werden die Zusammenhänge und Wechselwirkungen erklärt zwischen Soma und Psyche und die Möglichkeit der freien Entscheidung in der geistigen Dimension, die den Menschen zu einem agierenden Wesen befähigt. Der Mensch muss erkennen, was er mit sich selbst hat machen lassen bzw. was er sich selbst angetan hat.

» Most of what we see is shaped by our impressions, our history, our baggage, our preconceptions. We can't people see as they really are because we're too busy reacting to our own internal experiences of what they evoke in us, so we rarely actually relate to reality. We mostly relate to internal remembrances of our own history, stimulated and evoked by whatever is externally before us (Jaworski 1998)

Aus dem Erklärungsmodell lassen sich für eine nachfolgende Persönlichkeitsentwicklung drei Aspekte lokalisieren: Erkenntnisgewinnung und Öffnung von Gestaltungsräumen erfolgt unter dem Scheinwerfer der Interaktionen in den drei E-Bereichen

- Einstellungsmanagement – geistige Dimension
- Emotionen-, Gedankenmanagement – Psyche, Denken
- Energiemanagement – Körper

Aus den gewonnen Informationen eröffnet sich ein neuer Raum der Gestaltungsmöglichkeiten (◘ Tab. 6.1).

▣ Tab. 6.1 Erklärungsmodell. Einflussfaktoren auf ein Leben und Arbeiten im Flow (Pirker-Binder)

Körper	Autonomes Nervensystem (Regulation, Regeneration): Zelle Muskulatur/Kondition Herz-Kreislaufsystem	Ich spüre: Nervensystem Hormonsystem Immunsystem	Energiemanagement
Psyche	Emotionen/Gefühlsleben	Ich fühle Affektlage	Emotionen-Management
Denken	Mentale Prozesse	Ich denke Denkmodelle	Gedankenmanagement
Geist	Freiraum der Entscheidungsmöglich-keiten	Ich gestalte Lebensphilosophie	Einstellungsmanagement Leben und arbeiten im Flow

Meine Spiritualität
Meine Achtsamkeit
Meine Verbundenheit

6.2.2 Schritt 2: Prozess der Betrachtung

Durch die einzelnen Schritte der Life-Skript-Analyse werden die unbewussten und unterbewussten Interaktionen zwischen den drei Aspekten unter dem Scheinwerfer der geistigen Dimension, der Distanzierung und des Freiraums der Entscheidung ins Bewusstsein geholt. Das Ziel des Prozesses der Betrachtung ist es, Hindernisse, Widerstände, Traumata oder freiwillig aufgenommene Lasten und Sorgen aufzunehmen, zu erkennen, zu verarbeiten, loszulassen oder in die Lebensgeschichte einzuordnen. Zur Veranschaulichung möchte ich hier die Geschichte des Wanderers von Nossrat Peseschkian anführen.

Der Wanderer

In der persischen Mystik wird von einem Wanderer erzählt, der mühselig auf einer scheinbar endlos langen Straße entlang zog. Er war über und über mit Lasten behangen. Ächzend und stöhnend bewegte er sich Schritt für Schritt vorwärts, beklagt sein hartes Schicksal und die Müdigkeit, die ihn quälte. Auf seinem Weg begegnete ihm in der glühenden Mittagshitze eine Bauer, der ihn fragte: „Müder Wanderer, warum belastest Du Dich mit diesen Feldbrocken?" – „Zu dumm", antwortete der Wanderer, „aber ich hatte sie bisher noch nicht bemerkt". Darauf warf er die Brocken weit weg und fühlte sich viel leichter. Wiederum kam ihm nach einer langen Wegstrecke ein Bauer entgegen, der sich erkundigte: „sag, müder Wanderer, warum plagst Du Dich mit einem halbfaulen Kürbis auf dem Kopf und schleppst an Ketten so schwere Eisengewichte hinter Dir her?" Der Wanderer antwortete: „Ich bin froh, dass Du mich darauf aufmerksam machst; ich habe nicht gewusst, was ich mir damit antue". Er schüttelte die Ketten ab und zerschmetterte den Kürbis im Straßengraben. Wieder fühlte er sich leichter. Doch je weiter er ging, umso mehr begann er, wieder zu leiden. Ein Bauer, der vom Feld kam, betrachtete den Bauer erstaunt: „Guter Mann, Du trägst Sand in Deinem Rucksack, doch was Du in weiter Ferne siehst, ist mehr Sand, als Du jemals tragen könntest. Und wie groß ist Dein Wasserschlauch – als wolltest Du die Wüste Kawir durchwandern. Dabei fließt neben Dir ein klarer Fluss, der Deinen Weg noch weit begleiten wird!" – „dank Dir, Bauer, jetzt merke ich, was ich mit mir herumgeschleppt habe." Mit diesen Worten riss der Wanderer den Wasserschlauch auf, dessen brackiges Wasser auf dem Weg versickerte, und füllte mit dem Sand aus dem Rucksack ein Schlagloch. Er blickte auf sich herab, sah den schweren Mühlstein an seiner Hand und merkte plötzlich, dass der Stein es war, der ihn noch so gebückt gehen ließ. Er band

Tab. 6.2 Die vier Schritte der Life-Skript-Analyse (Pirker-Binder)

Ererbtes	Anlage in der DNA	Zellstruktur	Vorgeburtlich, prä-, peripartal, postpartal	„Was ich von meinen Ahnen ererbt habe"
Erzogenes	Prägungen aus dem Umfeld	Eltern	Bis ca. 7 Jahre Vorbilder, erspürtes Leben	„Was mir vorgelebt wurde"
Erlerntes und Erfahrenes	Prägungen durch soziale Interaktionen	Eltern, Schule, Peergroups	7 Jahre bis heute Lernen neuer Verhaltens- und Denkweisen	„Was mein Umfeld mich lehrte"
Gelebtes	Fühlen, denken und handeln durch Pkt. 1-3	Beruflicher und privater Alltag	Tägliches Leben	„Wie ich mein privates und berufliches Leben gestalte und lebe"

Intuition (Gewissen)
Metalebensplan und Masterplan
Leben im Einklang mit der individuellen Bestimmung

„Was das Leben für mich bedeutet"

Lebensqualität

ihn los und warf ihn, soweit er konnte, in den Fluss hinab. Frei von seinen Lasten wanderte er durch die Abendkühle, um eine Herberge zu suchen (Peseschkian 2003, S. 56. Mit freundlicher Genehmigung des Herder-Verlags).

6.2.3 Schritt 3: Erkennen des individuellen Grundmusters von Denken, Fühlen, Handeln

Durch das Erkennen der Grundmuster aus der Vergangenheit lässt sich gegenwärtiges Handeln besser verstehen. Im Jetzt besteht die Möglichkeit eine neue Zukunft des Denkens, Fühlens und Handelns zu gestalten (Tab. 6.2).

6.2.4 Schritt 4: Eröffnen des Freiraums und Erkennen der Gestaltungsmöglichkeiten

Durch die existenzielle Lebensbeschau entsteht ein Erkennen und Verstehen der individuellen Lebenslandschaft. Denken, Fühlen und Handeln wird sichtbar. Es gelingt, aus der Distanz der geistigen Dimension den Freiraum der eigenen Gestaltungsmöglichkeiten zu erfassen. Dadurch ist der Schritt für eine zukünftige Um- und Neugestaltung möglich.

» Alle Freiheit hat ein Wovon und ein Wozu: das, „wovon" der Mensch frei sein kann, ist das Getriebensein. Ich hat die Freiheit gegenüber seinem Es; das aber „wozu" der Mensch frei ist, ist das Verantwortlichsein. Die Freiheit des menschlichen Willens ist also Freisein „vom" Getriebensein „zum" Verantwortlichsein, zum Gewissen-haben. (Frankl 2004, S. 39).

6.2.5 Schritt 5: Persönlichkeitsentwicklung (ASTI)

Durch das Erkennen des individuellen Freiraums können Strategien und Handlungsalternativen auf das Veränderungsziel initiiert werden. Dabei ergeben sich zwei Arbeitsansätze:

- individuelle Visionen und Ziele: entstammen dem Lebensskript ASTI
- individuelle Ziele hinsichtlich der Beziehung zu Anderen, eingebettet in den Arbeitskontext

Individuelle Ziele hinsichtlich der Beziehung zu anderen bezieht sich auf den ASTI-Prozess (Kap. 3). Dabei geht es nicht nur um das Individuum, sondern auch um die jeweilige Gruppe, das

Team, in der der Mensch eingebettet ist. Entwicklungsschritte sind:

- **A**chtsamkeit und Respekt sich selbst und anderen gegenüber
- **S**oziales Denken: Arbeiten am „Du"- und „Wir"-Gefühl
- **T**oleranz: Ablegen von (Vor-) Urteilen und Bewerten des Anderen
- **I**ntuition: auf das eigene Gefühl vertrauen, wahrnehmen und bemerken von somatischen Markern.

6.3 Die passende Arbeit: Arbeiten und Leben im Flow

Grundmuster des Denkens, Fühlens und Handelns begleiten den Menschen im privaten und beruflichen Umfeld. Bezogen auf das Arbeitserleben erforscht der Betroffene sein Verständnis von Arbeit, sein Arbeitserleben, seine Interaktionen und seine Emotionen am Arbeitsplatz mit dem Ziel, Arbeitszeit auch als Lebenszeit zu erfahren, als Sinnverwirklichung, weg vom „Getriebensein". Am besten kann man dies als Leben und Arbeiten im **Flow** betrachten.

- Verständnis, dass Arbeitszeit Lebenszeit bedeutet. Arbeit ist Teil des Lebens, sie soll nicht als dezentral zum Leben gesehen werden, im Sinne von „schnell arbeiten, damit dann Zeit für das Leben ist". Man darf auch während der Arbeit leben!

Frau Y ist Lehrerin, sie liebt ihren Beruf. Sie kommt in meine Praxis, weil sie sich „ausgepowert" fühlt und auch in den Sommermonaten das Gefühl hat, unter Stress zu stehen – und zwar dem Stress, sich schnell erholen zu müssen. Sie hat bisher nach dem Motto gelebt: In der Schulzeit wird gearbeitet und in den Sommerferien erhole ich mich dann. Leider funktioniert diese Denkweise nicht auf unbestimmte Zeit, sondern nur so lange, bis die Ressourcen im Reservemodus laufen. Dann wird es spürbar, dass es mit der Erholung nicht mehr funktioniert. Frau Y wusste nicht, was denn genau Erholung für sie sein könnte; sie sagt von sich, dass es nicht funktioniere, wenn sie ruhig im Liegestuhl im Garten säße, immer mit dem Druck, sich jetzt erholen zu müssen.

Durch die Aufarbeitung ihres Lebensskripts und im Besonderen ihres Bezugs zur sehr schwierigen und fordernden Mutter, lernt sie sich und ihre inneren Antreiber und ihre Bedürfnisse kennen. Sie beginnt zu verstehen und begreifen, dass sie sich während des Schuljahres ständig unter Druck setzt, indem sie ihre Bedürfnisse den Wünschen der anderen unterordnet. Ihre Hilfsbereitschaft wird sowohl von Kollegen als auch von der Familie ausgenützt. In der Folge lernt sie, sich zu distanzieren und ihr Leben neu auszurichten.

Das Ergebnis: Am Ende des nächsten Schuljahres ist sie weder erschöpft noch frustriert. Sie hat gelernt, dass auch während der Arbeit gelebt werden darf, sie hat gelernt, sich abzugrenzen und erlangte dadurch eine neue Lebensqualität. Sie hat ihr Bewertungs- und Einstellungsmuster entrümpelt, neue Sicht- und Denkweisen hinzugefügt und gelernt, auf ihre innere Stimme zu hören und ihr zu vertrauen.

- Eine passende Arbeit: eine Arbeit, die den Fähigkeiten und Kompetenzen des Menschen entspricht
- Einen passenden Arbeitsplatz: Gestaltungsmöglichkeiten und Kontrolle über und am individuellen Arbeitsplatz
- Arbeiten im Flow setzt den Sinnaspekt der Arbeit voraus (Siehe weiter unten Zitat Frankl 2004, S. 84)
- Arbeiten im Flow fordert, aufmerksam und präsent im **Jetzt** zu sein: im Einklang mit sich selbst und mit seinen Zielen und Visionen = die individuelle Perspektive des Lebens
- Arbeiten im Flow in Bezug auf den Arbeitskontext bedeutet: im Arbeitsprozess aufmerksam, präsent mit konzentrierter Gelassenheit im **Jetzt** sein: Am richtigen Arbeitsplatz, mit passenden Bedingungen und passender Kultur, einem angenehmen Umfeld etc.= die individuelle Perspektive des Arbeitens
- Arbeiten im Flow in Bezug auf den sozialen Kontext bedeutet: eingebettet sein in die Interaktionen am Arbeitsplatz, in ein kollektives „**Wir**" = entspricht dem WAVE-Prozess (▶ Kap. 3).

» ..ist der Mensch nicht interessiert an irgendwelchen inneren Zuständen, sei es Lust, sei es inneres Gleichgewicht, sondern er ist auf die Welt hin orientiert, auf die Welt da draußen, und innerhalb dieser Welt sucht er einen Sinn, den er zu erfüllen vermöchte, oder einen Menschen, den er lieben könnte. Und auf Grund eines präreflexiven ontologischen Selbstverständnisses weiß er auch irgendwie darum, dass er sich selbst in dem Maße verwirklicht, in dem er sich selbst vergisst, und sich selbst vergisst er wieder genau in dem Maße, in dem er sich hingibt, hingibt einer Sache, der er dient, oder einer Person, die er liebt. (Frankl 2004, S. 84)

Im Flow leben und arbeiten heißt mit Sinn leben und arbeiten. Frankl prägt den Begriff der Selbsttranszendenz (Frankl 1990) als Weg zur Sinnerfüllung. Gemeint ist damit, sein Tun und Handeln auf etwas zu richten, das nicht der Mensch selbst ist; z. B. Arbeit nicht als Mittel zu mehr Geld oder Erfolg zu sehen, sondern als Prozess, der Sinn im Tun verwirklicht. Erfolg oder auch mehr Geld darf sich als Ernte einstellen, ist aber nicht allein Selbstzweck.

» Nur Aufgaben, an die man bereit und fähig ist, sich hinzugeben, haben den motivationalen sinnerfüllenden Charakter, der das einzelne Leben wie das Zusammenleben stabilisiert und unter Selbst-Kontrolle hält … auch wir müssen lernen; jeder für sich; lernen „darüber zu stehen", über den Dingen und über den Urteilen anderer, und Dinge um ihrer selbst willen zu tun. Die Entscheidungsinstanz, was, richtig und für uns „das einzig Wahre" ist, das wir auch verantworten können, kann nur in uns selbst liegen und nicht im Ermessen der Umwelt (Böckmann 1981, S. 62, 58).

Wichtig im Arbeitsleben ist es, was der Mensch im Leben tut, mit anderen tut, oder erlebt. Als Lebenserfolg sieht Böckmann „die Summe aller sinnerfüllten Situationen im Leben". Berufliches Tun führt demnach durch innere Berufung zum Berufserfolg (Böckmann 1981, S. 142). Böckmann spricht von „Leistungstüchtigkeit als Ausdruck von seelischer Gesundheit, während Erfolgstüchtigkeit einen Ausdruck des Misstrauens gegen sich selbst darstellt: ihr Trauma ist die Misserfolgsangst" (Böckmann 1981, S. 94).

Nach Frankl lässt sich Erfolg nicht erzwingen, sondern Erfolg muss sich durch Selbst-Bestimmung und Selbst-Verantwortung ergeben. Der Mensch sollte seinen Erfolg nicht von irgendwelchen Situationen oder Ereignissen abhängig machen, sondern er entsteht durch Sinnverwirklichung und Werteverwirklichung. Erfolg erwächst aus sinnvollem Handeln, ausgedrückt durch Leistung (Böckmann 1981, S. 85, 114).

Wenn Sinn-Verwirklichung Werte-Verwirlichung heißt, in welche Kategorien lassen sich Werte in Bezug auf die Arbeit einteilen?

Werte als Beweggründe zum Leben ordnet Frankl drei Bereichen zu:

- **Schöpferische Werte**: enthalten aktives, produktives Handeln und Hervorbringen
- **Erlebniswerte**: das Erleben von Leben
- **Einstellungswerte**: Stellungnahme zu Etwas, zum Leben, zu sich selbst (Riedel et al 2002)

Das Wertesystem der Arbeit nach Böckmann (1981, S. 65):

- **Schöpferische Werte**: entwickeln, organisieren, verbessern, planen, gestalten, produzieren
- **Erlebniswerte** unterteilen sich in
  - sozialgebundene Erlebniswerte; sie beziehen sich auf die Beziehung, Rolle, Status innerhalb einer Gruppe
  - sozialungebundene Erlebniswerte; künstlerische Werte
- **Einstellungswerte**: Einstellung zum Leben, zur Arbeit an sich, Menschenbild, Hingabe an etwas.

Ist die Sinnverwirklichung in den drei Wertebereichen gegeben, stehen sie in Kohärenz zueinander, dann erlebt sich der Mensch grundsätzlich am richtigen Arbeitsplatz. Er ist am richtigen Ort, die Arbeit entspricht seinen Fähigkeiten und Kompetenzen, die Voraussetzungen für ein Arbeiten im Flow sind gegeben.

Verliert sich der Mensch im ehrgeizigen Streben nach **mehr** (mehr Geld, mehr Macht) und hängt er all sein Lebensglück daran, verliert er sich und auch sein Leben. Die Geschichte von Tolstoj vom Bauern Pachom möge uns ein Mahnmal dazu sein.

Wie viel Erde braucht der Mensch?

Der Bauer Pachom kauft ein Stück Land und wird Gutsbesitzer. Er ist „stolz und glücklich". Doch sein

Sinn für Eigentum ist geweckt. Mit seinen Grundstücksnachbarn verfeindet er sich wegen kleiner Flurschäden, die ihnen an seinen Feldgrenzen unterlaufen. Er wird auch bestohlen. Den Dieb kann er nicht überführen, seine Klage wird abgewiesen. Nun war Pachom mit den Richtern und den Nachbarn verzankt. Die Bauern drohten ihm mit dem roten Hahn. So hatte Pachom zwar auf seinem Grund und Boden genügend Raum, doch in der Gemeinde wurde es ihm zu eng. Ostwärts, im Landesinneren, ist gutes Land preiswert zu kaufen. Nachdem er dieses Gerücht überprüft hat, veräußert er seinen Besitz und siedelt sich vierhundert Werst östlich der Wolga an. Pachom lebt jetzt zehnmal besser als zuvor. Doch es gibt reichere Bauern als ihn. In dem Drang, sich zu vergrößern, überwirft er sich auch hier mit seinen Nachbarn. Da hört er von einem durchreisenden Kaufmann, man könne billig gutes Steppenland bei den Baschkiren kaufen, noch weiter im Osten. Pachom reist mit seinem Knecht fünfhundert Werst zu den Steppenbewohnern. Er wird in ihrem Zeltlager freundlich aufgenommen und darf so viel Land kaufen, wie er von Sonnenaufgang bis -untergang zu Fuß umrunden kann. Mit der Bemessung seines künftigen Besitzes überschätzt Pachom allerdings seine Kräfte. Er bricht vor Erschöpfung tot zusammen, nachdem er endlich ein sehr großes Stück Land umschritten hat, weil er zuletzt, bei sinkender Sonne, verzweifelt gerannt ist. „Der Knecht nahm die Hacke, grub Pachom ein Grab, genau so lang wie das Stück Erde, das er mit seinem Körper, von den Füßen bis zum Kopf, bedeckte – sechs Ellen –, und scharrte ihn ein. (Tolstoj, Nacherzählung aus Wikipedia 2015)

Csikszentmihalyi (2000, S. 72 ff.) bezeichnet Flow als Fließen, als ein Erkennen, dass man ein einziges Fließen ist. Der Zweck dieses Fließens ist, im Fließen zu bleiben, nicht Höhepunkte oder utopische Ziele zu suchen, sondern im Flow zu bleiben.

Inhalte des Flows sind widerspruchsfreie Handlungsanforderungen, ein Gefühl der Kontrolle und das Gefühl der Ichlosigkeit. Das Flow-Erlebnis hat autotelischen Charakter, das heißt, es benötigt keine Ziele oder Belohnungen, die außerhalb seiner selbst liegen. Daraus lässt sich auch erklären, warum finanzielle Anreize als Motivation nur bis zu einem bestimmten Punkt ihre Wirkung haben.

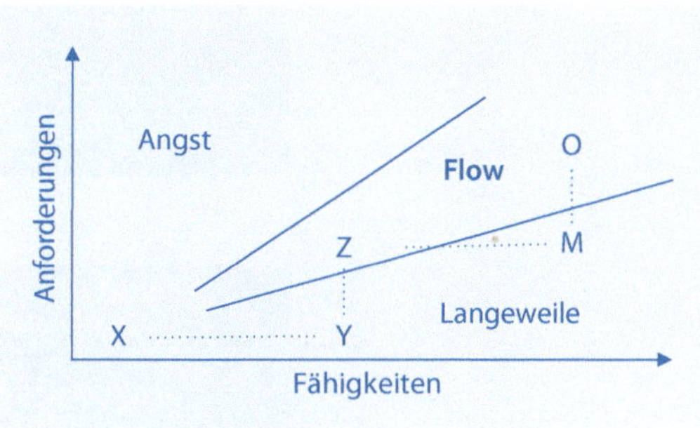

▫ Abb. 6.4 Flow-Erlebnis. (Modifiziert nach Ckikszentmihalyi 2004.) X = Beginn einer Aktivität; die Aktivität ist neu, Herausforderung und Neugier sind gegeben. Y = nach einiger Zeit stellt sich Langeweile ein, die Tätigkeit wird zur Routine. Y nach Z = es braucht neue Herausforderungen, um sich nicht in Langeweile zu verlieren (hier entsteht auch das sogenannte „Bore-out-Syndrom", es kann ein Erschöpfungssyndrom entstehen durch mangelnde Lebensaufgaben). Z nach M= der Prozess beginnt von neuem.

Was Flow bietet, ist eine Gelegenheit, die Qualität des Daseins zu steigern (Csikszentmihalyi 2004, S. 87). Ein Flow-Erlebnis ist ein Zustand, der sich durch Selbsttranszendenz, das Hingeben an eine Sache, Situation, oder Menschen einstellt. Tolstojs Beschreibung in *Anna Karenina*, wie der reiche Landbesitzers Lewin mit der Sense mähen lernt, lässt erahnen, was eine Flow-Erfahrung sein kann.

Der reiche Landbesitzer Lewin

„Ich werde weniger mit dem Arm ausholen und mehr mit dem ganzen Körper aufdrücken", dachte er, als er Tits gleichmäßigen, schnurgeraden Streifen mit seinem ungleichmäßigen und unordentlichen daneben verglich … Er dachte an nichts mehr, wünschte sich nichts mehr, als hinter den Bauern nicht zurückzubleiben und seine Sache möglichst gut zu machen. Er hörte weiter nichts als das Geklirr der Sensen und sah vor sich nur die sich entfernende Gestalt Tits … Lewin verlor jedes Bewusstsein der Zeit und wusste absolut nicht mehr, ob es spät oder früh war. In seiner Arbeit ging jetzt eine Veränderung vor sich, die ihm höchsten Genuss bereitete. Mitten in der Arbeit hatte er Augenblicke, in denen er vergaß, was er tat; es ward ihm leicht zumute, und in diesen Augenblicken war sein Streifen gerade so gleichmäßig und schön wie Tits. Kaum aber besann er sich darauf, was er tat, und wollte sich

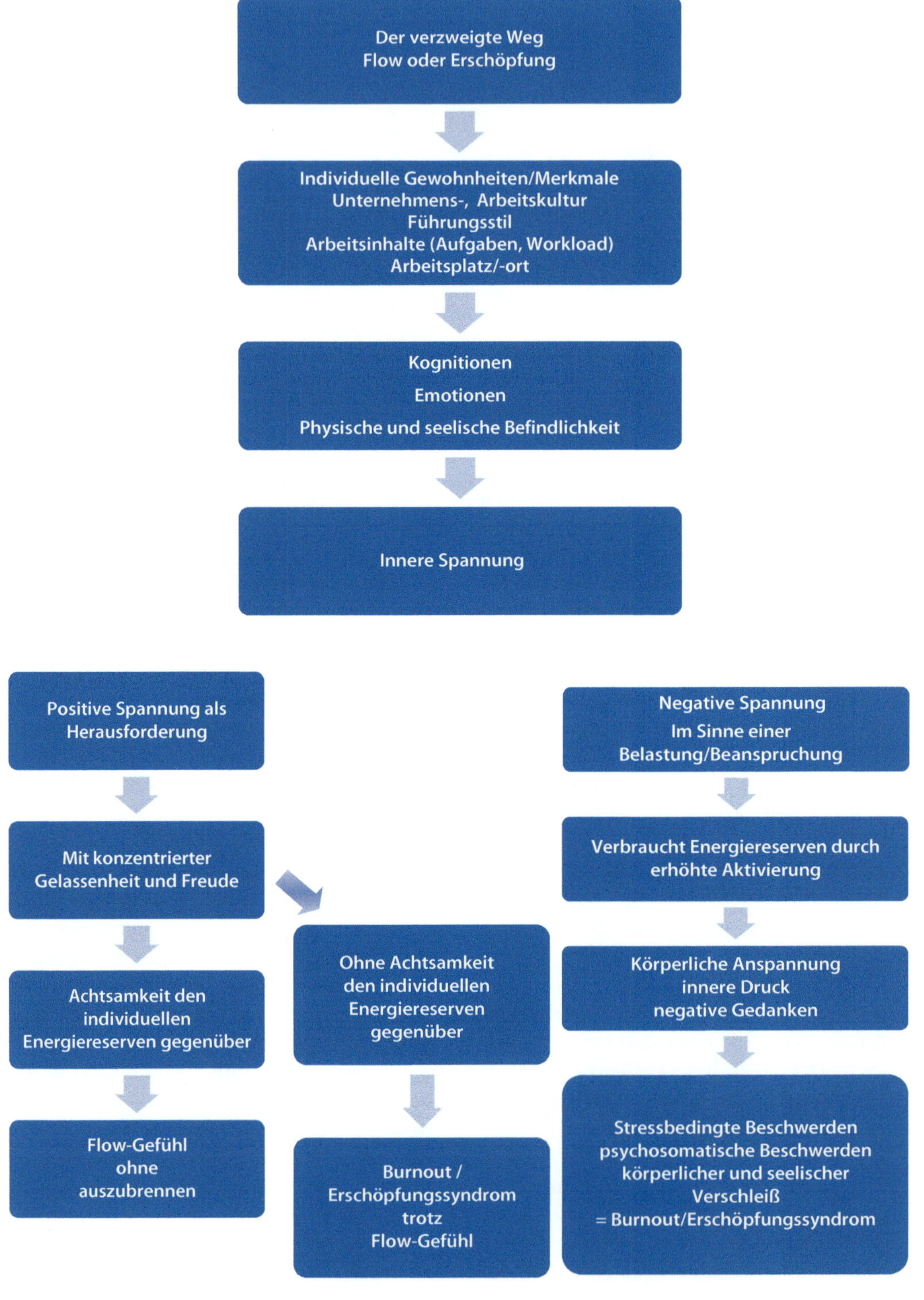

■ **Abb. 6.5**   Flow oder Erschöpfung (Pirker-Binder)

Mühe geben, es besser zu machen, als er gleich die ganze Schwere der Arbeit fühlte und sein Streifen schlecht ausfiel … Und immer häufiger kamen jene Augenblicke des halb unbewussten Zustandes, in dem man nicht daran zu denken brauchte, was man tat. Die Sense mähte von selbst. Das waren glückliche Augenblicke. (Tolstoj 1959)

Selbsttranszendenz führt zu einem Flow-Erlebnis. Im Berufsleben braucht es die richtige Mischung aus Fähigkeiten, Kompetenzen und Herausforderung, die richtige Mitte zwischen Angst und Langeweile ◘ Abb. 6.4.

Leben und Arbeiten im Flow verlangt demnach

- das eigene Leben in einen Flow-Zustand zu bringen: im inneren Einklang mit sich selbst, seinen Bedürfnissen und Visionen,
- in eine Sozialität und Arbeitskultur eingebettet zu sein,
- eine passende Arbeit: passend zu den individuellen Fähigkeiten und Kompetenzen,
- einen richtigen Arbeitsplatz: Gestaltungsmöglichkeiten und Kontrolle über und am Platz/Ort, wo Arbeit stattfindet.

In ◘ Abb. 6.5 lässt sich der Weg zum Flow oder Burnout nachvollziehen. Ausgehend von den gegebenen Bedingungen, wie individuelle Gewohnheiten, Prägungen, und vorgegebene Struktur und Kultur am Arbeitsplatz, wie Führungsstil, Arbeitskultur, Arbeitsinhalte, Ort und den damit verbundenen Kognitionen, Emotionen, physischer und psychischer Befindlichkeit kommt es zu einer inneren Spannung, die sich entweder als positive, motivierende, herausfordernde Spannung oder als negative, belastende, ängstliche Spannung entwickelt.

Positive, motivierende Spannung führt über Freude an der Arbeit, konzentrierte Gelassenheit und Achtsamkeit im Umgang mit sich selbst zum Flow ohne auszubrennen. Fehlt die Gelassenheit und die Achtsamkeit, kann es, trotz motivierender Arbeit zu einem Zustand der Erschöpfung kommen, weil die individuellen Energiereserven ausgebeutet werden.

Negative Spannung verbraucht chronisch zu viel Energie, um trotz Spannung die Aufmerksamkeit und Konzentration halten zu können. Nächtliches Grübeln und verspanntes Arbeiten führt unweigerlich, wird es nicht unterbrochen, zu psychosomatischen und/oder stressbedingten Beschwerden.

Literatur

Böckmann W (1981) Das Sinn-System. Psychotherapie des Erfolgsstrebens und der Misserfolgsangst. Econ, Düsseldorf Wien

Böckmann W (1984) Wer Leistung fordert, muss Sinn bieten; moderne Menschenführung in Wirtschaft und Gesellschaft, Econ

Csikszentmihalyi M (2000) Das Flow-Erlebnis. 8. Aufl. Klett-Cotta, Stuttgart

Csikszentmihalyi M (2004) Flow im Beruf. Das Geheimnis des Glücks am Arbeitsplatz. Klett Cotta, Stuttgart

Frankl V (1990) Der leidende Mensch. Anthropologische Grundlagen der Psychotherapie. München, Piper

Frankl V (2004) Der unbewusste Gott. Psychotherapie und Religion. 7. Aufl, DTV München

Jaworski J (1998) Synchronicity; the inner path of leadership. Berrett-Koehler, San Francisco

Peseschkian N (2003) Klug ist jeder. Der eine vorher, der andere nachher. Geschichten und Lebensweisheiten, Herder Freiburg im Breisgau

Riedel C, Deckart R, Noyon A (2002) Existenzanalyse und Logotherapie. Ein Handbuch für Studium und Praxis, Primus Darmstadt

Tolstoj L (1959) Anna Karenina. Walter-Verlag, Olten

Wikipedia (2015) Nacherzählung von Leo Tolstoj (1885). Stichwort „Wieviel Erde braucht der Mensch?" URL: https://de.wikipedia.org/wiki/Wieviel_Erde_braucht_der_Mensch%3 F, Zugriff 10.7.2015

Der arbeitende Mensch und seine Energie

Ingrid Pirker-Binder

© Springer-Verlag Berlin Heidelberg 2016
I. Pirker-Binder (Hrsg.), *Prävention von Erschöpfung in der Arbeitswelt*,
DOI 10.1007/978-3-662-48619-1_7

Wenn der Herzschlag so regelmäßig
wie das Klopfen des Spechts oder
das Tröpflein des Regens auf dem Dach wird,
wird der Patient innerhalb von vier Tagen sterben
(Wang Shuhe, 3. Jahrhundert n. Chr.)

Für ein besseres Verständnis, welche Prozesse dazu führen, dass sich der Mensch erschöpft fühlt und/ oder auch erschöpft ist, ist ein Blick in die Energieproduktion und Energiesteuerung notwendig. Im Folgenden wird ein kurzer Überblick über die Hauptbeteiligten, die Mitochondrien, Gehirn und autonomes Nervensystem gegeben.

7.1 Energieproduktion – die Mitochondrien

Prävention kann nicht betrieben werden, ohne die Bedürfnisse des Körpers, im Besonderen ihres Nährstoffbedarfs, mit einzubeziehen. Der Nobelpreisträger Linus Pauling prägte erstmals den Begriff orthomolekulare Psychiatrie.

Orthomolekulare Medizin nach Pauling

Pauling definierte orthomolekulare Medizin als „Erhaltung guter Gesundheit und Behandlung von Krankheiten durch die Veränderung der Konzentrationen von Substanzen im menschlichen Körper, die normalerweise im Körper vorhanden und für die Gesundheit erforderlich sind" (Pauling 2015).

Die österreichische Ärztekammer schreibt in ihrer Präambel zur Diplomrichtlinie Orthomolekulare Medizin:

» Die Methode der Orthomolekularen Medizin zur Verhütung, Besserung oder Heilung von Krankheiten besteht darin, die molekularen Konzentrationen der Stoffe, die normalerweise im Körper vorhanden sind, gezielt zu variieren. Diese biochemischen Reize werden vom Körper verwertet und beantwortet. Das führt zu einer Aktivierung und Reaktivierung des Zellstoffwechsels, Stabilisierung des physiologischen Gleichgewichtes, frühzeitiger Intervention im Energiestoffwechsel, Optimierung der Repair-Mechanismen, Bekämpfung freier Radikale u.a.m. (Österreichische Akademie der Ärzte 2015)

Die Produktion von Energie findet in den Mitochondrien statt. Sie sind die Kraftwerke der Zellen produzieren aus Sauerstoff, aber auch ohne Sauerstoff, aus Glukose (Zucker) Energie. Nebenbei sind sie auch noch verantwortlich für den Abbau von Fettsäuren. Die Produktion von Energie findet auf zwei verschiedene Arten statt:
- Im Normalmodus
- Im Sparmodus

Der Energiesparmodus findet normalerweise in der Periode statt, in denen sich die Zellen teilen, um dann wieder die volle Produktion aufzunehmen. Im Falle einer unnatürlichen Belastung durch freie Radikale fallen die Mitochondrien ebenfalls in den Sparmodus als Schutzmaßnahme vor Zerstörung (Kuklinski u. Schemionek 2012, S. 72 ff.). Während der Energieproduktion fallen freie Radikale, sogenannte Abfallstoffe, an, die in zu großer Menge Zellen zerstören können. Die körpereigenen Antioxidantiensysteme bewahren die Zelle davor und schützen sie gegen freie Radikale.

Solche Schutzsysteme sind
- Essenzielle Mikronährstoffe: notwendige Mikronährstoffe, die der Körper nicht selber herstellen kann
- Sekundäre Pflanzenstoffe
- Glutathion, eine Eiweißverbindung aus Aminosäuren

Freie Radikale entstehen auch durch
- Chronische physische und psychische Belastung
- Chronische Darmstörungen oder Entzündungen
- Nikotin, Alkohol, Lichtstress
- Umweltgifte

Ein zu hoher Anteil freier Radikale (oxidativer Stress) im Blut kann die körpereigenen Schutzmechanismen überfordern. Die Folge ist ein Sparprogramm der Mitochondrien: zu wenig Energie.

Gegenmaßnahmen und Unterstützung der Antioxidantien sind:

- Regeneration
    - Mikropausen während des Alltags
    - Regeneration im Schlaf (► Kap. 11)
- Ernährung, die ausreichend Makro- und Mikronährstoffe enthält

Makronährstoffe beziehen wir aus unserer Ernährung; dazu zählen Kohlenhydrate, Proteine und Fette. Mikronährstoffe benötigt der Körper in geringeren Mengen, sie sind aber für den Stoffwechsel unverzichtbar.

Eine besondere Form von oxidativem Stress ist eine Überbelastung durch Nitrostress (NO-Gas). Dabei handelt es sich um eine Überproduktion von Stockstoffmonoxid-Gas. Eine Folge davon kann eine **Nebennierendysfunktion** (Adrenal Fatigue) sein. Davon betroffen sind die Produktion von Cortisol, Adrenalin und Noradrenalin. Die Folge davon ist eine mangelnde Energieproduktion und das Gefühl einer Erschöpfung (Eichinger u. Hoffmann-Nachum 2012, S. 24 ff).

Neben dem oxidativen Stress steht Neurostress ebenfalls im Fokus bei Erschöpfung. Dabei handelt es sich um eine Dysfunktion in der Stressachse Hypothalamus-Hypophyse-Nebenniere, der sogenannten neuroendokrinen Stressachse. Betroffen sind Cortisol, DHEA, Adrenalin, Noradrenalin, Serotonin, Dopamin, GABA und Glutamat (Rau 2015).

Ein Mikronährstoffmangel lässt sich mittels Labordiagnostik erkennen und durch orthomolekulare Medizin beheben. Für eine gelingende Prävention ist nicht nur die Aufklärung der Menschen über Makro- und Mikronährstoffe wichtig, sondern auch eine darauf rücksichtnehmende Betriebsküche. Bei Verdacht auf Erschöpfung sollte auf alle Fälle, zusätzlich zu einem medizinischen Check eine Labordiagnostik zur Überprüfung der Belastung durch oxidativen, Neuro- und Nitrostress erfolgen. Labordiagnostik ist ergänzender Bestandteil der Life-Energy-Analyse.

7.2 Stress und Darm: das Leaky-Gut-Syndrom

Der Darm und seine Bedeutung für ein funktionierendes Immunsystems rücken immer mehr in den Fokus der Wissenschaft. Ca. 33 Prozent der Autoimmunerkrankungen sollen in Zusammenhang mit einem durchlässigen Darm stehen, dem Leaky-gut-Syndrom. Stark (2014, S. 96 ff) gibt einen ersten Überblick über Krankheiten und Beschwerden, die in Zusammenhang mit einem Leaky-Gut-Syndrom stehen.

Neben vielen schädigenden Einflüssen auf den Darm steht hier die Bedeutung von akutem und chronischem Stress im Vordergrund. Ist die Darmschleimhaut geschädigt und durchlässig, können Giftstoffe ins Blut gelangen. Oft lässt sich auch chronische Müdigkeit und Konzentrationsschwäche darauf zurückführen, denn Giftstoffe behindern Immunsystem und Denkleistungen des Gehirns.

Van Hemert (2014) weist in ihrer Studie auf den Einfluss eines durchlässigen Darms auf Migräne und Hirnfunktionsstörungen hin. Bei chronischem Stress wird im Nebennierenmark Cortisol produziert, um den Organismus zu schützen. Es hemmt Entzündungen und Schmerzen, steigt in Notsituationen und Stress, sinkt bei Entspannung und Regeneration (Rauland 2001 S. 84 ff).

> **Folgen dauernder Belastungen**
> Dauern Belastungen zu lange an, wird ständig Cortisol produziert. Es kann seine entzündungshemmende Wirkung nicht länger aufrechterhalten. Die Folge davon ist ein schwächelndes Immunsystem. Bei chronischem Stress kann der Adrenalinspiegel bis zum 10-Fachen überhöht sein. Angst und innerer Druck führen zu einer Aktivierung des sympathischen Systems, aber auch Wut und Freude.

Herr Z ist vielbeschäftigter Angestellter in einem großen Unternehmen. Pausen kennt er nicht, seine Wochenarbeitszeit liegt bei ungefähr 60 Stunden. In den Urlaub fährt er quasi vom Büro weg. Er hetzt zum Flieger, seine Frau hat zuvor seinen Koffer gepackt und erwartet ihn am Flughafen. Kaum angekommen, fühlt sich Herr Z schlecht. Er wird krank und kann seinen Urlaub erst in der dritten Woche genießen. Dieses Symptom ist unter dem Begriff

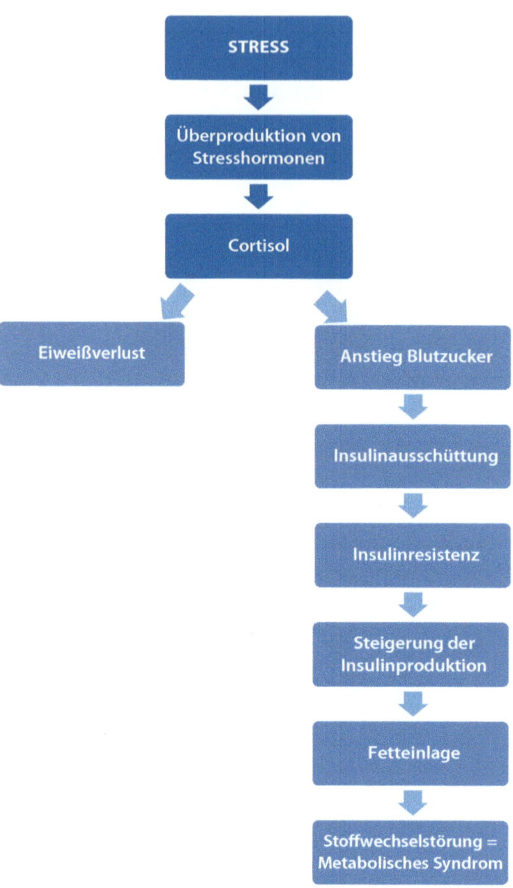

Abb. 7.1 Stress und metabolisches Syndrom. (Modifiziert nach Stark 2014)

„Managerkrankheit" bekannt. Sobald der Stress nachlässt, schlägt das schwächelnde Immunsystem zu.

Stoffwechselstörungen stehen ebenfalls in engem Zusammenhang mit Stress und falscher Ernährung (• Abb. 7.1).

7.3 Nahrungsmittelunverträglichkeit und Allergie

Die klinische Psycho-Neuro-Immunologie beschäftigt sich mit den Zusammenhängen zwischen der Psyche, neurologischen Prozessen und dem Immunsystem, hauptsächlich auf zellullärer Ebene.

Ihr Schwerpunkt ist die Beschäftigung mit neuen Erkenntnissen zum Thema Ernährung.

Als neuer Ansatz wird in diesem Zusammenhang immer öfter von einer Ernährungsform nach den Steinzeitmenschen, auch „Steinzeit-" oder „Paleo-Ernährung" genannt. Dabei handelt es sich um möglichst frische, gentechnikfreie biologische Ernährung, viel Eiweiß und gesunde Fette, wenig und wenn, dann glutenfreies Getreide. Im Falle von körperlichen Beschwerden oder einfach nur, um seinem Körper eine Erholung zu gönnen, macht es Sinn, sich dahingehend austesten zu lassen, welche Nahrungsmittel für den eigenen Organismus förderlich sind und welche nicht oder welche man vielleicht eine gewisse Zeit weglassen sollte.

Mindestens einmal im Jahr sollte man über eine Entgiftung des Körpers unter fachlicher Anleitung nachdenken. Stress macht den Körper sauer; basische Kost in Verbindung mit einer sanften Entgiftung reinigt und erfrischt den ganzen Menschen.

Steigende Nahrungsmittelunverträglichkeiten und Allergien geben zu denken. Zu viel Stress fördert Allergien, denn der Körper hat nicht mehr ausreichend Kraft für eine Kompensation. Es stellt sich aber auch die wissenschaftliche Frage, weshalb Allergien überhaupt auftreten. Dazu gibt es interessante Theorien in Fachzeitschriften, an die ich den interessierten Leser an dieser Stelle verweise.

Beschwerden durch Nahrungsmittelunverträglichkeiten steigen in den letzten Jahren stark an. Besonders beachtenswert ist in diesem Zusammenhang der Weizen und Produkte aus Kuhmilch. Während viele Erwachsene Kuhmilch nicht mehr vertragen und auf andere Milchprodukte umsteigen sollten, bergen die hochgezüchteten Weizensorten eine enorme Gefahr für viele Krankheiten. Im Besonderen sei hier das Weizenprotein Gliadin genannt, ein appetitanregender Stoff, der vielen Lebensmitteln beigemischt ist. Hier sei auf das Buch *Weizenwampe: Warum Weizen dick und krank macht* von Williams Davis verwiesen, das sich diesem Thema ausführlich widmet.

Frau Y litt seit ihrer Kindheit an starkem Asthma. Im Alter von 45 Jahren erfährt sie von ihrer ganzheitsmedizinisch ausgerichteten Ärztin, dass sie unter einer Unverträglichkeit von Weizen leide. In den nächsten Monaten verzichtete sie völlig auf

Weizenprodukte, mit erstaunlichem Resultat: erstens verlor sie ihr Asthma, zweitens acht Kilo an Gewicht, ohne zu hungern.

Frau M litt an unglaublicher Müdigkeit; niemand konnte den Grund dafür finden. Sie wusste wohl, dass sie eine Histaminunverträglichkeit hatte und strich bereits Speisen mit hohem Histamingehalt von ihrem Ernährungsplan. Doch erst eine spezielle Nahrungsmittelaustestung mit einem Auslassprogramm verschiedener Lebensmittel und die Behandlung eines Leaky-Gut-Syndroms konnte Hilfe bringen.

Eine **Glutenallergie** ist, wenn unerkannt, für Betroffene ein langer Leidensweg. Müdigkeit, Atemnot, Bauchschmerzen, Darmschäden, Durchfälle und auch Depressionen können begleitend einhergehen. Gluten sind Eiweiße, die in sehr vielen Lebensmitteln vorkommen. Wird die Glutenallergie nicht behandelt, kann es zu einer Entzündung der Dünndarmschleimhaut kommen, die Mangelsymptome nach sich zieht. Da Vitamine nicht ausreichend aufgenommen werden können, kann es zu weiteren Beschwerden kommen. Im Sinne einer gelingenden Prävention und Intervention ist die Fort- und Weiterbildung von Führungskräften und Mitarbeitenden über

- die Wirkungsweise von Stresshormonen im Körper
- Darmgesundheit
- die Folgen falscher Ernährung (zu viele Kohlenhydrate, zu wenig gesundes Fett)
- neue Diagnostikmethoden aus der ganzheitlichen Medizin bei Beschwerden ungeklärter Herkunft bzw. zur Stressdiagnostik

sinnvoll. Neue Gedankeninhalte für eine gesunde Betriebsküche, die allen Ansprüchen gerecht wird, sind für Präventionsmaßnahmen maßgeblich. Ein paar Sportangebote und der tägliche grüne Apfel sind nicht genug.

7.4 Der vielbeschäftigte Manager und Kinderwunsch

Immer häufiger besuchen Paare mit Kinderwunsch meine Praxis. Wirft man einen Blick auf das bisher über Stress und Ernährung Geschriebene, so lässt sich der Einfluss einer gesunden,

achtsamen Lebensführung auf die Bedingungen für eine Schwangerschaft der Frau und die Qualität der Spermien des Mannes nicht leugnen. Zu viel Stress macht den Körper nicht nur sauer, sondern auch unfruchtbar. Auf eine ausreichende Versorgung mit Mikronährstoffen muss geachtet werden. Sind medizinische Gründe auszuschließen, ist ein inneres Balanceprogramm und Erlernen von innerer Ruhe und Regeneration (▶ Kap. 11) zu empfehlen.

7.5 Stress, Ernährung und Schlaf

Schlechter Schlaf, Ein- und Durchschlafstörungen können verschiedene Ursachen haben. Stressbedingte Ursachen wie mangelnde Distanzierung zum Arbeitsplatz, Sorgen und Ängste können Gründe sein, aber auch bestimmte Ernährungsgewohnheiten (z. B. nur am Abend essen, und dann viel und schwer) oder der Schlafplatz (▶ Abschn. 7.5.1) und Schlafgewohnheiten. Häufige Reisen und unregelmäßige Schlafenszeiten können zu Problemen führen. Therapeutische Interventionen, ein Regenerations- und Ruhetraining können helfen.

Eine etwas paradox erscheinende Situation

Herr O kommt wegen eines Erschöpfungszustandes in meine Praxis. Auf die Frage, ob er gut schläft sagt er „wie ein Stein". Er fühle sich aber am Morgen überhaupt nicht erholt. Diese Situation kommt häufig vor, wenn der Körper bereits so erschöpft ist, dass er in eine tiefe Ruhe fällt, wir nennen es deshalb auch Komaschlaf, aber keine Regeneration mehr stattfindet. Das bedeutet, der Organismus kann sich nicht mehr im Schlaf erholen. Mittels einer vegetativen Funktionsdiagnostik, einer 24-Stunden-Herzratenvariabilitätsanalyse, lässt sich dieser Zustand nachweisen. Ein umfassendes therapeutisches Programm zum Wiedererlernen von innerer Ruhe, Erholung und Regenerationsfähigkeit ist dann dringend angeraten (▶ Kap. 11).

7.5.1 Elektrosmog und Störfelder

In jüngster Zeit wird immer öfter und auch lauter über Elektrosmog diskutiert. Zu Recht, denn er ist für viele empfindliche Menschen eine Geißel der neuen

Technologien. Ein Mann ohne Handy in der Hosen- oder Brusttasche ist eine Ausnahme. Ob die Besorgnis berechtigt ist oder nicht, behandeln verschiedene Studien zu diesem Thema. Für sensible Personen gilt aber auf jeden Fall: Belastungen und Störfelder lassen sich mit der modernen Herzratenvariabilitätsmessung nachweisen.

Zu den Störfeldern zählt man

- Wasseradern. Sie erzeugen ein schwaches elektrisches Feld
- Verwerfungen, geologischer Bruch
- Magnetlinien- und Kreuzungspunkte des Erdmagnetfeldes. Hartmann entdeckte das „Globalgitter". Störend sind die Kreuzungspunkte, nicht jedoch die Linien.
- das Diagonalnetz Curry. Es wurde von Curry entdeckt und verläuft im 45. Grad zum Globalgitter. Es kann Albträume, Depressionen, Angstzustände fördern.
- das Benker-System, ein von Benker entdecktes Gittersystem, das jede vierte Hartmann-Linie überlagert. Es handelt sich dabei um hochenergetische ionisierende Strahlung (Dahlke 2013).

Migräne und Schlafplatz

Eine Mutter kommt mit ihrem Sohn in meine Praxis zur Biofeedback-Therapie. Beide leiden unter Kopfschmerzen. Es gehört zu meinem Standard, eine Belastung durch Störfelder auszutesten, bevor eine Schmerztherapie begonnen wird. Die Testung war positiv und ich wies sie darauf hin, dass sie einen Baubiologen hinzuziehen möge, um den Schlafplatz zu sanieren oder zumindest den Kopf aus diesem Bereich zu bekommen. Die Mutter erwiderte, sie wisse, dass es eine Belastung im Haus gäbe, sie hätte es bereits austesten lassen. Ihr Bett befinde sich einen Stock höher, sei aber genauso gelegen wie das ihres Sohnes. Die Belastung sei ihr bewusst, sie werde aber keine Veränderung durchführen. In diesem Falle kann eine Biofeedbacktherapie zur Reduktion der Kopfschmerzen keinen Erfolg bringen.

Störfeld Schlafplatz und Arbeitsplatz

Herr Z, ein junger, sportlicher Mann Mitte Zwanzig, kam in meine Praxis mit der Verdachtsdiagnose schwere Erschöpfung/Burnout. Er war unglaublich blass und war so müde, dass er sich nur schleppend

fortbewegte. Schulmedizinisch galt er als vollkommen gesund. Eine geopathische Testung ergab eine Belastung seines Schlafplatzes, aber auch seines Arbeitsplatzes. Kleine Veränderungen ergaben eine große Wirkung. Herr Z konnte nach kurzer Zeit in seinem Fußballklub wieder trainieren, seine Konzentrations- und Leistungsfähigkeit waren wieder hergestellt.

Bei Beschwerden unklarer Ursache ist es angeraten, einen Baubiologen zur Klärung heranzuziehen, ob Störfelder oder Elektrosmog am Schlaf- oder Arbeitsplatz einen Beitrag dazu leisten.

7.6 Steuerung der Energieproduktion: Gehirn und autonomes Nervensystem

Das Gehirn kommuniziert über zwölf Paare Nervenbahnen direkt mit dem Organismus, jeweils aus der rechten und linken Gehirnhälfte heraus. Die Analyse von Reizen und deren Bewertung übernimmt das limbische System, die Amygdala und zugehörige Teile. Dazu gehören:

- **Amygdala/Mandelkern:** Sie ordnet einem eintreffenden Reiz ein Gefühl zu, wählt eine Reaktionsweise aus und gibt den jeweiligen Befehl für eine Handlung an den Hypothalamus weiter.

- **Thalamus**: Er wird auch Tor zum Bewusstsein genannt. Alle eintreffenden Reize werden hier aufgenommen und an die Großhirnrinde zur Analyse und Bewertung weitergeleitet. In lebensbedrohlichen Situationen wird direkt an die Amygdala weitergeleitet; in dem Fall erfolgt die Analyse und Bewertung erst nach Entspannung der Situation.
- **Hypothalamus**: Er steuert alle vegetativen und hormonellen Prozesse sowie die Ausschüttung von Adrenalin und Noradrenalin über das Nebennierenmark und die Ausschüttung von Cortisol über die Nebennierenrinde. Diese bewirken die Aktivität des autonomen Nervensystems, des Sympathikus und Parasympathikus. Die Hypophyse arbeitet mit dem Hypothalamus zusammen und ist an der Freisetzung des Hormons (ACTH) beteiligt, das wiederum die Freisetzung von Kortisol unterstützt.
- **Hippocampus**: Er arbeitet mit der Amygdala zusammen. Er speichert die Fakten, während die Amygdala die gefühlsmäßige Bewertung hinzufügt (Rauland 2001; Morschitzky 2004)

Die Steuerung des Energieeinsatzes obliegt dem Gehirn in Zusammenarbeit mit dem autonomen Nervensystem. Im Gehirn findet die Bewertung und Analyse von eintreffenden Reizen statt und es leitet danach einen Impuls an das zentrale Nervensystem weiter. Das zentrale Nervensystem teilt sich in das

- Periphere Nervensystem: für willkürliche Reaktionen
- Autonome Nervensystem: für die Funktionsfähigkeit des Organismus zuständig
- Enterisches Nervensystem: auch Bauchhirn genannt.

Das autonome Nervensystem besteht aus zwei Protagonisten, die für Aktivierung und Deaktivierung der Energieproduktion zuständig sind (Abb. 7.2):

- Sympathikus: zuständig für die Bereitstellung von benötigter Energie für Aktivität und Leistung
- Parasympathikus: Erholung, Regeneration, Energieaufbau

> **Der wichtigste Mitspieler im parasympathischen System ist der Nervus vagus, der 10. Hirnnerv. Er reguliert auch die parasympathische Versorgung des Herzens und ist zuständig für Regeneration.**

Seine Stärke bzw. Schwäche zeigt sich in der **Respiratorischen Sinusarrhythmie** (▶ Kap. 11). Eine Aktivierung des Sympathikus erfolgt auf zwei Ebenen (Morschitzky 2004, S. 224-225):

- **Hypothalamus-Nebennierenmark-System** (neuronale Aktivierung): kurzfristige Energiemobilisierung, Ausschüttung von 80% Adrenalin und 20% Noradrenalin und Rückgriff auf gespeicherte Energiereserven
- **Hypothalamus-Hypophysen-Nebennierenrinden-System** (hormonelle Aktivierung): Ausschüttung von Nebennierenrindenhormonen zur Auffüllung entleerter Speicher. In Zusammenarbeit mit Schilddrüsenhormonen versucht der Organismus neue Reserven aufzubauen und den Körper leistungs- und widerstandsfähiger zu machen. Ungefähr vier Stunden nach einer Alarmreaktion erreichen die Hormone ihren höchsten Blutzuckerspiegel (Morschitzky 2004, S. 225)

In der biologischen Reaktionsbereitschaft des Menschen gibt es unterschiedliche Reaktionsweisen bei Angst, Aufregung, Stress. Man unterscheidet zwischen Sympathikotonikern (Kampf- und Fluchttypen) und Vagotonikern (Schrecktypen).

Sympatikotoniker neigen zu sympathischer Übererregung, Blutdruckanstieg, Überanspannung in der Muskulatur, Heißwerden, sie sind leicht gereizt oder schnell aggressiv und haben Probleme mit der Entspannung. Im Krankheitsfall neigen sie eher zu Herz-, Kreislaufproblemen, Herzrasen, Herzkranzgefäßerkrankungen. In Angstsituationen zeigen sie Herzrasen, Druck auf der Brust, muskuläre Verspannungen und Atemprobleme (Hyperventilation).

Vagotoniker neigen zu einer parasympathischen Überreaktion, wie z. B. Abfall des Blutdrucks, Schwindel, Benommenheit, Ohnmachtsneigung, Schwitzen, Kälteempfinden, weiche Knie, Erröten, Weinen, Harn- und Stuhldrang. Die vagotone

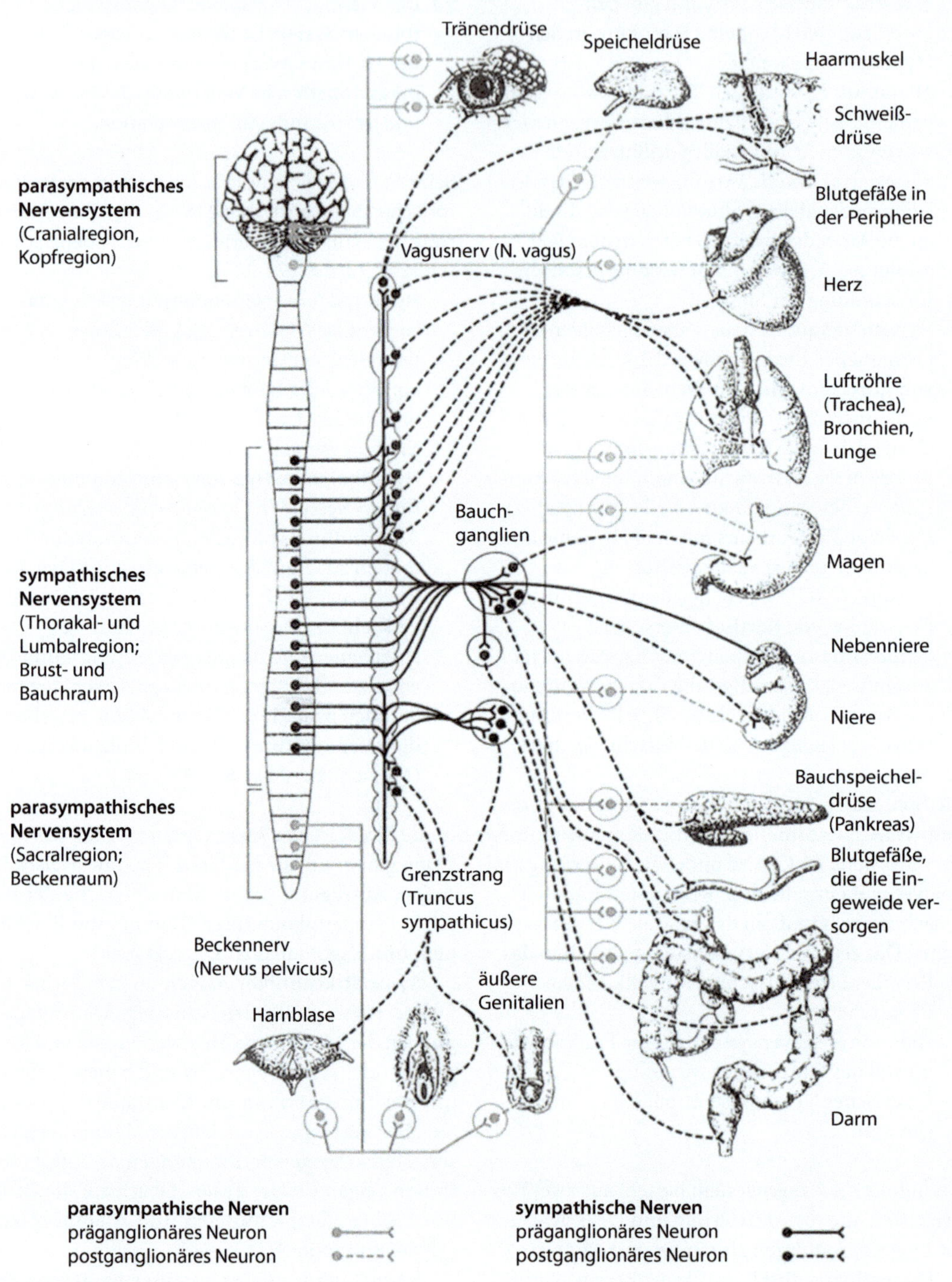

■ **Abb. 7.2** Sympathikus und Parasympathikus und ihre Verbindung zu den inneren Organen. Sympathische Nerven organisieren und mobilisieren Energieressourcen, parasympathische Nerven helfen Energiereserven aufzubauen (Modifiziert nach Pinel 1997, S. 54)

Befindlichkeit drückt entweder eine starke Hilflosigkeit und Handlungsunfähigkeit als Folge einer Schreckbereitschaft bzw. Schockreaktion aus oder eine Erschöpfung nach übermäßiger Anspannung. Vagotoniker bleiben in der Schock-/Schreckstarre wie gelähmt stecken und gelangen nicht zu Widerstand und aktiver Auseinandersetzung mit dem Stressor. Das psychische Ohnmachtserleben zeigt sich körperlich in ständiger Benommenheit, Schwindelgefühlen und Ohnmachtsneigung (Morschitzky 2004, S. 229). Im Krankheitsfall klagen sie über Schwindel, Übelkeit, Durchfall, Blasendruck und haben das Gefühl umzufallen oder ohnmächtig zu werden.

> **In der Diagnostik macht es Sinn auch die verschiedenen Reaktionsweisen auf Belastung und Stress zu beachten. Sie sind zwar konstitutionell bedingt, lassen sich aber bis zu einem gewissen Grad auch verändern.**

7.7 Polyvagal-Therorie nach Porges

Porges rückt mit seiner Theorie die Hirn-Herz-Achse ins Zentrum der Betrachtung. Die Polyvagal-Theorie bietet ein bidirektionales Gehirn-Körper-Modell an, das die Regulation der peripheren Physiologie durch das Gehirn (neuronale Regulation der kardiovaskulären und der endokrinen Funktion) als neuronale Plattform für entstehende adaptive soziale und defensive Verhaltensweisen versteht (Porges 2010, S. 21). Das Ziel der Poyvagal-Theorie ist es, an Methoden zur arbeiten, die den sozialen Vagus stärken. Das Herzratenvariabilitätstraining bietet in diesem Zusammenhang eine sehr effektive Lösung an, allerdings ist das Training in ein therapeutisches Konzept einzubetten.

Porges baut auf den Forschungen Darwins und James auf und erweitert das allgemeine Verständnis über die Antagonisten Sympathikus und Parasympathikus um das Modell des sozialen, myelinisierten und des nicht myelinisierten Vagus. Er ordnet ihnen zwei verschiedene Affekt-Regulationsfunktionen in Bedrohungssituationen zu:
1. **Mobilisation:** Kampf- und Fluchtverhalten wenn Gefahr droht, initiiert durch das

sympatho-adrenale Aktivierungssystem (sympathisches Nervensystem) und den inhibitorischen Einfluss des Vagus (des sozialen Vagus). Einflussgebend sind außerdem Gesichtsausdruck, Stimme, Rhythmik, Informationen aus der Viszera (den inneren Organen). Informationen aus den inneren Organen sind deshalb so wichtig, weil frühkindliche Belastungen (Traumata, Bindungsstörungen etc.) im Körper „einkodiert" (eingespeichert) sind (van der Kolk 1994).
   - **System soziales Engagement:** der soziale Vagus (stammt aus dem Nucleus ambiguus) reguliert die Einschätzung von Signalen (wie Bedrohung oder Sicherheit) anderer Menschen und aus der Umwelt; er ermöglicht es, positive Signale zu erkennen und Gefahren richtig einzuschätzen und darauf zu reagieren.
2. **Immobilisation:** ist die Gefahr zu groß, kann das Mobilisationssystem versagen und es tritt der nicht myelisierte Vagus (dorsaler motorischer Vaguskern) auf mit seinem Reaktionsmuster Erstarren und/oder Ohnmacht. Immobilisation geht einher mit einer Verlangsamung der Herzrate, Absinken des Blutdrucks.

Porges fasst den Funktionskreis des sozialen Vagus unter dem Begriff „System soziales Engagement" (SSE) zusammen. In der Arbeit mit Menschen mit Stressbelastung ist es wichtig, diese zwei Reaktionsmuster auf Belastungen im Hinterkopf zu haben. In Coaching-Prozessen wird immer mehr die Bedeutung von somatischen Markern etc.) hervorgehoben, zum Beispiel mit der Aufforderung: „Achte auf deine körperliche Empfindung bei Entscheidungen, deine innere Stimme". Nimmt man Bezug auf Porges Theorie, so kann das Hinspüren und Hinhören auf die Botschaften des Körpers sehr gut funktionieren (psychosomatische Intelligenz), aber eben nur bei Menschen, deren System soziales Engagement nicht durch frühe Traumata beeinträchtigt ist.

In der Life-Skript-Analyse (▶ Kap. 2) werden dysfunktionale Muster erhoben und im interaktiven Prozess erfasst und diskutiert. Die

Herzratenvariabilitätstrainings-Forschung macht Hoffnung, dass in Kombination mit einer Psychotherapie Veränderungen im neuronalen Netzwerk der Betroffenen stattfinden können. In weiterer Folge ist ein maßgeschneidertes Konzept für Opfer von traumatischen Erlebnissen erforderlich.

Traumaforscher wie van der Kolk weisen darauf hin, dass der Körper nicht vergisst und zahlreiche Methoden befassen sich mit dem Loslassen von Körperblockaden (Dennison 1990; Levine 2013; Klinghardt 2006; Gallo, Vincenzi 2005). Spannend in diesem Zusammenhang ist, dass van der Kolk im Vorwort zu Porges' Buch seine gute Freundin Packer erwähnt, die sich mit der beruhigenden Wirkung von Hexametern befasst. In der eigenen Praxis konnte in einer 24-Stunden-Messung der HRV erkannt werden, dass das Chanten (eine bestimmte Meditationsform mit vorgegebenen Gesängen) zu einer Veränderung der Herzratenvariabilität hin zu einem gewünschten Optimum von 0,1 Hz im Niedrigfrequenzbereich führen kann. Erregungszustände wirken vom Gehirn auf das Herz und wieder zurück auf das Gehirn (▶ Kap. 3).

Porges versucht eine neurobiologische Antwort auf die Frage zu erhalten, warum bestimmte Verhaltensweisen von Personen und Umweltreize bei manchen Personen zu einem Empfinden der Sicherheit und bei anderen zu einem Empfinden von Bedrohung führen. Der Grund dafür liegt in neurobiologisch angeborenen oder erworbenen Verteidigungs- und Abwehrmechanismen, deren Wurzeln im Vaguskomplex liegen, in einer gesunden oder dysfunktionalen Neurozeption.

Für die Fähigkeit positive menschliche Beziehungen aufbauen zu können ist die Kontrolle über die individuellen neurobiologischen Defensivmechanismen notwendig. Es braucht adaptierfähige Systeme für prosoziale und defensive Verhaltensweisen, die in der Lage sind, Informationen aus der Umwelt richtig (als bedrohlich oder sicher) einzuschätzen. Ist die Einschätzung gestört, spricht man von **dysfunktionaler Neurozeption.**

Das Nervensystem des Menschen ermöglicht ihm, Emotionen auszudrücken, zu kommunizieren und physische und behaviorale Zustände zu beeinflussen. Die **Polyvagal-Theorie** verbindet die Entwicklung der Fähigkeit zur neuronalen Steuerung der Herzaktivität mit dem affektiven Erleben, dem emotionalen Ausdruck, dem Ausdrucksvermögen des Gesichts, der stimmlichen Kommunikation und dem Teil des sozialen Verhaltens, der auf das Verhalten anderer Menschen reagiert.

❯ **Die Polyvagal-Theorie weist darauf hin, dass die neuronale Kontrolle des Herzens neuroanatomisch mit der neuronalen Kontrolle der Gesichts- und Kopfmuskeln verbunden ist.**

7.7.1 Die Polyvagal-Theorie und Stress

Ausgehend von Gellhorn (1967, in Porges 2010), der das parasympathische Nervensystem als trophotropes System und das sympathische Nervensystem als ergotropes beschreibt, betrachtet Porges das parasympathische Nervensystem als das die Homöostase regulierende System. Aus seiner Sicht ist Homöostase ein autonomer Zustand, der die Erfüllung viszeraler Bedürfnisse bei Fehlen äußerer Anforderungen fördert (Porges 2010, S. 101).

In diesem Sinne könnte man Stress als Zustand einer Störung der Homöostase sehen, der sich im Rückgang des Tonus des parasympathischen Nervensystems darstellt. Durch Anforderungen von außen wird das sympathische Nervensystem bei Bedarf zugeschaltet. Homöostatische Prozesse regulieren sich durch Feedbackschleifen, die ein rhythmisches Muster ergeben. Sie drücken ein phasisches Ansteigen und Absinken neuronaler efferenter Signale zu den Organen aus (z. B. das Herz). Daraus ergibt sich: Je höher die Amplitude dieser organisierten rhythmischen physiologischen Variabilität ist, desto größer ist die Flexibilität der Reaktionsmodulation (Porges 2010, S. 101).

Interessant ist in diesem Zusammenhang auch, dass ein ansteigender Vagustonus nicht nur eine Steigerung der Energieproduktion im Organismus zur Folge hat, sondern auch wichtig für die Verdauungsorgane (auch Schlucken, Speiseröhre etc.) und die gastritische Motilität (Porges 2010, S. 107) und Atmung (Bronchien). Man könnte hier eine Beziehung herstellen zwischen der Beschwerde des Reflux und einem geschwächten Vagus.

> **Physiologischer Zusammenhang zwischen Stress und Muskulatur**
>
> Green und Green (1999) beschreiben einen physiologischen Zusammenhang zwischen Stress und nicht benötigter Muskulatur (im Stress wird nur diese Muskulatur besonders durchblutet, die für Kampf oder Flucht benötigt wird). Da in einer Gefahrensituation nicht gegessen wird, wird die untere Speiseröhrenmuskulatur etwas schlaffer. Das kann zu Reflux führen. Magen-, Darmbeschwerden und Vagus sind ebenfalls eng gekoppelt.

Eine lange Liste von Beschwerden durch einen geschwächten Vagus könnte hier angeführt werden. Im Präventionsmanagement sollte ein Verständnis dafür vermittelt werden, wie in einer regenerativen Pause das parasympathische System der Menschen trainiert werden kann, beispielsweise durch Atemtechnik.

Porges postuliert, dass die einseitige Fokussierung in der Definition von Stress auf das sympathische Nervensystem ihr Ende erreicht hat. Neuartig ist die Quantifizierung des kardialen vagalen Tonus, der sich aus der Herzrate errechnen lässt und somit ein Feedback über die Power des parasympathischen Systems gibt[1]. Ausgedrückt wird der vagale Tonus als Power der respiratorischen Sinusarrhythmie (RSA, ► Kap. 11). Eine Verringerung des Tonus des parasympathischen Systems vor einer Konfrontation mit einer schwierigen Aufgabe kann einen Hinweis auf physiologische Vulnerabilität oder Stressanfälligkeit geben (Porges 2010, S. 100).

Hinweis: Im Teil Biofeedback in ► Kap. 11 werden verschiedene Stressreaktionstests diskutiert und die damit verbundene Aussagekraft der psychophysiologischen messbaren Veränderungen mittels Biofeedback. Im passiven Reaktionstest wird den Betroffenen eine Ankündigung eines Reizes gegeben, ohne aber Anreize auf dem Computerbildschirm zu zeigen. Der Klient ist ganz allein mit seinen Erwartungsgedanken. Dieses Testverfahren könnte im Sinne Porges dazu verwendet werden, die Vulnerabilität des physiologischen Systems zu messen. Aufgrund der physiologischen Veränderungen der Messwerte während der Erwartungsphase lässt sich ein Bezug herstellen zwischen psychosomatischen oder stressbedingten Beschwerden. Zum Beispiel könnte eine Verengung der Pulsamplitude auf eine Sensibilität im Gefäßsystem hinweisen etc. Für die Auswertung einer 24-Stunden-Herzratenvariabilitätsmessung ist die Veränderung der RSA vor und während Belastungen eine hilfreiche Information im Coaching- oder psychotherapeutischen Prozess.

7.8 Das Herz: Kraftquelle auf Lebenszeit

Das Herz ist eine Höchstleistungsmaschine und Mittelpunkt des Lebens. Es entwickelt sich noch vor dem Gehirn und ist eine elektromagnetische Kraftquelle von 2,4 Watt. Seine Schwingungen und Signale sind bis in die kleinste Zelle messbar. Doch nicht nur das Herz, auch jedes andere Organ schwingt in seiner ureigensten Lebensmelodie. Sind alle diese Rhythmen (Gehirn, Herz, Atmung) im Einklang und in Kohärenz, dann fühlen wir uns wohl, dann ist der Körper gesund, im Flow. In diesem Zustand fühlt sich der Mensch kreativ, dynamisch, lebensfroh und vital. Diese Vitalität ist abhängig von der Anpassungsfähigkeit des Körpers an emotionale, psychische und physische Herausforderungen des Lebens. Der Organismus steht in ständiger Interaktion mit der Außenwelt. Er reagiert „unbewusst" auf eintretende Reize und passt selbständig den geforderten Energiebedarf an die jeweilige Situation an. Er tut dies über die Herzfrequenz im Zusammenspiel mit verschiedenen anderen Organsystemen, wie zum Beispiel Atmung, Nervensystem, Hormonsystem, Gefäßsystem (Pirker-Binder 2008, S. 32 ff.). Daraus folgt, dass die Herzfrequenz keine starre Größe ist, sondern sich individuell an äußere und innere Gegebenheiten anpasst. Dies geschieht durch Veränderung der

---

1   Der Begriff „kardialer vagaler Tonus" ist ein Konstrukt, das die funktionale Beziehung zwischen Hirnstamm und Herz beschreibt (Porges 2010, S. 109).

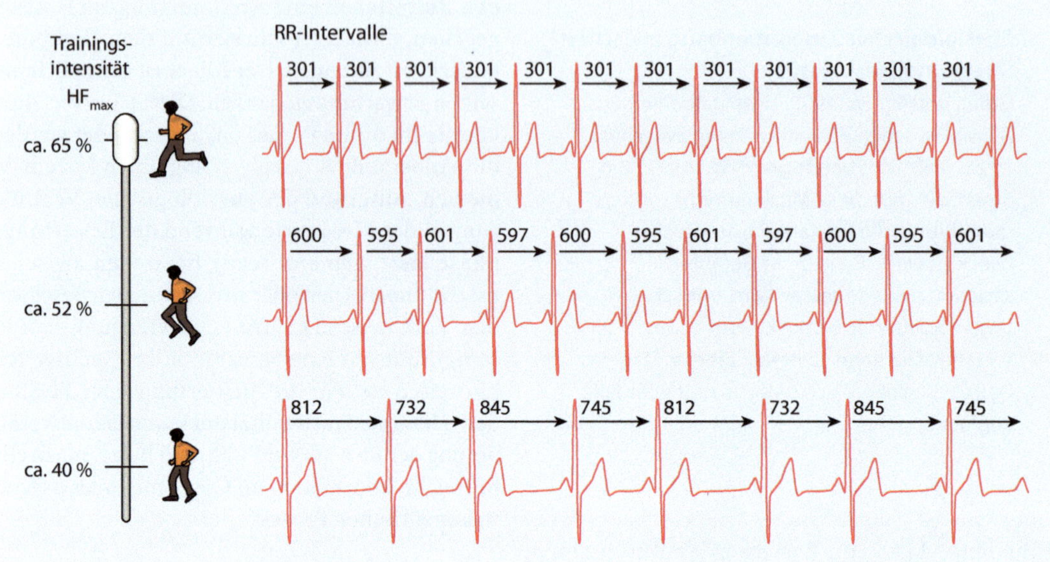

Abb. 7.3 Veränderung der Herzratenvariabilität bei unterschiedlicher Belastung. Bildquelle: Hottenrott 2006, mit freundlicher Genehmigung

zeitlichen Abstände zwischen den einzelnen Herzschlägen (Herzratenvariabilität, ◻ Abb. 7.3).

Herzratenvariabilität als Globalindikator

Mück-Weymann bezeichnet die Herzratenvariabilität als Globalindikator für Schwingungsfähigkeit (Resonanzfähigkeit) und Adaptivität bio-psycho-sozialer Funktionskreise im Austausch zwischen Organismus und Umwelt. Sie wirkt wie ein Puffer oder Interface, das dem Körper die Kommunikation mit der inneren und äußeren Umwelt erleichtert (Mück-Weymann 2010).

Je besser sich der Körper an die täglichen Herausforderungen, Belastungen und Stress anpassen kann, desto größer ist der Gleichklang der im Körper erzeugten Schwingungen. Diese Harmonie der Rhythmen (Gehirn, Herz, Atmung) wird **Kohärenz** genannt.

Anhand der Grafik in ◻ Abb. 7.3 lässt sich erkennen, dass bei zunehmender Belastung die Variabilität abnimmt und der Herzschlag immer regelmäßiger wird.

Rückt man die physiologischen Prozesse in den Blickwinkel des Scheinwerfers einer gelingenden Prävention, wird sichtbar, dass Interventionsmaßnahmen, die nicht in ein allgemeines Verständnis der Zusammenhänge und Ganzheit gerückt sind, keine längerfristige Veränderung zu mehr Gesundheit bringen können. Es ist notwendig, dass die Energieproduktion und Steuerung im Organismus mit beobachtet wird, wenn Erschöpfung eintritt. Eine Aktivierung, die zu lange andauert, kann die Energiereserven erschöpfen, aber auch die Energieproduktion unmöglich machen, sogar die Ausschüttung notwendiger Hormone durch eine Schwächung der damit verbunden Organe verhindern. Hier stellt sich oft die Frage, wo der Kreislauf beginnt. Vielleicht doch im Denk- und Erlebensmuster der jeweiligen Person. Die Life-Skript- und die Work-Skript-Analyse bauen in Kombination mit der Life-Energy-Analyse darauf auf.

In ▶ Kap. 11 wird auf die Methode, Messung und Training und im Besonderen auf die Herzratenvariabilität der **Biofeedback-Methode** näher eingegangen. Biofeedback dient der Öffnung des Bewusstseins für das bereits Beschriebene.

Ziele einer Biofeedbackmessung und -trainings sind:

- eine Erkenntnis über unbewusste Gefühle und Denk- und Erlebnismodelle, die einen Einfluss auf den Energieverbrauch zu gewinnen,
- das Zusammenspiel zwischen Aktivierung, Deaktivierung und Regeneration zu erkennen und
- im Herzratenvariabilitätstraining die Stärkung der Funktionsfähigkeit des Nervus vagus zu erreichen.

Ein wesentlicher Aspekt für die Prävention und die Intervention ist die Vermittlung eines grundlegenden Verständnisses, wie Reize verarbeitet werden und wie Bewertung im Gehirn verankert ist. Daraus erklärt sich, warum eine Veränderung eines Denkprozesses oder einer negativen Einstellung nicht so einfach zu bewerkstelligen ist. Die Life-Skript- und die Work-Skript-Analyse sind Leitfäden für die Inhalte im Austausch mit Menschen und ihren Bewertungen, Denkmustern und Gefühlen. In einem weiteren Schritt kann der Betroffene, wenn ihm die Zusammenhänge verständlich sind, zu seinen Denkmustern und Gefühlen Stellung nehmen. Jetzt kann er über Veränderungen nachdenken, Neubewertungen vornehmen und erste Handlungsschritte setzen.

Literatur

Dahlke R (2013) Störfelder und Kraftplätze, wie man die einen beseitigt und die anderen nutzt. Crotona Verlag, Amerang

Dennison PE (1990) Befreite Bahnen. Angewandte Kinesiologie. VAK, Kirchzarten

Eichinger U, Hoffmann-Nachum K (2012) Der Burnout-Irrtum, ausgebrannt durch Vitalstoffmangel – Burnout fängt in der Körperzelle an; das Präventionsprogramm mit Praxistipps und Fallbeispielen. Systemed, Lünen

Gallo FP, Vincenzi H (2005) Gelöst, befreit, entlastet. Klopfakupressur bei emotionalem Stress. 4. Aufl VAK, Kirchzarten

Gellhorn E (1979) Principles of autonomic – somatic Integrations: physiological basis and psychophysiological and clinical implications. University of Minnesota, Minneapolis

Green E, Green A (1999) Biofeedback, eine neue Möglichkeit zu heilen. 2. Aufl Hermann Bauer, Breisgau

Hottenrott K (2006) Trainingskontrolle mit Herzfrequenz-Messgeräten. Meyer und Meyer, Aachen

Klinghardt D (2006) Lehrbuch der Psychokinesiologie. 7. Aufl. Ink, Stuttgart

Kuklinski B, Schemionek A (2012) Schwachstelle Genick, Ursachen, Auswirkungen und erfolgreiche Therapie. 12. Aufl, Urban und Fischer, München

Levine PA (2013) Vom Trauma befreien. Wie Sie seelische und körperliche Blockaden lösen. 7. Aufl, Kösel München

Morschitzky H (2004) Angststörungen. Diagnostik, Konzepte, Therapie, Selbsthilfe. 3. Aufl, Springer Wien NY

Mück Weymann (2010) Was verrät die „Herzratenvariabilität"? URL: http://www.hrv24.de/HRV-Einfuehrung.htm, Zugriff 21.12.2015

Österreichische Akademie der Ärzte (2015) Orthomolekulare Medizin. URL: http://www.arztakademie.at/fileadmin/template/main/OeAeKDiplome PDFs/ Diplom-Richtlinien/ RL07_Orthomolekulare_Medizin.pdf Zugriff am 2.2.2015

Pauling L (2015) Orthomolekulare Medizin. URL: http://de. wikipedia.org/wiki/Orthomolekulare_Medizin Zugriff am 2.2.2015

Pinel JP (1997) Biopsychologie, eine Einführung. Spektrum, Heidelberg Berlin

Pirker-Binder I (2008) Biofeedback in der Praxis, Bd. II Erwachsene, Springer Wien New York

Porges S W (1995) Cardial vagal tone: a physiological index of stress. Neuroscience and Biobehavioral Reviews 19: 225–233

Porges SW (2010) Die Polyvagal-Theorie. Neurophysiologische Grundlagen der Therapie. Emotion, Bindung, Kommunikation und ihre Entstehung. Junfermann Paderborn

Rau M (2015) Nebennierenschwäche (Adrenal Fatigue). Selbsthilfe bei chronischer Erschöpfung. URL: http://www.adrenal-fatigue.de/ Zugriff 12.3.2015

Rauland M (2001) Chemie der Gefühle. Hirzel, Stuttgart

Stark M (2014) Nahrung als Medizin. Wiedenhofer

Van der Kolk BA, McFarlane A, Weisaeth L (2000) Grundlagen und Behandlungsansätze. Theorie, Praxis, Forschung zu posttraumatischem Stress und Traumatherapie. Junfermann, Paderborn

Van Hemert S, Breedveld AC, Rovers JMP, et al (2014) Migraine associated with gastrointestinal disorders: Review of the Literature and Clinical Implications. Frontiers in Neurology. 2014;5:241. doi:10.3389/fneur.2014.00241.

Der Darm und seine Gefühle

Beatrice Rieser-Lembang

© Springer-Verlag Berlin Heidelberg 2016
I. Pirker-Binder (Hrsg.), *Prävention von Erschöpfung in der Arbeitswelt*,
DOI 10.1007/978-3-662-48619-1_8

Ein vernünftiger Mensch passt sich der Welt an; der Unvernünftige versucht, die Welt seinen Wünschen anzupassen. Deshalb hängt der Fortschritt von den Unvernünftigen ab
(George Bernhard Shaw)

Wo ist der Sitz der Gefühle? Allein schon der Versuch einer Beantwortung dieser Frage zeigt die Komplexität und die Vielfalt des Phänomens „Emotionen" auf. Galt der Sitz im Gehirn lange als gesichert, so versuchen wissenschaftliche Untersuchungen der letzten Jahre, eine direkte Verbindung des Darmes mit dem Gehirn nachzuweisen. Der Darm ist demnach nicht nur Transportinstrument der Nahrung von „oben nach unten" bzw. Nährstofftransporteur, er greift auch in den Stoffwechsel ein, ist wichtiger Bestandteil des Immunsystems und funktioniert als Kommunikationsinstrument zwischen den Organen und dem Gehirn. Die spannende Reise zur Entdeckung des Darmes als hochkomplexes System hat gerade erst begonnen.

8.1   Wie der Darm Denken und Fühlen beeinflusst

Jeder, der schon einmal vor einer Prüfung den Gang zur Toilette mehr als einmal gegangen ist, weiß, wie direkt Emotionen auf das Verdauungssystem wirken. Wie aber ist es umgekehrt, das heißt, wie wirkt der Darm auf die Emotionen? In den letzten Jahren zeigt sich verstärkt wieder Interessen am Darm und seinen Auswirkungen auf andere Körperorgane, insbesondere auf das Gehirn. Wissenschaftliche Untersuchungen versuchen eine direkte Verbindung des Darmes mit den Gefühlszentren im Gehirn nachzuweisen. Eine erste Spur führt zu den Darmbakterien.

Dass Darmbakterien das Immunsystem beeinflussen, ist hinreichend bekannt, dass sie aber direkte Auswirkungen auf Emotionen und Gefühle haben sollen und damit Einfluss auf Psyche und Verhalten, wirft ein völlig neues Licht auf die Verdauung und wie sie sich auf die Gemütszustände des Menschen auswirkt.

Im westlichen Gesundheitsverständnis wurde der Darm lange als reines Verdauungsorgan gesehen. Mit einer Gesamtoberfläche von ca. 300 bis 400 m^2 ist er das mit Abstand größte Organ im menschlichen Körper. 70% aller Abwehrzellen sind dort angesiedelt. Der Darm ist sozusagen das Trainingszentrum der Immunabwehr. In ihm befinden sich ca. 1000 verschiedene Arten von Bakterien, deren Anzahl zusammen auf ca. 10 Billionen geschätzt wird, mit einem Gesamtgewicht von 2 kg.

Neben seiner Aufgabe, die beim Essen aufgenommene Nahrung aufzuspalten und in umgewandelter Form an das Blut weiterzugeben und damit im ganzen Körper zu verteilen, werden außerdem Hormone und Vitamin K, das als Zentrum der Gesundheit bezeichnet wird, gebildet. Vitamin K kontrolliert die Blutgerinnung, aktiviert die Knochenbildung und hält die Gefäße sauber, indem es das Kalzium im Blut daran hindert, sich als Plaque in den Arterien festzusetzen und diese zu (◘ Abb. 8.1).

Der Darm ist ein eigenständiges Organ, befindet sich jedoch in ständigem Austausch mit anderen, benachbarten Organen. „Der Darm spricht quasi mit vielen anderen Organen und leitet so den Stoffwechsel. Er transportiert aber nicht nur Nahrung, sondern er greift selbst in den Stoffwechsel ein. Neueste Annahmen gehen sogar davon aus, dass der Darm und die Darmbakterien Hunger und Sättigung und damit auch Fettleibigkeit beeinflussen" (Hartl 2012), postuliert Rainer Schöfl, Leiter der Abteilung für Gastroenterologie am Krankenhaus der Elisabethinen in Linz.

Im Darm befindet sich ein Netz von ca. 100 Millionen Nervenzellen, die auch als enterales Nervensystem bezeichnet werden und deren Anzahl etwa vier bis 5-mal so hoch ist wie die gesamten Nervenzellen im Rückenmark. Es verteilt sich über den gesamten Verdauungstrakt von der Speiseröhre bis in den Enddarm. Neuesten Forschungen zufolge ist es aber nicht nur dieses Nervensystem, das die Verbindungen zum Gehirn und seinen emotionalen Bereichen herstellt, sondern auch die Darmbakterien dienen als unabhängige Boten und als Kommunikationsinstrument zwischen den beiden Organen.

Wie aber funktioniert nun dieser Informationsaustausch und welche direkten Auswirkungen auf unser Gefühlsleben hat er? Man vermutet, dass dies einerseits über die Nervenbahnen geschieht und andererseits über Hormone. Wie viel an Informationen über die Bakterien an das Gehirn gelangt, ist zur Zeit nicht bekannt. Bekannt ist allerdings, dass

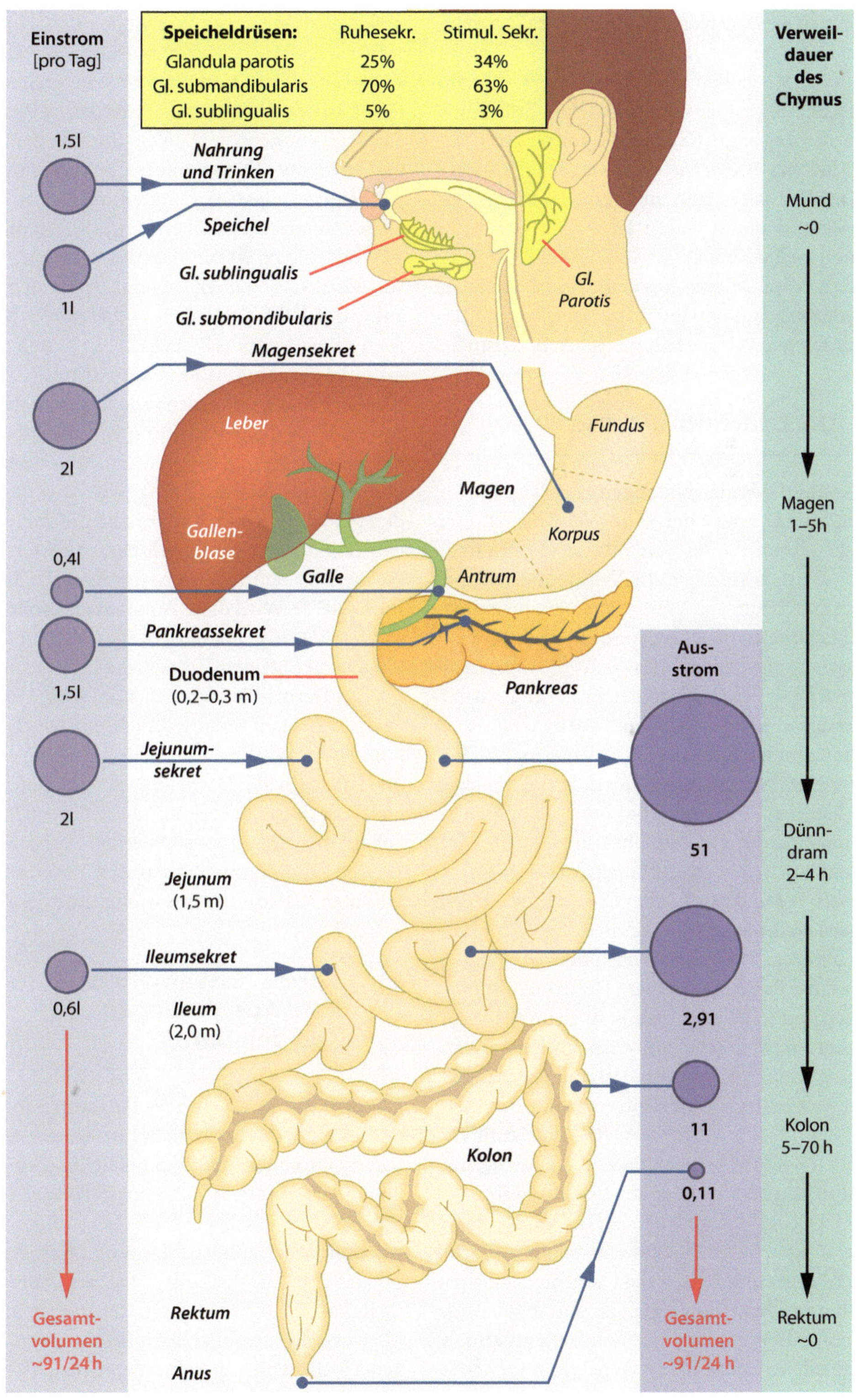

■ Abb. 8.1　Verdauungssystem. Bildquelle: Birbaumer u. Schmidt 2003

fast doppelt so viele Nervenbahnen vom Darm ins Gehirn existieren wie umgekehrt.

Emeran Mayer von der University of California in Los Angeles geht davon aus, das das „little brain" (Darm) das „big brain" (Hirn) mit Informationen versorgt (Hadhazy 2010). Das erklärt auch die Wirkung von Antidepressiva und anderen Medikamenten auf das jeweils andere Organ. Die Neurotransmitter Dopamin und Serotonin, die auch im Gehirn für das psychische Wohlbefinden zuständig sind, konnten im Darm, unabhängig vom Gehirn, nachgewiesen werden d. h. der Darm produziert seine eigenen Botenstoffe.

8.2   Die Bauch-Hirn-Achse

Jeder kennt die Redewendungen „das liegt mir im Magen", „der Darm ist der Vater aller Trübsal", „ich schlucke alles hinunter", „ich fresse alles in mich hinein" oder „ich bin sauer". Im Volksmund, der ja oft ein Sammelsurium von Weisheiten aus jahrhundertealten Überlieferungen ist, werden Ausdrücke wie „vor etwas Schiss haben" oder „sich vor Angst in die Hose machen" verwendet. In den Erfahrungswissenschaften und der Naturheilkunde wird dieser direkten Verbindung von Bauch und Hirn schon lange Bedeutung zugemessen. Vor allem die traditionelle chinesische Medizin (TCM) und das Ayurveda sehen im Darm das Zentrum der Gesundheit. In der TCM trennt der Dünndarm reine von und unreinen Stoffen, sowohl auf physischer und psychischer Ebene. Es wird nicht unterschieden zwischen dem Körperlichen, Grobstofflichen und dem Seelischen, Feinstofflichen – für den Darm ist das dasselbe. Was dem Darm gut tut, wirkt sich auch positiv auf die Seele aus. Auch im Ayurvedischen werden psychische Probleme mit einer Darmreinigung und einer Nahrungsumstellung behandelt.

Im westlichen Gesundheitsverständnis blieben das wissenschaftliche Interesse und die damit verbundenen Beweise, bis auf einige Ausnahmen, lange aus. Bezieht man sich aber auf das alte Heilwissen und setzt sie in Bezug zu neuen Forschungsergebnissen, so wird deutlich, dass schädliche Stoffe, die in den Körper eindringen, vom Darm an das Gehirn gemeldet werden. Das Gehirn ist nun in der Lage, auf Grund dieser Informationen Gegenmaßnahmen einzuleiten, damit diese Giftstoffe auf schnellstem Weg das System wieder verlassen. So ist es auch

umgekehrt. Verstärkte Aktivitäten im Gehirn lösen sofort verstärkte Aktivität im Darm aus.

Aus der Hirnforschung ist schon länger bekannt, dass körperliche Symptome psychische Reaktionen auslösen können. Stephen Collins von der McMaster University, Ohio konnte in Tierversuchen bereits nachweisen, dass Angst auch unter Einfluss von Darmbakterien entstehen kann (Spektrum 2012). Was bedeuteten würde, dass die Nahrung und alles, was wir zu uns nehmen, tatsächlich direkten Einfluss auf unser Fühlen, Denken und Handeln hat. „Der Mensch ist was er isst", bekäme in diesem Zusammenhang nochmals eine verstärkte Bedeutung. Kirsten Tillisch untersucht seit Jahren an der ULCA in den USA die Auswirkung von Darmbakterien auf das Gehirn und die emotionale Verfassung. Sie konnte tatsächlich der Bezug zwischen einer gesunden bzw. kranken Darmflora und die darauffolgenden Reaktionen auf Emotionen, Affekten und die sensorische Verarbeitung nachweisen (UCLA Newsroom 2013). Wird diese Annahme in weiteren Versuchen bestätigt, dann wird die „Nahrung für das Hirn" bald Einzug in die tägliche Ernährung halten.

Der Darm ist jedoch nicht nur für die Versorgung von Nährstoffen verantwortlich, er ist auch ein Entgiftungsorgan. Wird zum Beispiel bei Leber- Galleerkrankungen der Darm schlecht entgiftet, muss die Leber die doppelte Leistung übernehmen. Das kann, vor allem der anthroposophischen Medizin zufolge, zu Leber- und Darmerkrankungen führen und einem erhöhten Risiko, an Depressionen zu erkranken.

8.3   Stress, Essverhalten und Auswirkungen auf den Darm

Dauerhafter Stress, innere Belastungen, Unruhe oder Burnout können nicht nur Körper und Geist schädigen, sondern für die Entstehung von Krankheiten mitverantwortlich sein, die bisher in keinen Bezug zu psychischen Dauerbelastungen gesetzt wurden. Machen sich Menschen Sorgen, leiden sie an Schlaflosigkeit oder Depressionen. Appetitlosigkeit, erhöhter Appetit, Reizmagen bis hin zu Magengeschwüren, Reizdarmbeschwerden, Blähungen, Übelkeit oder undefinierbare Bauchschmerzen sind direkte Begleiterscheinung dieser psychischen

Befindlichkeiten. Das Verdauungssystem reagiert unmittelbar auf psychisch-emotionale Belastungen. Sehr oft kann keine physische Krankheitsursache gefunden werden, weswegen Menschen oft eine jahrelange Leidensgeschichte hinter sich haben.

Dethlefsen als Psychologe und Dahlke als Mediziner haben bereits Mitte der 90er-Jahre versucht, diesen Zusammenhang von psychischer Verfassung und körperlicher Befindlichkeit bei der Nahrungsaufnahme und dem Verdauungsvorgang zu erklären (Dethlefsen u. Dahlke 1994). Der Verdauung wurde schon damals Ähnlichkeit mit den Hirnfunktionen zugesprochen, wenn auch nicht in ihrer Funktion als Organ, sondern in ihren Aufgaben als Verdauungsorgan. Das Gehirn bzw. das Bewusstsein verdaut Eindrücke aus der äußeren Welt, der Verdauungsapparat verdaut stoffliche Nahrung, die dem Inneren zugeführt wird. Dieser Verarbeitungsprozess wird von Enzymen und Darmbakterien durchgeführt. Sie zerlegen Kohlenhydrate, Eiweiße und Fette in ihre Bausteine, um sie durch das Blut im gesamten Körper den Organen zukommen zu lassen, die diese Nahrungsbestandteile für ihre Funktionen benötigen.

Inzwischen gilt es als gesichert, dass das sogenannte Darmhirn ein hochkomplexes System ist, das Informationen aufnehmen, verarbeiten und weitergeben kann. Der Zustand der Darmbakterien wirkt sich damit entscheidend auf das Wohlbefinden des gesamten Organismus aus. Es besteht eine enge Verbindung zwischen dem Darm und der Seele. Die Darm-Hirn-Achse illustriert diesen Zusammenhang auf eindrucksvolle Weise. Das Institut „Initiative Gehirnforschung Steiermark" befasst sich, in Zusammenarbeit mit namhaften Institutionen, mit dem Kommunikationssystem Magen-Darm-Gehirn (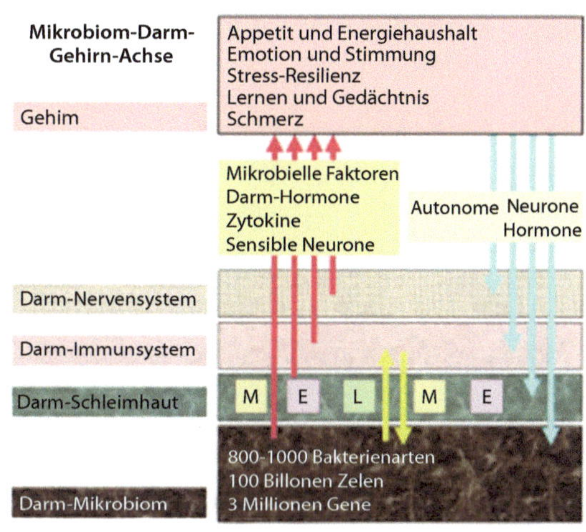 Abb. 8.2). Das Team um Peter Holzer konnte dabei vier Informationskanäle zwischen dem Gehirn und dem Magen-Darm-Trakt herausfinden:

- Signale des Darmmikrobioms
- Darmhormone
- Immunbotenstoffe
- Sensorische Neurone

Abb. 8.2 Die Mikrobiom-Darm-Gehirn-Achse. Bildquelle: Institut für experimentelle und klinische Pharmakologie der Universität Graz, mit freundlicher Genehmigung von Prof. Dr. Peter Holzer

Über diese Bahnen üben sie Einfluss auf die psychische Befindlichkeit bzw. Stressanfälligkeit, die Emotionen und mit ihnen auf die kognitiven Prozesse und die Menge an Nahrungsmitteln, die der Mensch zu sich nimmt, aus.

Neueste Forschungen befassen sich entsprechend mit dem Einfluss der Darmbakterien auf die Stoffwechselprozesse und damit auf die Auswirkungen auf das Gewicht. An der Universität Leuven in Belgien, unter der Leitung von Patrice Cani haben Untersuchungen gezeigt, dass sich die Darmflora, auf Grund von starkem Fettkonsum nicht nur veränderte, sondern sie entsprechend durchlässig machte, was toxischen Molekülen ungehindert Zugang zu verschiedenen Organen verschaffte und bei diesen Entzündungsreaktionen verursacht (Cani et al. 2012).

Die sogenannte Darmflora bzw. Mikrobiota wie sie heute genannt wird, hat Einfluss auf Gefühle, auf Motivation, Immunabwehr und das Frühwarnsystem bei Erkrankungen. Sie beeinflussen damit das Verhalten mehr, als bisher angenommen. Um sich gesund und aktiv zu fühlen, wird es deshalb wichtig sein, einerseits Stressreize zu vermeiden bzw. zu reduzieren und andererseits darauf zu achten, welche Nahrung wir den Darmbakterien zukommen lassen, damit sie ihrer überaus wichtigen Aufgabe im menschlichen Körper problemlos nachgehen können.

Man kann tatsächlich einige wichtige Dinge erfüllen, um das Glück der Darmbakterien und damit unseres Gehirnes zu sichern.

8.4   Tipps für einen glücklichen Darm

8.4.1   Mehr Enzyme essen!

Enzyme sind für die Verdauung der Nahrung zuständig und setzen wertvolle Vitamine, Mineralstoffe und Aminosäuren frei. Die besten Quellen sind rohes unbearbeitetes Obst, Gemüse, Eier, Fleisch und Fisch. Es würde schon genügen, wenn 1-mal pro Tag eine Rohkostplatte mit Fenchel, Karotten, Lauch, rote Rüben oder Sellerie zu oder vor den Hauptmalzeiten gereicht wird. Enzymreiche Lebensmittel sind rohes Sauerkraut, Zwiebeln, Knoblauch oder frische Kräuter.

Sojasauce ist eines der ältesten Enzymmittel überhaupt. Pepsin-Wein wirkt bereits im Magen und schützt diesen vor den Angriffen von zu viel Salzsäure, wie es bei Stress sehr häufig der Fall ist. Seine ganze Wirkung entfaltet er im Dünndarm, wo er die natürlichen Enzyme bei seiner Arbeit unterstützt.

8.4.2   Laktobazillen und Bifidobakterien zu sich nehmen!

Sie helfen der Darmschleimhaut bei der Regeneration und unterstützen die Immunabwehr des Körpers, die bis zu 70% im Darm organisiert wird. Bifidobakterien senken den PH-Wert im Dickdarm und halten Krankheitserreger wie Salmonellen ebenso wie Fäulnis- und Kolibakterien fern, weil diese das saure Milieu nicht mögen. Der *Lactobacillus acidophilus* ist eine Quelle nützlicher Darmbakterien und reinigt den Darm.

Quellen für Laktobazillen und Bifidobakterien sind *Acidophilus*-Kulturen auf Soja-, Milch- und Hefebasis wie Biojoghurt, Sauermilchgetränke, Kefir, Kombucha, Buttermilch und Kanne-Brottrunk.

8.4.3   Unterstützung der Serotoninbildung!

An der Bildung von Serotonin sind die Aminosäure Trytophan, Vitamin C, Magnesium, Mangan, Omega-3-Fettsäuren, Pektin und Zink beteiligt.

Vitamin D ist ein wichtiger Faktor, dessen natürliche Quelle das Tageslicht bzw. Sonnenlicht sind. Mit diesen Stoffen muss der Körper ausreichend versorgt werden. Lebensmittel wie Sonnenblumenkerne, Sesam, Quinoa, Pilze, Mandeln und Nüsse, Leinsamen, Kürbiskerne, Kokosöl, Hirse, Hafer, Ginseng, Cashewnüsse, Bananen, Amaranth und Algen können helfen, die Serotoninproduktion anzukurbeln.

8.4.4   Das Essverhalten überprüfen

Wie etwas gegessen wird d. h. in welcher emotionalen Verfassung der Mensch sich befindet, wenn er Nahrung zu sich nimmt, hat einen wesentlichen Einfluss darauf, wie die Nahrung verwertet wird. In der modernen Ernährung fehlt es an Zeit. Der Mensch kann sich durch den Alltag nicht mehr auf die wesentlichen Dinge konzentrieren. Die Handys liegen neben dem Essen auf den Tischen, die allzeitige Verfügbarkeit mindert das Vergnügen an dem, was gerade getan wird und Fertigmenüs vertraut man mehr als den eigenen Kochkünsten. Der Weg ins Restaurant ist nicht mehr die feierliche Ausnahme, sondern Alltag. Die stetige Verfügbarkeit von Lebensmitteln erleichtert den Griff zu vorgefertigter Nahrung, der Mensch isst sogar dann, wenn er nicht hungrig ist. Bei der Arbeit wird gesnackt anstatt gegessen, der Griff zur Schokolade oder zum Sandwich ist leichter, als sich einen Teller Salat zuzubereiten. Es wird nebenbei gegessen, neben dem Fernseher, neben dem Computer, neben den Unterlagen, neben einer Besprechung. Nahrungsaufnahme ist zur Nebensache geworden. Es wird immer weniger selbst gekocht und gemeinsam gegessen. Im Privaten verfolgt jeder seine Freizeitbeschäftigungen, Essen ist schnell davor oder kurz danach. Der Genuss im Kleinen geht immer mehr verloren. Essen ist nicht mehr die Hauptsache, wie sie es eigentlich sein sollte, sie ist zur lästigen Nebensache geworden, der man sich erst wieder zuwendet, wenn das Verdauungssystem rebelliert. Sich Zeit nehmen zum Einkaufen, Kochen und Essen heben den Stellenwert des Essens, des Essverhaltens und der Zubereitung.

Der Darm ist ein zentrales Organ für das Wohlbefinden, die allgemeine Gesundheit, die

Lebensfreude und des Antriebes. Allein schon aus diesem Grund sollte man sich Zeit für seine Pflege, seine Entgiftung, seine Heilung und seine Reinigung nehmen. Dazu gibt es vielfältige Möglichkeiten.

8.4.5 Darmsanierung

Wie schon erwähnt, beherbergt eine gesunde Darmflora eine große Anzahl unterschiedlicher Mikroorganismen. Im Darm leben Milliarden von Bakterien, die für eine optimale Verdauung, Abwehr und Nährstoffverwertung unerlässlich sind. Die Darmflora besteht zu einem Großteil aus Milchsäurebakterien, wie dem *Lactobacillus acidophilus* und dem *Bifidobacterium bifidum*, die auch als Darmsymbionten bezeichnet werden.

Ob einer vernünftigen Darmsanierung eine Darmreinigung vorausgeht, kommt auf die Beschwerden und auf den Zustand an. Der amerikanische Arzt Richard Anderson war der Überzeugung, dass eine fachkundige und gezielte Reinigung des Darmes eine gute Einleitung für eine Darmsanierung darstellen kann, auf deren Grundlage der Aufbau einer kaputten Darmflora basiert. Viele Mediziner weisen jedoch auf die Gefahren von Colon-Hydro-Therapien oder oftmaligen Einläufen hin und räumen in der Unterstützung der natürlichen Funktionen des Darmes, einer Umstellung der Ernährung, einer Versorgung mit den natürlichen Darmbakterien und einer stressfreien Lebenseinstellung bessere Möglichkeiten ein, den Darm zu sanieren.

Heilfasten Heilfasten stellt die strengste Form der Diätetik dar. Auf feste Nahrung wird komplett verzichtet, dafür wird reichlich Flüssigkeit in Form von Wasser, Tees, Gemüse- und Fruchtsäfte und klare Suppen aufgenommen. Aus anthropologischer Sicht haben lange Fastenperioden schon immer zum Menschsein gehört. Naturkatastrophen, Kriege, Vertreibungen haben dazu geführt, dass Menschen Nahrung nicht immer zur Verfügung hatten. Das heißt, der Körper ist daran gewöhnt und darauf ausgerichtet. Erst in einer relativ kurzen Periode der Menschheit und auch nur in bestimmten Teilen der Welt gibt es ein Überangebot von Nahrung.

Heilfasten kann also durchaus Sinn machen, eine Übergangsphase der Ernährungsweise zu begleiten. Viele Menschen empfinden es als angenehm, den Körper zu entlasten und zu regenerieren. Bei einigen Krankheitsbildern wie Rheuma, Reizdarmsyndrom, Adipositas, Burnout, chronischer Obstipation etc. kann Heilfasten hilfreich sein, es muss jedoch vor dem Beginn einer Fastenkur eine ärztliche Untersuchung vorgenommen werden.

8.4.6 Meditation

Meditation wird auch als Medizin im Lotussitz bezeichnet. Sie wurde lange belächelt. Inzwischen gibt es zahlreiche Studien, die die positiven Auswirkungen auf den gesamten Organismus und das Gehirn belegen. Meditieren ist Psychohygiene, die dabei hilft, den Geist zu entleeren. Die äußere Welt beschleunigt sich immer mehr, da ist es wichtig, ein inneres Gleichgewicht zu schaffen, den Körper und den Geist zu entschleunigen.

Was passiert im Körper? In meditativem Zustand werden Stresshormone abgebaut, die Muskulatur entspannt sich, der Blutdruck sinkt, Angst und depressive Zustände nehmen ab. Wolf Singer, ein Molekular- und Hirnforscher räumt der Meditation die Fähigkeit ein, seinen Geist zu ordnen (Singer u. Ricard 2008). Es kommt zu einer bewussten Reizverarbeitung und verbessert somit die Lernfähigkeit und die Fähigkeit sich auf etwas zu konzentrieren. Die Durchblutung des Gehirns verbessert sich, Alphawellen werden als Zeichen tiefer Entspannung erzeugt. Meditation schärft die Kreativität und verbessert das Reaktionsvermögen. Eigenschaften, die sowohl Unternehmen an ihren Mitarbeitern schätzen, als auch für ein ausgewogenes Leben unerlässlich sind. Millionen Menschen meditieren, um zu mehr geistigen Kräften und mehr Gelassenheit in der Alltagshektik zu finden. Es darf angenommen werden, dass bei den bereits vorliegenden Ergebnissen verschiedenster Studien der Auswirkungen von Mediation auf Körper und Gehirn, dieselben Auswirkungen auf den Verdauungsapparat haben. Meditation ist eine hervorragende Entspannungsmethode und eine Möglichkeit, mit den starken Kräften in unserem Inneren in Berührung zu kommen.

8.5   Stress und Wassermangel – ein Teufelskreis

Ein Modetrend, der heute allerorts zu beobachten ist, und der positive Auswirkungen auf Gesundheit und Stressverhalten hat, ist das tägliche Trinken von möglichst viel (empfohlene Menge im Durchschnitt 1,5 bis 2 Liter täglich) Wasser. Bereits in den 80er-Jahren hat Fereydoon Batmanghelidj, ein iranischer Arzt und Alternativmediziner, sich bemüht, den gefährlichen Kreislauf von Stress und Dehydration und die damit ausgelöste hormonelle Überreaktion, zu erklären (Batmanghelidj 2002). Stress verursacht Dehydration und Dehydration verursacht Stress. Ein Paradox auf den ersten Blick. Aber was auch immer die Ursache der Austrocknung ist, sie kann Stress verursachen und durch die Unterversorgung der Zellen entsprechender Organe von Wasser zur Dehydration führen.

Der menschliche Körper besteht zu zwei Dritteln aus Wasser. Viele Menschen sind dehydriert und wissen es nicht. Bei einer milden Dehydrierung beträgt der Flüssigkeitsverlust drei bis fünf Prozent, bei einer starken Dehydrierung bereits mehr als zehn Prozent. Eine leicht Austrocknung durch intensive Übungen, Wärme, Durchfall, Erbrechen oder dem Trinken von Alkohol bleibt von vielen Menschen unbemerkt. Eine schwere Austrocknung zeigt dramatische Symptome und kann sogar zum Tod führen. Da ist es schon fast logisch, dass bei leichtem Stress die beste Hilfe für den Körper das Trinken eines Glases Wasser ist.

Eine wichtige Rolle in diesem Kreislauf spielen die Nebennierenrinden. Werden sie nicht ausreichend mit Wasser versorgt, stellt sich als eines der häufigsten Symptome Müdigkeit ein. Es können aber auch Symptome wie das Verlangen nach salzhaltigen oder auch zuckerhaltigen Lebensmitteln auftreten oder das Gefühl, entwässert und durstig zu sein. Oder man hat Schwierigkeiten beim Einschlafen, sich zu entspannen oder ist ganz einfach erschöpft. Welche Verbindung besteht aber nun zwischen Wasser und Nebennieren?

Nebennieren sind zwei kleine Drüsen, die oben auf den Nieren sitzen und zusammen mit der Schilddrüse unter anderem für die Bildung des Hormons Aldosteron verantwortlich zeichnen. Aldosteron ist ein Hormon, das die Konzentration von Flüssigkeit und von Mineralien regelt. Aber die Nebennieren sind auch für die Regulierung von Stress verantwortlich! Das bedeutet, wenn man verstärkt unter Stress steht, zirkuliert verstärkt mehr Aldosteron und Natrium im Körper. Ist der Stress vorüber, müssen das Aldosteron und das Natrium den Körper wieder verlassen und das geschieht über die Nieren und den Urin.

Wenn also der Körper häufigem Stress ausgesetzt ist, dehydrieren die Nebennieren und schwächen damit den Körper. Auch wenn viel Wasser getrunken wird, ist er nicht mehr in der Lage, die Feuchtigkeit, die gebraucht wird, sofort auszugleichen. Andere körpereigene Hormone wie Endorphine, Kortison, Prolactin und Vasopressin werden durch Dehydrierung in ihrer Funktionsweise blockiert bzw. behindert. Sie können die ausgleichende Funktion nicht mehr in vollem Maße erfüllen.

Was aber kann man tun, um ein Dehydrieren des Körpers und damit eine Nebennierenschwäche des Körpers zu vermeiden? Hier ein paar Tipps mit wenig Aufwand aber großer Wirkung:

Nun, es dürfte hinreichend bekannt sein, dass **gerade** in Zeiten von Stress sehr oft zu wenig auf das Trinken von ausreichend Wasser geachtet wird. Aber schon **vor** wasserintensiven Stresssituationen sollte für eine regelmäßige Flüssigkeitszufuhr in kleinen Schlucken über einen längeren Zeitraum hindurch gesorgt werden. Man kann sich Körperzellen wie kleine Schwämme vorstellen, die, sind sie erstmals dehydriert, ein wenig Zeit brauchen, um wieder mehr Wasser aufnehmen zu können. Trinken muss man, **bevor** man durstig wird. Wichtig ist auch, zu den Mahlzeiten so viel Wasser als möglich zu trinken. Ein angenehmer Nebeneffekt ist, dass man dadurch automatisch weniger isst. Wasser hilft zudem, zusammen mit dem Magensaft, die Nahrung zu verdünnen und in der Folge besser zu verstoffwechseln. Es verhindert eine Konzentration des Blutes als Folge der Nahrungsaufnahme. Ist das Blut konzentriert, zieht es Wasser aus den umgebenden Zellen ab.

Kaffee und Alkohol sollten nur in kleinen Mengen getrunken werden und Limonaden komplett vom Speiseplan verschwinden.

Vor oder nach einer sportlichen Betätigung muss ausreichend getrunken werden, um den Körper erst gar nicht dehydrieren zu lassen.

Vor dem Schlafengehen sollte ausreichend getrunken werden. Denn nur ein guter Schlaf garantiert eine ausgleichende Wirkung bei Stress und in Stresssituationen. Ein guter Schlaf nährt auch die Nebennieren.

Darum ist es besonders wichtig, gerade **dann** ein Glas Wasser zu trinken, wenn der Stress gerade dieses vergessen lässt. Klingt das zu einfach? Überhaupt nicht. Der Zusammenhang zwischen dem Trinken von Wasser und Stressabbau ist gut dokumentiert (Schloffer 2010; Spraul 2009). Alle unsere Organe, einschließlich unseres Gehirns, benötigen Wasser, um richtig zu funktionieren.

Literatur

Batmanghelidj F (2002) Wasser – die gesunde Lösung. Ein Umlernbuch. 11. Aufl. VAK, Kirchzarten bei Freiburg

Bierbaumer N, Schmidt RF (2003) Biologische Psychologie. 5. Aufl. Springer Verlag, Berlin Heidelberg New York

Cani PD, Osto M, Geuts L, Everard M (2012) Gut microbes. Involvement of gut microbiota in the development of low-grade inflammation and type 2 diabetes associated with obesity. URL: http://www.ncbi.nlm.nih.gov/pmc/articles/PMC3463487. Zugriff 25.11.2015

Dethlefsen T, Dahlke R (1994) Krankheit als Weg. Deutung und Bedeutung der Krankheitsbilder. Goldmann, München.

Hadhazy A (2010) Thinktwice. How the gut's ,second brain' influences mood and well-being. Scientific American 12.2.2010

Hartl T (2012) Das Hirn im Bauch Forum der Gesundheit OÖGKK. URL: http://www.nachrichten.at/nachrichten/gesundheit/formumgesundheit/Darm-Das-Hirn-im-Bauch;art12300,821223. Zugriff 30-11-2015

Holzer P (2015) Die Mikrobiom-Darm-Gehirn-Achse. Medizinische Universität Graz. URL: http://www.gehirnforschung.at/project/die-darm-gehirn-achse/ Zugriff 2.12.2015

Schloffer H (2010) Gedächtnistraining. GfK. Springer

Singer W, Ricard M (2008) Hirnforschung und Meditation. Ein Dialog. Suhrkamp, Frankfurt/Main

Spektrum (2012) Was Darmbakterien mit Depressionen zu tun haben. Spektrum 11.7.2012. URL: http://www.spektrum.de/news/was-darmbakterien-mit-depressionen-zu-tun-haben/1156781. Zugriff 24.11.2015

Spraul MA (2009) Hypercortisolismus, metabolische Parameter und Polymorphismen adrenerger Gene bei depressiven Patienten. Dissertation.

UCLA Newsroom (2013) Changing gut bacteria through. URL: http://newsroom.ucla.edu/releases/changing-gut-bacteria-through-245617. Zugriff 24.11.2015

Arbeitsplatz im Wandel

Beatrice Rieser-Lembang

© Springer-Verlag Berlin Heidelberg 2016
I. Pirker-Binder (Hrsg.), *Prävention von Erschöpfung in der Arbeitswelt*,
DOI 10.1007/978-3-662-48619-1_9

(Es gibt) zwei Dinge, auf denen das Wohlgelingen in allen Verhältnissen beruht.
Das eine ist, dass Zweck und Ziel der Tätigkeit richtig bestimmt sind.
Das andere aber besteht darin,
die zu diesem Endziel führenden Handlungen zu finden.
(Aristoteles)

Über ein Jahrhundert war der Arbeitsplatz eine Konstante, deren Fortschritt sich auf Jahrzehnte verteilt hat. Gegenwärtig vollzieht sich ein Wandel, der unter dem Einfluss technischer Möglichkeiten und kommunikativer Netzwerke rasant fortschreitet. Dieser Wandel und die damit verbundenen Möglichkeiten sollen hier neu beleuchtet und geordnet werden. Dazu wird es notwendig sein, den Stellenwert der Arbeit per se, der Arbeitenden, der Manager und der Unternehmen in den letzten hundert Jahren bis in die Gegenwart zu resümieren. Aber nicht nur das, jede Periode bedient sich anderer Mittel, um Arbeitskräfte zu motivieren und damit den Gewinn für das Unternehmen zu optimieren. Das Zauberwort heißt Leistungssteigerung. Aber ist das überhaupt noch möglich? Oder genügt es, die vielen neuen Möglichkeiten zu nutzen, um damit durch Optimierung eine Leistungssteigerung innerhalb des Arbeitsprozesses anzustreben? Diese Fragen werden vielleicht nicht zu 100% beantwortet, sie geben aber die Sicht auf eine Zukunft frei, die diesen Veränderungsprozess schon sehr bald Wirklichkeit werden lässt.

9.1 Arbeiten im zweiten Jahrtausend: Historischer Wandel

Um zu verstehen, in welcher Weise, durch welche Umstände und mit welcher Geschwindigkeit sich der Arbeitsplatz wandelt, wird es nötig sein, ein wenig das letzte Jahrhundert zu beleuchten. Geht man in einer Zeitreise 100 Jahre zurück, so stellt man fest, dass Arbeit vor allem durch zwei Faktoren geprägt wurde: a, körperliche, harte Arbeit und b, wenig Möglichkeiten, sich zu entwickeln bzw. voranzukommen. Wo und wie man arbeitete, wurde von Geburt an bestimmt, der Kleinbauer blieb Kleinbauer, der

Großgrundbesitzer wurde immer größer und vererbte seinen Besitz an die nächste Generation. Handwerker konnten zwar, wenn sie Glück hatten, die Meisterschaft erwerben, der Weg zur Selbständigkeit war aber dem Großteil versperrt. Trotz Schulpflicht war Bildung nicht jedem zugänglich und geprägt von Strenge, Gehorsam und Pflichtbewusstsein.

Eine erste Veränderung brachte das Maschinenzeitalter. Plötzlich gab es auch Arbeit für Frauen, für Menschen, die keinen Schulabschluss hatten, für Jugendliche und leider auch für Kinder. Der anfänglichen Euphorie wich eine Realität, in der Arbeit als mühselig betrachtet wurde. Es entwickelten sich negative Gefühle wie Unzufriedenheit und Frust, Angst und Feindseligkeit gegenüber den Arbeitgebern, vor allem wegen der schlechten Arbeitsbedingungen.

Unternehmer erkannten schnell, dass diese negativen Gefühle enormen Einfluss auf die Arbeitsleistung und damit auf den Profit des Unternehmens hatten d. h. nur zufriedene Arbeitnehmer waren in der Lage, mehr zu erwirtschaften. Erste Veränderungen zugunsten der Arbeitnehmer wurden vollzogen. Es gab bessere Beleuchtung, mehr Wärme und Hygiene in den Fabriken, es wurden Pausen eingeführt und die Arbeitsstunden gekürzt. Ausreichend Schlaf und bessere Ernährung sollten nicht nur gesund erhalten, sondern auch die Motivation steigern.

Nach dem Ersten Weltkrieg gab es nicht nur eine erste große Arbeitslosigkeit, sondern erstmals in der Geschichte formatierten sich die Arbeiter und kämpften für ihre Rechte. Unternehmen waren nun gezwungen, die Arbeiter emotional an sich zu binden. Man bot den Arbeitern Wohnungen, Zeitschriften, Einkaufsmöglichkeiten, die Fabrikbesitzer bauten sogar Sportanlagen, um die Arbeiter einerseits fit zu halten und sie andererseits vom harten Alltag abzulenken.

Nach dem Ende des Krieges beschränkten sich die Vorarbeiter und Meister nicht nur auf das Erteilen von Befehlen, sondern es fanden erste Schulungen in Kommunikation statt. Arbeit sollte konfliktfreier, empathischer und gefühlvoller ablaufen. Diese erste Form des Führungscoachings wurde bis in die späten 60er-Jahre fortgeführt und ausgebaut.

In den 70er-Jahren formatierte sich in den USA die Idee der Arbeit als persönlicher

Selbstverwirklichung. Es war nicht nur wichtig eine Arbeit zu haben, sondern es wurde wichtig, durch eine spezielle Arbeit seiner Persönlichkeit Ausdruck zu verleihen. Arbeit wurde mit dem persönlichen Selbstwert und den daraus resultierenden positiven Gefühlen, die sich auch im privaten Bereich auswirkten, verbunden. Die Leistungssteigerung wurde durch Motivation, anspruchsvollere Arbeitsinhalte, mehr Verantwortung und Mitspracherecht erreicht. Der Beruf wurde zur Berufung.

Schlagwörter wie Entfaltungsmöglichkeiten, Zufriedenheit, ja sogar Glück wurden in Verbindung mit Arbeit gebracht. Ein glückliches Privatleben nährte sich zu einem großen Teil aus einem Job, der Freude macht. Das Schlagwort hieß Individualität. Zu Beginn der 80er-Jahre kam es in Amerika und in weiterer Folge in Europa zu einer deutlichen Verlagerung von der Produktion hin zur Dienstleistung, vom Körperlichen zum Geistigen. Versagen bezog sich plötzlich auf die eigene Unfähigkeit, die richtige berufliche Entscheidung getroffen zu haben, d. h. Versagen wurde psychologisch begründet. Schwach zu sein bedeutete ab jetzt, mental schwach zu sein. Wird bei der falschen Berufswahl die eigene Kompetenz in Frage gestellt, gilt umgekehrt derselbe Rückschluss. Eine Steigerung der Leistung geht Hand in Hand mit der Steigerung der persönlichen Motivation (dpa 2014).

Mitte der 90er-Jahre ging eine andere Ära dem Ende zu: die Ära der Gründerväter. Im Fachjargon wurde das Wort „führen" durch den Terminus „managen" ersetzt. Ging es vorher um das Führen von Menschen in ihrer Arbeitswelt, so geht es nun um das Managen von Geld, von Kapital. Das Ziel war Gewinnmaximierung um jeden Preis, der globale Wettbewerb gewann mehr und mehr an Bedeutung. Beschleunigt wurde der Prozess durch die rasante Verbreitung diverser Medien. Das Individuum wird nun nicht nur mehr rund um die Uhr mit Informationen versorgt, es ist auch ständig erreichbar. Arbeitszeit, Familienzeit und Freizeit überlappen sich. Innerhalb weniger Jahre vollzog sich ein Wandel von dem zum Gehorsam verpflichteten Arbeitnehmer hin zur kreativ selbständig denkenden und handelnden Person.

Waren Menschen nach der Arbeit bis Ende des letzten Jahrhunderts vor allem körperlich erschöpft, so wich mit Beginn des neuen Jahrtausends der körperlichen eine emotionale Erschöpfung. Motivation gilt jetzt als Leistungsmotor, wer nicht motiviert ist, kann auch weniger leisten. Der Wettkampf um mehr Leistung verlagert sich vom Körper auf das Gehirn. Wer weiterhin beruflich mithalten will, muss nicht nur ein Leben lang lernen, sondern flexibel sein, dem Privatleben abschwören. Leben wird zur Kunst, in der sich das Privatleben dem Berufsleben unterordnet. Das Individuum avanciert nicht nur zum lebenslang Lernenden und zum Teamplayer, es wird durch die sozialen Medien zum öffentlichen Gut. Der Körper ist zwar involviert, seine Symptome werden jedoch vielfach missachtet. Sollte er einmal nicht mehr so funktionieren, wie es gewünscht wird, braucht man ihn nur entsprechend zu trainieren oder chemisch zu regulieren. Management bedeutet Kontrolle, da ist es nicht verwunderlich, dass auch der eigene Körper diesem Diktat unterliegt.

1917 schrieb Freud an seinen Brieffreund Groddeck:

> **»** Warum stürzen Sie sich von Ihrer schönen Basis aus in die Mystik, heben den Unterschied zwischen Seelischem und Körperlichem auf … ? Ihre Erfahrungen tragen doch nicht weiter als bis zur Erkenntnis, dass der ps [scil. Psychische] Faktor eine ungeahnt große Bedeutung auch für die Entstehung organischer Krankheiten hat? Aber macht er diese Erkrankungen allein, ist damit der Unterschied zwischen Seelischen und Körperlichem irgendwie angetastet? Es scheint mir ebenso mutwillig, die Natur durchwegs zu beseelen wie sie radikal zu entgeistern. Lassen wir ihr doch ihre großartige Mannigfaltigkeit, die vom Unbelebtem zum organisch Belebten, vom Körperlichlebendem zum Seelischen aufsteigt … Ich fürchte Sie sind auch ein Philosoph und haben die monistische Neigung, alle die schönen Differenzen in der Natur gegen die Lockung der Einheit geringzuschätzen. Werden wir damit die Differenzen los? (Freud u. Groddeck 1988, S. 15 f)

Schon früh erkannte Freud, dass die Gefühle ihren Raum brauchen, um den Menschen gesund zu erhalten. Die ökonomische Konkurrenz verlangt jedoch einen ständigen Wettbewerb, der sich auf den Arbeitnehmer überträgt. Seine Identität ist an den sozialen Erfolg gebunden.

Wie aber kommt es zu diesen rasanten Veränderungen, die jeden einzelnen Menschen vereinnahmen und welche Auswirkungen hat das im beruflichen Alltag? Vor allem aber, wie kann sich der einzelne Mensch dagegen schützen bzw. vorbeugen, um sich abzugrenzen und dennoch seinen Job zu erfüllen, sogar optimal zu erfüllen? Gibt es den traditionellen Arbeitsplatz überhaupt noch oder gehen wir einer Zukunft entgegen, in der der Arbeitsplatz neu gedacht werden muss?

9.2 Krisen und Veränderung

9.2.1 Die wirtschaftliche Krise und ihre Auswirkungen auf den Arbeitsplatz

In der Vergangenheit hat sich gezeigt, dass wirtschaftliche Krisen immer dazu führten, eingefahrene Abläufe zu hinterfragen und nach Lösungen zu suchen, die letztendlich zu einer positiven Wende beitrugen. Wenn man so will, könnte man sagen, dass jede Krise auch eine große Chance birgt. Die Weltwirtschaftskrise 2007 hat einerseits die Zerbrechlichkeit des Systems vor Augen geführt, andererseits aber eine Rückbesinnung auf längst überholt geglaubte Werte eingeleitet.

Die Entwicklung dauert an, manche Wirtschaftsfachleute sehen in der gegenwärtigen ökonomischen und gesellschaftlichen Entwicklung einen historischen Wandel, der über Jahrzehnte garantierten Wohlstand in seinen Grundfesten erschüttert. Keiner kann sich dem gesellschaftlichen und wirtschaftlichen Wandel entziehen. Man kann sich aber darin zurechtfinden, neue Möglichkeiten finden, andere Pfade beschreiten.

Über lange Strecken hat die Generation „Ich" den Arbeitsalltag diktiert, soziale Verantwortung zu einem Schlagwort verkommen lassen. Es war schick, egoistisch zu sein. Die sogenannten Yuppies („young urban professionals") standen für Konsum und materiellem Wohlstand, aber auch für Arroganz und soziale Überheblichkeit.

„Zwischen 1997 und dem Jahr 2003 stiegen die Managergehälter … im Schnitt um 103 Prozent" bei einer gleichzeitigen „Liberalisierung des Arbeitsmarktes" (Lachmann 2012, S. 25–26) Um einem

drohenden Konkurs zu entkommen und/oder im globalen Wettkampf wettbewerbsfähig zu bleiben, mussten und müssen viele Firmen einerseits „unangenehme" und damit oft weitreichende Entscheidungen treffen. Mitarbeiter müssen entlassen werden, Gehälter werden über lange Dauer oder kurzfristig gekürzt. Andererseits kommt es zu strukturellen Maßnahmen d. h. zu einer Umgestaltung des Arbeitsplatzes und zu einem Umdenken, wie der Arbeitsplatz neu gedacht bzw. gestaltet werden kann, um sich den fortschreitenden Veränderungen anzupassen.

Was aber bedeutet das für die Arbeit, für den Alltag, den jeder einzelne Mensch leben muss?

9.2.2 Gesellschaftliche Veränderungen bedeuten immer Veränderungen am Arbeitsplatz

„Zwischen 1991 und 2012 hat sich die Produktivität eines Arbeitnehmers pro Arbeitsstunde verdoppelt" (Dornauer 2013, S. 339). Wie aber kann sich Produktivität verdoppeln und vor allem um welchen Preis? Das Schlagwort heißt Motivation. Wurden die Arbeiter zu Beginn des Maschinenzeitalters noch mit Sportplätzen, Wohnungen und mehr Licht zu mehr Leistung motiviert, vollzieht sich die Motivation zu Beginn des neuen Jahrtausends subtiler. Die Entscheidung Menschen zu motivieren geschieht vor dem Hintergrund, durch bessere Bedingungen und psychologische Unterstützung ein bestimmtes Verhalten in Gang zu setzen, zu unterstützen oder zu unterbinden. Das Ziel ist es, das Individuum so zu energetisieren, dass das Verhalten zum Wohle der Firma und letztendlich auch zum Wohle der Arbeitenden gelenkt wird. Der Teufel liegt, wie immer, im Detail. Das menschliche Handeln kann in den seltensten Fällen in bestimmter Weise beeinflusst werden, um dadurch zu erwünschten, erwarteten und vorhersehbaren Ergebnissen zu gelangen. Laut Viktor Frankl ist die Frage nach dem Sinn eine zutiefst menschliche Frage.

Eine zentrale Motivationsquelle stellt in der Psychologie eine „starke Handlungs-Ergebnis-Erwartung" dar. „Sie liefert den Grund für die Ausführung von schwierigen, unangenehmen und anspruchsvollen Verhaltensweisen, um damit ein gewünschtes Ergebnis

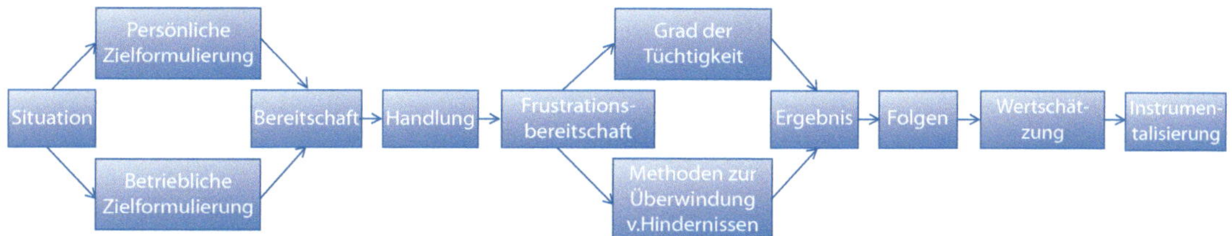

Abb. 9.1 Motivationsmodell (Rieser-Lembang)

zu verwirklichen … [ist] aber auch dann unerläss-lich, wenn es darum geht, bestimmte Handlungen und Verhaltensweisen zu unterlassen." (Rothermund u. Eder 2011, S. 84) Das bedeutet nichts anderes, als dass ausgehend von einer klaren persönlichen und betrieb-lichen Zielformulierung und der Überwindungsbe-reitschaft der damit verbundenen Hindernisse zum Erreichen dieses Zieles die darin verborgene Sinnhaf-tigkeit den Grad der Motivation beeinflussen. Sinn motiviert. Nachfolgendes Motivationsmodell soll diesen Vorgang verdeutlichen (Abb. 9.1):

Betriebliche Ausgangssituationen setzen einer-seits klare betriebliche Zielformulierungen und ande-rerseits persönliche Zielformulierungen, die durchaus mit den betrieblichen identisch sein können bzw. zu einem Anteil auch sein müssen oder aber, zur besse-ren Motivation, um eine persönliche Note erweitert werden können. Ein betriebliches Ziel muss sich mit dem persönlichen in weiten Bereichen decken, sonst führt die mangelnde, innere Bereitschaft nicht zu dem gewünschten Ziel. Ist die innere Bereitschaft vorhan-den bzw. kann sich das Individuum mit den Vorgaben identifizieren, kommt es zur Handlung. Diese Hand-lung sollte so viel Spielraum für die Ausführung als möglich enthalten. An dieser Stelle ist es wichtig, dass der Ausführende seine persönliche Erfahrung, seine persönlichen Rückschlüsse und seine Kreativität ein-bringen kann. Kann er das nicht, wird an dieser Stelle der Grad der Bereitschaft und damit der Motivation sinken. Das erscheint auch deshalb wichtig, weil dieses Involviertsein die Frustrationsbereitschaft bei even-tuellen Problemen, den Grad der Tüchtigkeit und die persönlichen Methoden zur Überwindung von Hindernissen erhöht. Das bedeutet, dass Ängste und Selbstzweifel überwunden werden können und durch Wissen, Fertigkeiten und Kompetenz zu einem ent-sprechenden Ergebnis führen. Die Folgen entsprechen einem Konglomerat aus vertrauten Handlungen und

gänzlich neuen Situationen. Sie bilden einen wichti-gen Teil zur Persönlichkeitsbildung und zur Arbeits-einstellung und sie stabilisieren sich gemeinsam mit den bereits in der Vergangenheit gemachten Erfah-rungen zu einer neuen Palette an Lösungsmöglich-keiten. Neurobiologisch verändert sich die Plastizi-tät des Gehirns, sie passt sich an die Veränderung an, neue Verbindungen werden geschaffen, Altvertrautes verbindet sich mit Neuem, es entsteht nicht nur ein Ergebnis, es wird auch der Grundstein für eine weitere Form der Arbeitszufriedenheit gelegt. Wird dieser Vorgang unterbrochen, sinkt die Arbeitsbereitschaft. Die Folgen eines Ergebnisses bestimmen die Wert-schätzung. Wertschätzung basiert auf fünf Säulen:

- Finanzielle Wertschätzung
- Persönliche Anerkennung und Wertschätzung durch die Vorgesetzen
- Fachliche Anerkennung und Wertschätzung
- Kommunikation zwischen den Führungs-kräften und den Mitarbeitern und Mitarbeiterinnen
- Förderung der individuellen Entwicklung

Wertschätzung ist eine nicht zu unterschätzende Motivationsquelle und geht im beruflichen Alltag leicht unter. Motivationsrelevante Erwartungen seitens der Mitarbeitenden werden nicht erfüllt, der Selbstwert leidet und mit ihm die Motivation. An dieser Stelle kann es zu einem Rückzug kommen und irgendwann zur totalen Aufgabe. Die Folge ist der Dienst nach Vorschrift und die sogenannte „innere Kündigung". Wird aber die professionelle Erwartung parallel zur persönlichen Erwartung erfüllt, kommt es zu einer Kontrollüberzeugung: „Ich bin kompe-tent, ich werde wertgeschätzt, ich kann Verantwor-tung übernehmen, ein Projekt zu Ende führen, ich kann mein Leben selbst bestimmen". Wenn dies der Fall ist, wird nicht mehr zwischen Beruf und

Privatleben unterschieden. Die Zufriedenheit am Arbeitsplatz beeinflusst das Privatleben, und das Privatleben nimmt Einfluss auf die Arbeit.

Neuen Umfragen zufolge orientiert sich die junge Generation zunehmend an den Idealen der Wertschätzung, der Selbstbestimmung und der Unabhängigkeit. Der „homo oeconomicus" scheint vom Aussterben bedroht. Gegenwärtig treffen drei Phänomene aufeinander:

1. Der durch die Krise erhöhte wirtschaftliche Druck auf Firmen und Arbeitnehmer
2. Die geringere Bereitschaft, sich für den Arbeitgeber zu verausgaben
3. Gesellschaftliche und wirtschaftliche Unsicherheit verringern das Vertrauen in die Stabilität des Unternehmens.

Die Wirtschaftskrise von 2008 hat nicht nur ein unternehmerisches Umdenken erforderlich gemacht, um einer niedrigeren Gewinnschwelle, einen eventuellen Konkurs zu verhindern oder konkurrenzfähig zu bleiben, sondern es kam auch zu direkten und indirekten Auswirkungen auf den Arbeitsplatz.

Direkte Auswirkungen auf das Unternehmen und seine Maßnahmen
- Weiche Maßnahmen
  - Nichtwiederbesetzungen freier Stellen
  - Zeitlich determinierte Lohnkürzungen
  - Auslaufen befristeter Arbeitsverträge
  - Umstellung auf Kurz- und Teilzeitarbeit
  - Streichen von Sonderzahlungen
  - Umstrukturierung von Arbeitsplätzen
  - Vergabe von Aufgaben an externe, unabhängige Berater
- Harte Maßnahmen
  - Entlassungen
  - Verlagerung von Teilbereichen in andere Länder
  - Schließung interner Teilbereiche
  - Sanierung durch Insolvenz
  - Turnaround

Indirekte Auswirkungen auf das Unternehmen
- Interne Machtkämpfe in der Führungsebene
- Zu starke Bindung an bestehende Geschäftspartner (schafft Abhängigkeit)
- Kapazitäten müssen reduziert bzw. verlagert werden

- Veränderte Strukturen im oberen und mittleren Management
- Der Konkurrenzkampf wird größer
- Weniger Risikobereitschaft
- Behinderung kognitiver Prozesse
- Beschränkung des Handlungsspielraumes

Direkte Auswirkung auf die Arbeitnehmenden
- Vermehrte Arbeitsleistung
- Erhöhter Leistungsdruck
- Verringerte Aufstiegschancen
- Kürzung des Einkommens (lang- und kurzfristig)
- Weniger Urlaubs- und Weihnachtsgeld
- Streichung von Zulagen und Zuschlägen

Indirekte Auswirkungen auf die Arbeitnehmenden
- Zunahme von Konflikten
- Verstärktes Mobbing um die eigene Stellung zu erhalten
- Eingeschränkte Erwartungen
- Vertrauensminderung in das Unternehmen und sich selbst
- Verlagerung bzw. Streichung lang- und kurzfristiger Ziele
- Weniger Konsum
- Private Krisen

Laut einer Statistik der Historikerin Sabine Dornauer hat sich die Produktivität der Arbeitnehmer zwischen 1991 und 2012 pro Arbeitsstunde verdoppelt (Dornauer 2013). Schlägt man diese Tatsache auf das Arbeitsverhalten der Arbeitnehmer in der gegenwärtigen Krise und auch in Zeiten ohne Krise um, so ist mit einer weiteren Steigerung der Produktivität des Einzelnen kaum mehr zu rechnen. Das erfordert nicht nur ein Umdenken von Seiten der Betriebe und des Managements sondern auch von Seiten der Arbeitnehmer. Um revolutionäre Maßnahmen zu rechtfertigen, bedarf es einer Bestandsaufnahme über die interaktive Aktivität des Individuums am Arbeitsplatz und der Veränderung des Arbeitsplatzes und der Arbeitsplatzsituation an sich.

9.3   Emotionen am Arbeitsplatz

Geprägt von der Managementidee der 90er-Jahre wurden Gefühle über einen Zeitraum von Jahrzehnten aus dem Vokabular von Unternehmensführungen gestrichen. Was aber sind Emotionen bzw. Gefühle und wozu brauchen wir sie? Ausgehend von dieser Frage fällt es vielleicht leichter, warum Gefühle am Arbeitsplatz nicht nur gewünscht, sondern auch unvermeidbar und sogar notwendig sind.

Emotionen werden nach zwei Unterscheidungsmerkmalen unterschieden, a, die darwinistisch biologische Evolution, in der die natürliche Auslese nach dem Selektionsprinzip funktioniert und b, die kulturelle Evolution, in der durch „Sozialisation erworbenes, emotionales Verhalten … über ein oder mehrere Generationen weitergegeben werden" (Rieser-Lembang 2014, S. 130) kann. Im Verhältnis zur biologischen Evolution entwickelt sich die kulturelle Evolution verhältnismäßig schnell. Vergleicht man den Zeitraum von ca. drei Millionen Jahren Evolutionsprozess von Hominiden-Vorfahren und nochmals vierhunderttausend Jahren Entwicklung der Gattung „homo", so mutet die stammesgeschichtliche Entwicklung der letzten Jahrtausende eher kurz an. Somit ist es auch nicht verwunderlich, dass der Mensch in den gegenwärtigen Alltagssituationen überfordert ist. Damit ergeben sich gegenwärtig folgende, bisher nie dagewesene Dynamiken. Ergänzend zu Zeier und Eccles (1984) wurde folgendes Emotionsmodell ergänzt:

- Menschen bewegen sich heute nicht in nur einer Gruppe, sie wechseln zwischen den verschiedenen Gruppen wie Familie, Arbeit, Freizeit etc. Diese Gruppen beinhalten mehr als 100 Individuen. Ihre Organisation wird von außen vorgegeben und überwacht. Die Zugehörigkeiten zu den Gruppen (Familie, Arbeit, Freizeit, Freunde) sind nicht mehr deutlich abgegrenzt, sie verschmelzen ineinander.
- Die Aufgaben in den Gruppen haben selten miteinander zu tun.
- Täglich kommt es zu Kontakten mit fremden Individuen, deren Anzahl dem der vertrauten Individuen gegenüber überwiegt.
- Kontakte zu technischen Hilfsmitteln wie Internet, Telefon/Handy, Radio, Fernsehen sind mittlerweile häufiger als Kontakte zu anderen Individuen.
- Aktivitäten jeglicher Art sind einem stetigen Wechsel unterworfen, d. h. sie sind nicht gleichbleibend, müssen immer wieder neu erlernt, ergänzt oder auch wieder vergessen werden. Vertrautes macht ständig Wechselndem Platz.

- Werte, soziale Erfahrungen und technische Erfahrung sind nicht mehr über Generationen gültig. Sie ändern sich schnell und müssen in immer schnelleren Zeiträumen den Gegebenheiten angepasst werden;
- Lernerfahrungen werden vermehrt von Denkmodellen und/oder von Maschinen übernommen, die den eigenen Prozess des Lernens nicht nur abkürzen sondern überflüssig werden lassen.
- Direkterfahrungen mit der natürlichen Umgebung gibt es immer seltener. Die Erfahrungen werden durch virtuelle Erfahrungen ersetzt. Der Lernprozess wird nicht mehr durch die eigene Erfahrung unterstützt;
- Alte Familienmodelle wie z. B. die Großfamilie zerbrechen. Familien haben oft nur ein Kind und Kinder wachsen oft mit nur einem Elternteil auf.
- Die Erziehung des Nachwuchses übernehmen sich abwechselnde, sehr oft fremde Personen.
- Individuen wechseln oft mehrmals in ihrem Leben die vertraute Umgebung, ihren Lebensmittelpunkt und müssen sich immer schneller anpassen und neu orientieren.
- Die Ruhephasen zwischen den einzelnen Tätigkeiten werden immer kürzer oder fallen ganz weg.
- Durch die ständige mediale Präsenz, die ständig wechselnden Eindrücke ist das Gehirn gezwungen, immer schneller neu Erlerntes mit Vertrautem zu verbinden um daraus emotionale Vorentscheidungen zu treffen. (Zeier u. Eccles 1984)

Vor dem Hintergrund dieses Wissens wird klar, dass der Mensch als emotionales und fühlendes Wesen sein Verhalten auf immer wechselnde Situationen einstellen muss. Um das zu bewältigen, braucht es eine Rückbesinnung auf die eigene Entscheidungskraft, die eigene Stärke, die den eigenen Bedürfnissen entgegenkommt. Diese Rückbesinnung auf die eigenen Bedürfnisse und deren Erfüllung ist auch der Schlüssel zur Motivation und letztendlich zum persönlichen Erfolg. Der Mensch ist in erster Linie ein soziales Wesen, mit seinem Streben nach Nähe, Anerkennung und Wertschätzung, dessen Handlungen von Sinnhaftigkeit und Zielen geprägt sind.

Um zu verstehen, wie der Mensch in seine soziale Umgebung eingebunden und mit ihr verwoben ist, muss vordergründig abgeklärt werden, welchen Grundmotiven zur Befriedigung seiner Grundbedürfnisse sein Handeln in einer sozialen Gemeinschaft zugrunde liegt. „Genau diese Grundmotive stehen hinter allem motivierten Verhalten; sie sind es, was wir in unserem Tun ‚eigentlich' erstreben" (Rothermund u. Eder 2011, S. 94).

Murray hat bereits 1938 eine Liste fundamentaler Motive („needs") erstellt, die sich beinahe alle auf die in der Motivpsychologie gängigen Klassifizierungen Leistung, Macht und Anschluss/Bindung beziehen. Das Streben, die Aktivitäten und die Ziele der Menschen richten sich demnach zum größten Teil nach diesen Unterteilungen aus:

Macht (-ausübung) 1. Ebene
- Ordnung
- Unabhängigkeit
- Wiederstand
- Machtausübung

Macht (-ausübung) 2. Ebene
- Aggression
- Selbstgerechtigkeit
- Selbstdarstellung
- Erniedrigung

Leistung
- Leistung
- Misserfolgvermeidung
- Spiel
- Anregung
- Verstehen/Einsicht

Bindung
- Sozialer Anschluss
- Schutz
- Leidvermeidung
- Fürsorglichkeit
- Zurückweisung
- Sexualität
- Hilfesuchen (Abhängigkeit)

» Um die jeweiligen Motive, die evolutionstheoretisch an das Überleben und sozialtheoretisch an das Zusammenleben gebunden

sind, zu aktivieren, bedarf es gezielter Kenntnisse und Praktiken, denn sie sind an „charakteristische Situationen gekoppelt und … von zentraler Bedeutung. (Rothermund u. Eder 2011, S. 96)

Das **Machtmotiv** wird aktiviert, wenn sich festgefahrene, hierarchische Strukturen ändern oder auflösen oder wenn Machtkämpfe auf freigewordene Positionen ausgetragen werden.

❯ **In Zeiten des Umbruches, verursacht durch wirtschaftliche Krisen, Generationswechsel, Übernahmen durch neue Eigentümer bzw. Managementwechsel und Fusionen wird es unbedingt notwendig sein, externe Beratung und Begleitung heranzuziehen, bis der Prozess abgeschlossen ist.**

Das **Anschluss- bzw. Bindemotiv** wird aktiviert, wenn Bezugspersonen ein soziales Umfeld verlassen und andererseits wenn neue Mitglieder in ein bereits bestehendes soziales Umfeld hinzukommen d. h. wenn soziale Kontakte abgebrochen oder aufgenommen werden. An dieser Stelle bedarf es eine **Schulung des Managements** und der direkten Vorgesetzten, um sich einerseits der Problematik bewusst zu werden und andererseits die richtigen Schritte einzuleiten.

❯ **Direkte Vorgesetzte und die Unternehmensleitung haben direkten bisweilen vielleicht ungeahnt hohen Einfluss auf die Mitarbeiterbindung.**

Laut einer Umfrage des Gallup-Institutes aus dem Jahr 2008 kosten unmotivierte Mitarbeiter, die keine Bindung zu ihrem Unternehmen spüren, Deutschland pro Jahr durch Produktionseinbußen, zwischen 118 und 127 Milliarden Euro. In Zahlen bedeutet dies, dass
- 81% über fehlende Entwicklungsmöglichkeiten klagen,
- 77% das Feedback zu ihrer Arbeit vermissen,
- 69% das Interesse an ihnen als Person vermissen,
- 67% sich nur gering an das Unternehmen gebunden fühlen und den sogenannten Dienst nach Vorschrift verrichten,

- 20% innerlich bereits gekündigt haben,
- 19% die persönliche Wertschätzung vermissen,
- 13% sich freiwillig für die Ziele des Unternehmens einsetzen.

2007 wurde von der Towers-Perrin-Managementberatung die Global–Workforce-Study in Auftrag gegeben. In einem Ranking von 1 bis 10 als Treiber für gute Mitarbeiterbindung ergaben sich folgende Ergebnisse (Sebald et al. 2007):

- Ruf des Unternehmens als Arbeitgeber
- Ausreichende Entscheidungsfreiheit
- Faire Vergütung im Vergleich zu Kollegen
- Innovatives Unternehmen
- Gutes Trainingsangebot im Vergleich zu anderen Unternehmen
- Zufriedenheit mit den Personalentscheidungen des Unternehmens
- Positiver Einfluss von Technologie auf die Work-Life-Balance
- Klare Vision der Unternehmensleitung für langfristigen Erfolg
- Einfluss auf Entscheidungsprozesse im eigenen Bereich
- Zufriedenheit mit den Geschäftsentscheidungen des Unternehmens.

Das **Leistungsmotiv** wird im Neugier-Demotiv vermutet. Der Anreiz besteht darin, immer wieder Neues zu erforschen oder zu entdecken bzw. Verborgenem auf die Spur zu kommen, d. h. der bisherige Erfahrungshorizont wird überschritten, Ressourcen entdeckt und Verbesserungen gefordert. Für Unternehmer werden Mitarbeiter mit diesen Eigenschaften immer wichtiger (Sebald 2007, S. 16).

> **Der unbedingte Gehorsam wird durch Kerncharakteristiken wie Kreativität, Selbstbestimmung, Mut, geringe Angst vor Misserfolgen, Eigenverantwortung und Kritikfähigkeit abgelöst.**

Die Zahlen und Umfrageergebnisse ergeben ganz deutlich, dass im Kontext beruflicher Tätigkeiten und den immer schwieriger werdenden Herausforderungen in diversen Führungspositionen die Herausforderung, Mitarbeitende zu motivieren, immer größer wird.

> **Führungskräfte brauchen nicht nur mehr fachliche Kompetenzen, zusätzliche emotionale und psychologische Kompetenzen rücken mehr und mehr in den Vordergrund. Dazu wird es notwendig sein, den Menschen als Ganzes und vor allem in erster Linie als soziales Wesen zu begreifen.**

9.3.1 Der Mensch als soziales Wesen

Identität als Fähigkeit dazuzulernen, die Fähigkeit zu kreativem Denken und Handeln entwickelt der Mensch in sozialen Beziehungen. Kommunikation in allen ihren Ausprägungen, ob nun als verbale oder nonverbale Kommunikation, unterstützt die menschliche Entwicklung. Die Interaktion mit dem „Signifikanten Anderen" (Mead 1978) prägt nicht nur das individuelle Verhalten, sondern fördert die Fähigkeit, sich einerseits abzugrenzen, um gleichzeitig ein Mitglied einer Gemeinschaft zu werden. Damit sind fast alle Handlungen, die ein Mensch ausführt, auf jemanden bezogen bzw. spiegelt sich das eigene Handeln in den Interaktionspartner und umgekehrt.

Kommunikation findet über die sogenannten „signifikanten Symbole" statt bei denen es sich um Allgemeinbegriffe handelt, die den Mitgliedern einer Gemeinschaft in ähnlicher oder gleicher Weise bekannt sind und bei entsprechenden Handlungen das gleiche auslösen bzw. in gleicher oder ähnlicher Art und Weise interpretiert werden können. Gesellschaftliches Handeln lässt sich dabei immer auch als soziales Handeln verorten. Emotionen spielen dabei eine zentrale Rolle. Silvan Tomkins bezeichnet sie sogar als Antrieb unseres (Zusammen-)Lebens (Tomkins 1962). Das Leben des Einzelnen ist darauf ausgerichtet, positive emotionale Erfahrungen zu wiederholen und negative emotionale Erfahrungen zu vermeiden. In den verschiedenen sozialen Gemeinschaften wie Familie, Arbeit, Freizeit etc. versucht der Mensch, sich emotional zu positionieren. Anerkennung bzw. Wertschätzung spielt dabei eine tragende und in der modernen Gesellschaft eine immer größer werdende Rolle. Auf Grund der gesellschaftlichen Entwicklung in den letzten hundert Jahren hat sich das soziale Verhalten des einzelnen Menschen bis hin zum Narzissmus entwickelt.

Es zeichnet sich zwar durch permanenter Interaktion in sozialen Medien und zu vereinbarten Treffpunkten und dem Erreichen eines nach außen gerichteten Status aus, wahre soziale Interaktionen, die geprägt sind von Wärme, Freude, Geborgenheit, Sicherheit, Liebe geraten immer mehr in den Hintergrund. Es entsteht ein subjektiver Mangel, der dafür sorgt, dass eine innerliche Leere entsteht und damit ein innerliches Leid, das nur durch das Gefühl der (äußeren) Anerkennung (scheinbar) genährt werden kann. In diesem Prozess der immer weiter fortschreitenden Individuation geht der Bezug zu den eigenen inneren Werten und damit zu seinem Sein immer stärker verloren. Was bedeutet das nun im täglichen Arbeitsumfeld?

Der Soziologe Max Weber (1864-1920) sah soziales Handeln als einen der Grundbegriffe und als die treibende Kraft in gruppendynamischen Gruppenprozessen. Der US-amerikanische Soziologe Talcott Parson griff diesen Grundgedanken von Weber auf und erweiterte ihn dahingebend, dass er diesem Handeln in Gruppenprozessen noch weitere Aspekte hinzufügte: die Aspekte der Zielformulierung, der Sinnhaftigkeit, der Mittel zum Erreichen dieses Zieles, der Bedingungen, in denen die Handlung eingebettet ist und die Wertvorstellungen des Handelnden und wieweit sich diese mit den Wertvorstellungen der Gruppe vereinbaren lassen (Parson 2001). Im Kontext einer Arbeitsgemeinschaft bzw. eines Arbeitsteams stellen somit die Begriffe Zielvereinbarung, Sinnvorstellung, geregelte Arbeitsbedingungen und persönliche und betrieblich festgelegte Werte zentrale Motivationsmerkmale dar. Gebunden sind diese Merkmale an die jeweilige Rolle, die jede Person durch ihre soziale Position in der Gesellschaft bzw. im betrieblichen Umfeld einnimmt.

> **Die Erwartungen der anderen beziehen sich auf die Position, die uns durch unsere Ausbildung, Erfahrungen und Werte zugeschrieben werden.**

Diese Rollenerwartungen werden von verschiedenen Gruppen innerhalb einer Gemeinschaft an die betreffende Person herangetragen. Im konkreten Fall heißt das, dass die Angestellten und Arbeiter einer Firma sowohl dieselben Grundmotive mit den Führungspersönlichkeiten teilen müssen, um ein gemeinsames Ziel anzustreben, aber auch bestimmte Erwartungshaltungen dieser Führungspersönlichkeit gegenüber haben, die dieser nicht nur erfüllen, sondern auch ständig anpassen und weiterentwickeln muss. Salopp ausgedrückt **muss** ein Chef eine Führungsrolle einnehmen, um die Ziele und Werte nach innen und nach außen zu transportieren und um Stabilität und Kompetenz zu repräsentieren. Der Mensch kann sich seinen sozial zugeteilten Rollen nicht entziehen. Ob er die Rolle nun freiwillig einnimmt, ob sie für ihn stimmig ist oder ob er sie einnehmen muss, um seinen Lebensunterhalt zu verdienen, steht in engem Zusammenhang mit seiner individuellen Biographie, mit der Motivation, die dahinter steht und mit welchen emotionalen Erlebnissen sie für ihn verbunden sind.

9.3.2 Wie Emotionen Denken und Handeln beeinflussen

Seit der Antike waren sowohl in der Wissenschaft als auch im Alltagsverständnis die Kognitionen als Entscheidungsträger, als Instrument zur Steuerung verschiedenster Vorgängen von zentraler Bedeutung und den Emotionen stets überlegen. Der Dualismus Verstand versus Gefühl beherrschte über lange Strecken das Selbstverständnis des menschlichen Handelns. Philosophen und Psychologen haben es über Jahrhunderte sinnvoll gefunden, „Denken und Fühlen, Kognition und Emotion als besondere Facetten des Geistes voneinander zu unterscheiden" (LeDoux 2012, S. 40). Denkprozesse waren logisch, nachvollziehbar, Emotionen dagegen unlogisch, nicht nahvollziehbar. Die Neurowissenschaften konnten zu Beginn des neuen Jahrtausends das nachweisen, was bereits philosophische Vordenker zu Beginn und Mitte des vergangenen Jahrhunderts feststellten, dass nicht die Gedanken die Gefühle beherrschen, sondern dass der Mensch ein primär von den Gefühlen geleitetes Wesen ist.

> **Der Mensch ist ein primär von den Gefühlen geleitetes Wesen.**

Die Vorstellung, dass der Mensch kein computergesteuertes Wesen ist, eine Maschine zur

Informationsaufnahme und Informationsver-arbeitung, kein Trichter, in dem Wissen oben hin-eingeschüttet wird, wurde lange verdrängt. Erst in jüngster Zeit wird die Verbindung von Denken und Fühlen wieder in den Vordergrund gerückt. Die Neurowissenschaften sehen in Gefühlen Bewer-tungsinstrumente, „die uns raten, etwas zu tun oder zu lassen" (Roth 2011, S 117). Gefühle treffen Vor-entscheidungen, indem sie unbewusst Bewertun-gen von allen Informationen vornehmen, die das Gehirn täglich aufnimmt und diese hierarchisch ordnen, zuordnen oder aussortieren. Gefühle bestimmen, ob eine Handlung in einem bestimm-ten Kontext gut ist oder schlecht, sie helfen dem Verstand, Entscheidungen zu treffen, bereits gespei-cherte Erfahrungen werden durch Gefühle erwei-tert oder ergänzt. Mit einem Wort, Gefühle sind Entscheidungsträger, auf die der Verstand keinen Einfluss hat. Der Verstand kann durch die Gefühle reguliert bzw. kontrolliert werden, Gefühle können durch den Verstand aber nicht reguliert und kont-rolliert werden. Kognitionen und Emotionen sind jedoch keine Gegenspieler, sondern sie bedingen einander mit dem Ziel, sich anzupassen und die bestmögliche Lösung für eine Verhaltensweise, eine Situation, eine Aufgabe zu finden. Solomon postuliert:

> » Ein Gefühl ist ein Urteil (judgment) ..., etwas, was wir tun. Ein Gefühl ist ein ... Urteil, das unsere Welt konstituiert. ... Deswegen sind unsere Gefühle so abhängig von unseren Meinungen und Überzeugungen. ... Ich kann nicht wütend sein, wenn ich nicht glaube, dass mir jemand Unrecht getan oder mich beleidigt hat. ... Meine Traurigkeit, mein Kummer und mein Leiden sind Urteile unterschiedlicher Heftigkeit, die sich auf einen von mir erlittenen Verlust beziehen. Ein Gefühl ist ein evaluatives (oder normatives) Urteil, ein Urteil über meine Situation und über mich und/oder andere Leute. (Solomon 2003, S. 125-126, zitiert nach Hartmann 2010, S. 66)

> Der Mensch kann sich seinen Emotionen, seinen Gefühlen nicht entziehen. Er kann sie ändern, er kann sie reflektieren, aber er kann sie nicht ausschalten.

Gefühle treffen unbewusste Vorentscheidungen, sie bestimmen Ziele, urteilen und motivieren, sie sind die affektiven Grundlagen für Gesellschaft, sie bestimmen die menschliche Interaktion, sie beein-flussen das individuelle Handeln und bestimmen unser Denken und das Eingebundensein in einen gesellschaftlichen Kontext. Das nachstehende Modell soll das anschaulich erklären.

9.3.3 Emotionsmodell BRL

Das sozialtheoretische Emotionsmodell (◘ Abb. 9.2) ist eine vereinfachte Darstellung auf der Grundlage, dass hinter jeder Handlung ein Bedürfnis steht. Dieses Bedürfnis bildet die emotionale Grundlage für gesellschaftliche Ordnung. Die kulturellen Struk-turen einer Gesellschaft bilden die Grundlagen für die Art unserer Gefühle und wie wir Gefühle bewer-ten bzw. wie sie bewertet werden. Emotionen, als Grundlage menschlichen Handelns beeinflussen sie a, unbewusste kognitive Vorgänge und sind b, Auslö-ser höherer Kognitionen und sie beziehen sich stets auf ein Ereignis und ein Individuum. Die Kognitio-nen sind wiederum dafür verantwortlich, wie sich Gesellschaft entwickelt. Die Beurteilung über sozia-les Handeln und gesellschaftliche Ordnung beinhal-tet aber stets beide Komponenten - die emotionale und die kognitive. Emotionen dienen als Bindeglied von Kognitionen und gesellschaftlicher Ordnung, sie verbinden sie miteinander. Kognitive Strukturen wiederum bilden die Grundlage einer Einschätzung, die auf sozialen Strukturen, Gesellschaft und sozial-bedingtem Verhalten einwirkt.

Emotionen bilden damit nicht nur ein wichti-ges kommunikatives Instrument zwischen kogni-tiven und sozialen Vorgängen, sie bilden auch die Grundlage von Zielformulierung und Motivation zur Erreichen dieses Zieles und der Überwindung von Hindernissen.

Firmenstrukturen sind dabei besonders gefähr-det, durch ihre Zielorientierung, die sich an Gewinn-maximierung, Produktionsperfektionismus und Menschen als Denkmaschinen orientiert, diese Grundelemente eines erfolgreichen Unternehmens mit motivierten Mitarbeitern und Mitarbeiterinnen zu übersehen. Emotionen sind aber allgegenwärtig und selbst von der Wissenschaft schwer zu fassen.

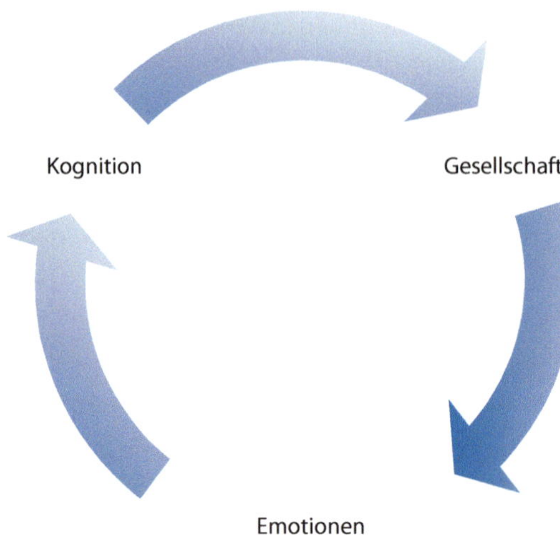

■ **Abb. 9.2**   Emotionsmodell. Quelle: Rieser-Lembang 2014

Sie sind Auslöser für eine große Anzahl von Aktivitäten, die alle nur dem Ziel dienen, die bestmögliche Lösung für anstehende Aufgaben zu mobilisieren. Sie sind verantwortlich für Entscheidungen, für Denkvorgänge, für kreatives Handeln, für Ideen und Lösungen. Sie bestimmen unser Zusammenleben, den Platz in einer Gruppe, in einem Team, sie steuern die Motivationen und helfen, die richtigen Entscheidungen zu treffen, wenn schnelles Handeln erforderlich ist. Emotionen subsummieren in Bruchteilen von Sekunden all unsere im Gehirn gespeicherten Erfahrungen und bilden daraus den Handlungsbedarf, der entscheidend sein kann. Darum wird es erforderlich sein, den Emotionen verstärkt Aufmerksamkeit im gesellschaftlichen und institutionellen Kontext zu widmen.

9.3.4 Der somatische Marker oder Denken und Entscheiden im richtigen Augenblick

Im Zentrum der Idee des „somatischen Markers" nach Damasio (2010) steht die Idee, dass sowohl wichtige Entscheidungen als auch alltägliche, weniger wichtige Entscheidungen, die für die Gegenwart und auch für die Zukunft getroffen werden müssen, von zwei Faktoren abhängig sind: Emotionen und Kognitionen.

> **Der Zweck allen Denkens ist die Entscheidung.**

Das Individuum denkt, um Entscheidungen zu treffen und diese Entscheidungen sollen vor allem die richtigen sein. Über falsche Entscheidungen denkt man erst im Nachhinein nach, um diese für die Zukunft zu analysieren und dieselben Fehler zu vermeiden.

Das **Wesen** der Entscheidung ist die mögliche Reaktion. Trifft das Individuum eine Entscheidung, so hat es für eine Situation eine Vielzahl an Reaktionen zur Auswahl. Die enge Wechselbeziehung zwischen Denken und Entscheiden beschreiben Johnson-Laird so: „Um zu entscheiden, urteile; um zu urteilen, denke nach; um nachzudenken, entscheide (worüber du nachdenken willst)" (Johnson-Laird u. Shafir 1939, S. 109).

Eine Voraussetzung, Entscheidungen zu treffen, ist das Wissen über das Objekt, über welches entschieden werden soll. Dieses Wissen bedient sich dreier Grundlagen: a, dem Wissen über die Situation, die nach einer Entscheidung verlangt, b, dem Wissen über die verschiedenen Handlungsmöglichkeiten und c, dem Wissen über die unmittelbaren und weiter in der Zukunft liegenden Konsequenzen jeder dieser Möglichkeiten (Damasio 2010, S. 228). Nun sind aber Situationen, in denen Entscheidungen nach Erfüllung gewisser Vorgaben richtig sein müssen, in der Realität nicht vorhanden. Hier sind die entscheidenden Zünglein an der Waage die Emotionen. Würden Entscheidungen nur kognitiv getroffen werden, wären die Entscheidungsprozesse langwierig und kompliziert. Entscheidungen verlangen aber oft schnelles Handeln, eine automatische Reaktion auf eine Reiz aber auch das schnelle Zusammenfassen von Fakten und Daten. Das ist Aufgabe von Emotionen.

> **Die Aufgabe der Emotionen ist es, Entscheidungsprozesse zu beschleunigen.**

Die Neurowissenschaften sehen es heute als erwiesen, dass Emotionen die Aufgabe haben, zuverlässige Schlussfolgerungen auf Entscheidungen zu geben. Gute Entscheidungen sichern nicht nur das Überleben des Organismus, sondern sind auch an die Qualität dieses Überlebens geknüpft. Gute

Entscheidungen können damit auch oft rasche Entscheidungen sein. Die Entscheidungen, die der einzelne Mensch täglich treffen muss, sind vielfältig: die richtige Berufswahl, der richtige Partner, die Auswahl von Freunden, die Entscheidung für eine Wohnung etc. All diese oberflächlich als logisch betrachteten Entscheidungen sind ohne Emotionen nicht möglich. Emotionen suchen die bestmögliche Schlussfolgerung bzw. das bestmögliche Ergebnis, welches in enger Beziehung zur Person und zur sozialen Umwelt stehen muss.

Zu Beginn eines Denkprozesses bzw. eine Lösungsprozesses steht ein Repertoire an Handlungsmöglichkeiten zur Auswahl. Emotionen versuchen nun, die vielen vorhandenen und im Gehirn gespeicherten Möglichkeiten in Millisekunden zu analysieren und zu gewichten, d. h. herauszufiltern, welche Möglichkeiten für das Problem am besten wären. Eine rein kognitive und logische Analyse würde sehr viel mehr Zeit in Anspruch nehmen und die Schlussfolgerungen wären äußerst fehlerhaft. Der emotionale Anteil des Gehirns kann jedoch ausgezeichnete Entscheidungen in Minuten bzw. Sekunden treffen.

> **Rein kognitive Entscheidungen haben den Nachteil, dass sie sehr viel Zeit in Anspruch nehmen und die Schlussfolgerungen oft fehlerhaft sind.**

Falsche Entscheidungen äußern sich auch körperlich in Unwohlsein, Bauchschmerzen, Kopfscherzen oder einem undefinierbaren „unguten" Gefühl. Diesen Vorgang nennt man den „somatischen Marker". Zusammenfassend ist der somatische Marker durch folgende Merkmale gekennzeichnet:

Der somatische Marker
- ist ein automatisches, körpereigenes System zur Bewertung von Vorhersagen,
- trifft eine Vorauswahl bestmöglicher Lösungen,
- verknüpft Angeborenes und Erlerntes,
- interagiert zwischen Körper und Hirn.

Der Nutzen für wirtschaftliche Entscheidungen ist offensichtlich. In Zukunft werden Entscheidungen nicht nur mehr rational durch Fakten, Zahlen und Analysen getroffen werden.

> **Die moderne Führungskraft räumt Emotionen und Gefühle bewusst in ihre Überlegungen, ihr strategisches Vorgehen und vor allem in den täglichen Umgang mit ihren Geschäftspartnern und vor allem ihren Mitarbeitenden mit ein.**

9.3.5 Der fühlende Manager

Hört man Führungskräften in der täglichen Kommunikation zu, so fällt auf, dass sie eine Sprache benutzen, die glatt, erlernt und zielorientiert ist. Sie soll keine Gefühle wecken, weder gute noch schlechte, sondern allein auf wirtschaftliche Fakten konzentriert sein. Die dahinter stehenden Botschaften sind kalkuliert, katalogisiert und sollten „den richtigen Ton treffen". Doch hört sich diese Art von Kommunikation authentisch an, berührt sie den Menschen?

Authentizität ist etwas anderes. Authentizität zeigt echte Gefühle und die Verletzlichkeit, dass das eigene Leben nicht perfekt ist und auch bei den scheinbar besten Voraussetzungen Schwierigkeiten zu bewältigen sind. Dann spürt man sofort: das ist echt.

Noch wirken Emotionen unbequem, sie erwecken den Eindruck von Chaos und Inkompetenz. Und gerade hier liegt die Stärke von Emotionen, denn es gilt nichts zu verbergen. Wer etwas verbergen will, möchte die Kontrolle behalten, die Kontrolle über sich, über die Situation, über die anderen. Das Individuum demonstriert Stärke, um weiteren Problemen auszuweichen. Dieses Verhalten lähmt nicht nur die Person selbst, sie schwächt gleichzeitig seine Führungskompetenzen, sie macht sie geradezu unbeweglich. Es endet mit einer Gesprächskultur, wie sie in vielen Firmen geläufig ist, keiner traut sich zu sagen, was er denkt, jeder hat Angst, etwas Falsches zu sagen oder zu tun, Probleme werden nicht angesprochen, sondern totgeschwiegen, bis es zum emotionalen Frust und zur darauffolgenden, unvermeidlichen Explosion kommt. Solches Verhalten schafft keine echten Verbindungen zu Mitarbeitenden, es überzeugt auch nicht, sondern es transportiert falsche Nachrichten.

Der Einwand, dass zu viele Emotionen im Management zu Problemen führen können, ist einem ersten Anschein nach berechtigt. Die Erfahrung zeigt aber ein ganz anderes Bild.

Emotionen helfen bei allen (kritischen) Entscheidungen, die Manager und Führungspersönlichkeiten treffen müssen: Vertrauen vermitteln und aufbauen, Beziehungen schaffen und vertiefen, Visionen übermitteln, Motivieren, Konflikte regeln, Kompromisse schließen, überzeugen, harte und weiche Entscheidungen treffen, Kunden gewinnen und binden, eine Fehlerkultur leben, Bewusstsein entwickeln, Wertschätzung vermitteln.

> **Gefühlvolles Führen setzt eine Dynamik in Gang, die in allen wirtschaftlichen Bereichen eine beinahe unerschöpfliche Ressource in den verschiedensten Ebenen darstellt.**

Die Entscheidungspyramide ist ein Instrument, Entscheidungsprozesse zu präsentieren und in einfacher Art und Weise zu transportieren. Sie dient dazu, das eigene Verhalten als Führungskraft zu hinterfragen, zu stärken und Zustimmung bzw. Ablehnung klar definierter Projekte von den Mitarbeiter zu erfahren. Sie ist aber auch ein Mittel, Ideen und Vorschläge einzubringen, Ziele zu definieren, Visionen zu übermitteln und Teams zu bilden und in weiterer Folge zu stärken.

Wichtige Voraussetzungen sind Kenntnisse über die Rahmenbedingungen des Settings, über die persönlichen und unternehmerischen Möglichkeiten und ihre Grenzen und über die persönlichen und unternehmerischen Ziele.

Vorteile: Das Management und die Mitarbeitenden können sich gleichermaßen mit den Unternehmenszielen identifizieren, ihre Ideen, Verbesserungsvorschläge und ihr persönliches Engagement miteinbringen.

Nachteile: Hoher Zeitaufwand, Konflikte und Unzufriedenheit über das Ergebnis

Fünf Fragen gehen der Arbeit mit der Entscheidungspyramide voraus:

4. **Was** wird bei Entscheidungen berücksichtigt?
5. **Wie** werden Entscheidungen getroffen?
6. **Wer** trifft die Entscheidungen?
7. **Wo** werden die Entscheidungen getroffen?
8. **Warum** werden Entscheidungen getroffen?

Das Bewusstsein über die globale, ökonomische Krisenanfälligkeit, die Zerbrechlichkeit bis dahin als

sicher erwiesener Strategien haben Platz für neue, innovative Ideen und Konzepte, wie Wirtschaft in Zukunft gedacht werden muss, geschaffen. Der Wandel hat sich nicht nur global sondern auch Lokal manifestiert. Es gilt als erwiesen, dass der heutige Mensch nicht nur sein geographisches Arbeitsumfeld mehrere Male ändert, sondern bis zu 4-mal in seinem beruflichen Leben den Beruf. Das, was der Einzelne erlernt hat, muss nicht unbedingt der Beruf sein, mit dem er in den Ruhestand geht. Das eröffnet dem Individuum immer wieder neue Perspektiven und mit diesem neue Herausforderungen, die nicht nur seine Kreativität sondern auch seine Flexibilität und seine Neugierde fordern und fördern (◘ Abb. 9.3).

9.4   Arbeitsmarkt im Umbruch

Seit dem Beginn des neuen Jahrtausends vollzieht sich ein fast unbemerkter aber stetiger Wandel am Arbeitsmarkt. Alte Strukturen brechen auf, zerfallen, und neue Strukturen bilden sich. Das persönliche Leben nimmt Einfluss auf das Arbeitsleben, das Arbeitsleben beeinflusst wiederum das Privatleben und das Freizeitverhalten. Das, was früher strikt getrennt war, fließt ineinander über. Die individuelle Trennung fällt schwer, alte Strategien greifen nicht mehr, neue Strategien müssen her. Neben dem Gewinn neuer Möglichkeiten kann das auch zu einer persönlichen Herausforderung werden. Das Zwischenmenschliche rückt zunehmend als Produktivfaktor an die Spitze von Unternehmenszielen, indem die zwischenmenschlichen Beziehungen genutzt werden, um die Produktivität zu steigern. Das Zwischenmenschliche wird zum psychologischen Manipulationsinstrument. Wenn jedoch das Zwischenmenschliche immer wichtiger wird, dann rückt auch die Art, wie die Individuen miteinander umgehen, schlagartig in den Mittelpunkt des Managements. Mitarbeiter bekommen einen neuen Stellenwert und mit ihnen der Arbeitsplatz. Doch wie sehen diese Herausforderungen konkret aus?

9.4.1   Neue Arbeitsplatzmodelle

Arbeitsplätze müssen neu gedacht werden. War Europa vor ca. hundert Jahren noch eine Produktionsgesellschaft, so verlagern sich die

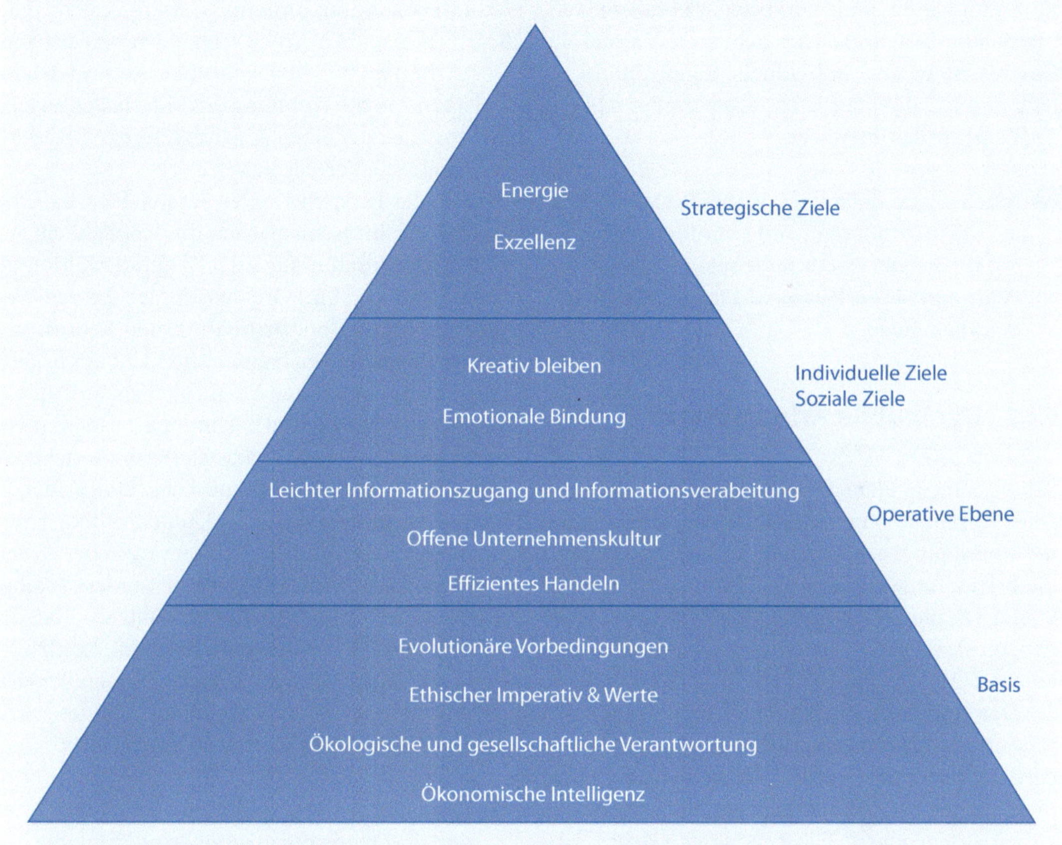

Abb. 9.3 Führungspyramide. Modifiziert nach Neubarth (2011)

Produktionsstätten langsam in andere Länder außerhalb Europas, in denen die Rohmaterialen und die Gehälter günstiger sind. An die Stelle von individuell gefertigter Ware, wie im letzten Jahrhundert treten Massen- und Billigprodukte. Ganze Berufsgruppen verschwinden, weil ihr Können und ihr Wissen keinen Platz mehr hat, nicht mehr gefragt ist oder weil sie schlichtweg zu teuer sind. Neue Berufe und Dienstleistungen nehmen ihren Platz ein. Fabriken werden stillgelegt, kleine Geschäfte von den großen Supermarktketten geschluckt. Geld existiert nicht mehr als Handelsprodukt, es mutiert zum Spekulationsobjekt. In kürzester Zeit müssen sich die Menschen umorientieren, neue Wege finden und sich dem globalen Konkurrenzkampf stellen. Ziele müssen neu definiert, Lebens- und Berufsmodelle neu erstellt werden.

> **Arbeitsplätze müssen neu gedacht werden.**

Was auf einen ersten Blick viel Negatives in sich birgt und vor allem mit Angst vor einer ungewissen Zukunft verbunden ist, eröffnet auch neue Möglichkeiten und mit ihnen neue Freiheiten. Arbeitsplätze, Arbeitsabläufe, Produkte und Handelswege ändern sich so schnell wie noch nie zuvor in der Geschichte der Menschheit. Und es zeigt sich, wie anpassungsfähig der „homo sapiens sapiens" ist.

In den verschiedensten Disziplinen wie Architektur, Psychologie, Psychotherapie, der Psychoanalyse, den Wirtschaftswissenschaften, der Zukunftsforschung und dem Bankenwesen werden neue Modelle diskutiert. Bislang wenig beachtete Arbeitselemente wie Zeit, Mobilität, Flexibilität, Technik,

Kommunikation, multifunktionale Kompetenzen, Interkulturalität, flache Hierarchien, sich ändernde Geschlechterrollen, individuelle Eigenverantwortung und soziale Umbrüche rücken immer mehr in das Zentrum des Interesses.

> **Arbeitsplätze befinden in einem Prozess der Umstrukturierung und erfordern das Umdenken von Unternehmen, Führungskräften, Verantwortlichen und ihren Mitarbeitenden.**

9.4.2 Der mobile Arbeitsplatz

Sehen manche Firmen ihre Belegschaft lieber in einem Großraumbüro, wählen andere Unternehmen die Einzelbüros bzw. die Verlagerung nach Hause in die Privaträume der Mitarbeitenden oder aber sie überlassen die Entscheidung den einzelnen Personen, ob sie lieber zu Hause oder im Unternehmen arbeiten möchten.

Der Begriff von Arbeit unterscheidet sich heute wesentlich von dem, was noch vor ein paar Jahren darunter verstanden wurde. „Zur Arbeit gehen" wird nicht mehr verstanden als „zu einem bestimmten Arbeitsort zu gehen". Die Zeit hat den Begriff neu definiert, und um sich mit seinen Kollegen und Kolleginnen auszutauschen braucht man nicht mehr unbedingt am selben Ort sein. Tätigkeiten, die erledigt werden müssen wie Kundenservice, Projektmanagement, Koordinierung der Mitarbeitenden, Administratives erledigen etc. kann von überall aus erledigt werden, ganz egal wo sich der oder die Verantwortliche gerade befindet.

Wissenschaftliche Untersuchungen in Amerika haben ergeben, dass bereits 34 Millionen Amerikaner und Amerikanerinnen von zu Hause aus arbeiten. Laut Prognosen wird sich diese Anzahl bis 2016 auf 63 Millionen erhöhen. Das bedeutet 43% der amerikanischen Bevölkerung werden zu diesem Zeitpunkt dem Begriff „zur Arbeit gehen" eine andere Bedeutung verleihen. Diese Anzahl ist zu groß und die damit verbundenen Möglichkeiten zu wichtig für die Wirtschaft, um den Trend in Europa weiterhin zu ignorieren.

Begriffe wie „Bildschirmarbeit", „Telecommuting" oder „E-Working" erweitern das Arbeitsvokabular um eine weitere Anzahl von Begriffen, was unter Arbeit verstanden werden kann. Der Arbeitsplatz wird sich über kurz oder lang verlagern – in die Wohnung der Mitarbeiter, an eine Außenstelle oder einen anderen externen Standort. Das birgt viele Vorteile in sich.

Aus der Perspektive der Personalbeschaffung eröffnet die Bildschirmarbeit die Möglichkeit, aus vielen Kandidaten aus aller Welt auswählen zu können. Firmen und Organisationen, die den Weg des internationalen, firmeninternen Recruitings bereits eingeschlagen haben, sind nicht nur begeistert über die erweiterten Möglichkeiten, hoch qualifiziertes Fachpersonal zu bekommen, sondern reduzieren gleichzeitig die Fixkosten für die bestehende Infrastrukturen wie Büroräumlichkeiten, Zubehör, Energie etc. um ein Vielfaches. Zudem erhöhen freie und anpassungsfähige Zeiteinteilung in der Arbeit nicht nur die Arbeitszufriedenheit, sondern ermöglichen auch eine bessere direkte Kontrolle über die Arbeit selbst. Einwände, die fehlende Kontrolle, eine schlechtere Motivation, mehr Bequemlichkeit, größere Ablenkung und höhere Ausfallsquoten kritisieren, haben sich als falsch erwiesen.

> **Eigenverantwortung für das, was man tut und die Freude daran erhöhen nicht nur die Produktivität, sondern auch die Qualität des Produzierten.**

Um das Modell des externen Arbeitsplatzes auch umzusetzen, um die Erwartungen des Managements und der Mitarbeiter entsprechend zu erfüllen, braucht es eine strukturelle Änderung der bestehenden Infrastruktur. Die Technik macht es seit geraumer Zeit möglich, dass Arbeitsabläufe durch ausgeklügelte Kommunikationsnetzwerke miteinander verbunden werden können. Auf Daten kann von überall und immer zugegriffen werden, Mitarbeiter arbeiten mit Smartphones, Tablets oder Notebooks.

Generell sollte die Entscheidung über die Nutzung des Arbeitsplatzes dem Arbeitnehmer oder der Arbeitnehmerin überlassen werden. Die „Generation Ladekabel" wird sich in Zukunft immer mehr von den physischen Büros abkoppeln. Soziale Kontakte (Familie, Freunde) werden außerhalb des Büros gepflegt, Konflikte innerhalb des Unternehmens beschränken sich auf ein Minimum. Und wer wirklich das kreative Chaos und ein direktes soziales Netzwerk braucht, um kreativ zu sein, wird auch dafür eine Lösung finden.

> **Alte Strukturen verschwinden nicht ganz, sie werden nur aufgeweicht und machen Platz für flexible Strukturen, mehr Selbstbestimmung und erweiterte Möglichkeiten.**

Die Gesundheit der Mitarbeiter mit persönlichen Gesprächen und individuellen Adaptionen rückt in den Fokus der Firmenleitung.

9.4.3 Mitarbeitende als Mitgestaltende und Mithandelnde

Die Wirtschaft hat Engpässe, die Folge sind mehr Konkurrenz, Einsparungen in der Produktion, zu großer Verwaltungsaufwand, Absatzprobleme, Produktionseinbrüche. Will das Unternehmen überleben, müssen tiefgreifenden Lösungen her: Entlassungen, Produktionsauslagerungen, Turnaround, interne Sparmaßnahmen etc. Das sind kurzfristige Lösungen, aber bringen sie längerfristig wirklich den erwünschten Erfolg? Die Folgen sind erheblich: Regionale Arbeitslosigkeit, Qualitätsminderung, Lieferschwierigkeiten.

Eine deutsche Firma wollte einen anderen Weg gehen. Die Firma produzierte ein technisches Produkt im oberen Preissegment. Die Konkurrenz ist in den letzten Jahren erheblich gewachsen und der Produktionsstatus konnte in dieser Art nicht mehr aufrechterhalten werden, er war schlichtweg zu teuer. Der Vorstand hat sich dazu entschlossen, die Kürzung der laufenden Kosten nicht auf herkömmlichem Weg zu lösen. Ein externes Expertenteam beschloss nach eingehender Prüfung, für jede Abteilung d. h. Buchhaltung, Vertrieb, Werbung, Produktion, Zulieferung der Einzelteile, Zulieferung Rohmaterialien, Verkauf, Auslieferung, Personalbüro, Kundenbetreuung und Management ein eigenes Team zu bilden. In diesen Teams wurden monatliche Sitzungen mit den Mitarbeitenden einberufen, in denen ihre persönlichen Verbesserungsvorschläge eingebracht werden durften, ja sogar mussten. Jeder Mitarbeiter

und jede Mitarbeiterin, ganz egal welche Aufgabe sie zu erfüllen hatten, wussten, wie man die Arbeit besser, schneller und effektiver abwickeln konnte. Das Unternehmen konnte die Arbeitsabläufe so rationalisieren und verbessern, dass Einsparungen in Millionenhöhe erreicht werden konnten ohne Mitarbeiter zu entlassen.

An der Beteiligung der Mitarbeitenden entscheidet es sich, ob Arbeitsmotivation oder aber Dienst nach Vorschrift vorherrscht. Was noch wichtiger ist: hier liegt ein unglaubliches Potenzial brach. Es ist dies nicht der Ort, die einzelnen Schritte genau nachzuzeichnen, doch konnte das Unternehmen die Arbeitsabläufe so rationalisieren und verbessern, dass Einsparungen in Millionenhöhe erreicht werden konnten, ohne Mitarbeiter zu entlassen.

> **Das Zeitalter, in denen Mitarbeiter zu funktionieren hatten, ohne ihr eigenes Wissen und ihr eigenes Potenzial miteinbringen zu dürfen, geht dem Ende zu.**

Der eine kann ohne den anderen nicht funktionieren, die Zeit der Einzelkämpfer ist vorbei, die Hierarchien werden flacher, die Motivation steigt mit der Wertschätzung, Mitarbeitende fühlen sich nicht nur, sie sind mitbestimmender und mitkreierender Teil eines Unternehmens.

> **Mitarbeitende wollen sich einbringen, sie wollen gesehen werden, mitgestalten und am Arbeitsprozess mitwirken.**

Hier nochmals zusammengefasst die Vorteile für Arbeitgeber und Arbeitnehmer mithilfe mobiler Technologie eines mobilen Arbeitsplatzes:
- Mehr Flexibilität und Freiheit
- Zugriff auf Facharbeiter-Ressourcen weltweit
- Erhöhung der Produktivität
- Als QM-Station für Qualitätsmanagement, Wareneingang, Labor, Fertigung, Versand, Kontrolle, Erfassung, Lager etc.
- Erhöhung der Mitarbeitermotivation
- Flexibel gestaltbare Geschäftszeiten
- Erhöhte Mitarbeiterzufriedenheit
- Einsparung der Mietkosten
- Kostenreduzierung von Geschäftsreisen

- Geringere Transportprobleme
- Fahrtkostenersparnis
- Mehr Zeitreserven
- Erhöhte Kundenzufriedenheit

> **Der mobile Arbeitsplatz erfordert weitere Kompetenzen, Mehrsprachigkeit und Interkulturalität.**

Noch vor ca. zwei Jahrzehnten war das Erlernen einer Fremdsprache ein in sich abgeschlossenes Studium. Bedingt durch die Globalisierung, die Gründung der EU, die Notwendigkeit mobiler Arbeitsplätze, die Freiheit zu wählen, werden Fremdsprachenkenntnisse und die Kommunikation mit Geschäftspartnern anderer Kulturkreise mittlerweile fast überall vorausgesetzt. Man begegnet sich auf zwei Ebenen: der persönlichen und der geschäftlichen. Eine gemeinsame Sprache zu sprechen, führt schon innerhalb des gewohnten Kulturkreises oft zu erheblichen Missverständnissen. Im interkulturellen Umfeld kann zu den sprachlichen Schwierigkeiten ein kulturelles Missverständnis hinzukommen.

> **Pluralistische Gesellschaften sind eine alltägliche Realität.**

Worauf beruhen aber Missverständnisse, wie führen Missverständnisse zu Konflikten und vor allem, wie kann man sie lösen bzw. erst gar nicht ins Zentrum von Diskussionen rücken? Der Umgang mit (kultureller) Vielfalt wird zur Herausforderung für Institutionen, Familien und Unternehmen. Es ist unmöglich, kulturspezifisches Wissen von allen Kulturen, mit denen wir täglich konfrontiert werden zu kennen. Es ist aber möglich, das Bewusstsein für neue Perspektiven zu öffnen, gemeinsame Ziele zu entwickeln und abseits von Stereotypen und Machtverhältnissen die Chance wahrzunehmen, eine sich gegenseitig bereichernde Zukunft zu gestalten.

9.4.4   Der interkulturelle Arbeitsplatz

Wo Menschen zusammentreffen gibt es Missverständnisse und Konflikte. Sie beruhen zum großen Teil darauf, dass jeder Mensch, ganz egal aus welchem Kulturkreis er kommt und in welchem familiären und sozialen Kontext er eingebunden ist, auf die Erfüllung elementarer Bedürfnisse angewiesen ist. Sieht das Individuum diese Bedürfnisse gefährdet, erfolgt eine Reaktion, die nicht mehr sachlich und besonnen, kognitiv ist, sondern emotionsgetrieben um das persönliche „Überleben" kämpft. Die existenziellen Bedürfnisse nach Zufriedenheit, Glück, Sicherheit, Stabilität und Lust sind in einem solchen Moment bedroht.

Das Bedürfnis nach Identität ist ein zentrales Bedürfnis des einzelnen Menschen. Wer bin ich? Wo fühle ich mich zugehörig? Die Vertrautheit von Sprache, Kultur, einer spirituellen Gemeinschaft, Familie vermitteln Ordnung und geben Sinn. Was aber ist Kultur, wie kann sie definiert werden? Maase unterscheidet folge Kernansätze:

> Bei allen Ansätzen geht es im Kern um zwei grundlegende Dimensionen von Kultur: 1.) analytisch-funktional um die Systeme von gesellschaftlichen Vermittlungen, über die menschliche Tätigkeit ideell (symbolisch, rational, emotional, sinnlich-bildhaft, ideologisch etc.) reguliert wird; 2.) axiomatisch-inhaltlich um die (letztlich auf Interessen gegründeten) Werte, Ziele, Maßstäbe, die die Verhaltensorientierungen konkreter Kultursysteme strukturieren. (Maase 1990, S. 901)

Hofstede, ein niederländischer Kulturwissenschaftler, ist davon überzeugt, dass jedes Individuum, ausgehend von seiner genetischen Disposition in Kombination mit den ganz persönlichen Charakterzügen eine einmaliges „mentales Programm" entwickelt, das die „verschiedenen Muster im Denken, im Fühlen und im Handeln" (Hofstede 1997, S. 3) bestimmt. Handlungsmuster beruhen einerseits auf diesen Programmen, den Erfahrungen, die ein Individuum im Laufe seines Lebens macht, den Lernprozessen, die durchlaufen werden und die die individuellen und ganz persönlichen Schlussfolgerungen für Denken und Handeln prägen. Sie sind aber auch eine Möglichkeit, bestehende Optionen zu verändern, Denk- und Handlungsmuster zu hinterfragen bzw. zu erweitern oder aufzulösen. Was aber sind interkulturelle Konflikte?

» Interkulturelle Konflikte werden definiert als empfundene oder tatsächliche Unvereinbarkeit von Werten, Normen, Prozessen oder Zielen zwischen mindestens zwei Parteien über kulturelle Inhalte, Identität, zwischenmenschliche und Gesetzmäßigkeiten. (Ting-Toomey 1999, S. 194; Übersetzung: Rieser-Lembang)

> **Zusätzlich zu den Unterscheidungsmerkmalen zwischen kulturellen Gemeinschaften kommen noch die Merkmale verbaler und nonverbaler Kommunikation verbunden mit ihren Interaktionen, die einen nicht zu unterschätzenden Einfluss auf den Konfliktprozess haben.**

Viele Konflikte eskalieren ungewollt und entwickeln eine selbstzerstörerische Eigendynamik. Glasl (1990) unterscheidet neun Stufen diese Eskalationsdynamik, in denen es letztendlich um die Schädigung des Anderen, auch wissend um das Risiko einer Selbstschädigung, geht:

1. Verhärtung
2. Debatte und Polemik
3. Taten
4. Images und Koalitionen
5. Gesichtsverlust
6. Drohstrategien
7. Begrenzte Vernichtungsschläge
8. Zersplitterung
9. Gemeinsam in den Abgrund.

Interkulturelle Konflikte können auf jeder einzelnen Stufe für sich individuell behandelt werden. Allerdings erfolgt die Konfliktlösung **immer** durch externe Interventionen wie interkulturelle Mediation, Schiedsverfahren oder Machteingriffe.

Auf der **Mikroebene** können Konflikte in ihrer Entwicklung bzw. bevor es zum Ausbruch einer Entwicklung kommt, erkannt und entgegengewirkt werden:

– Interkulturelle Kommunikation
– Interkulturelle Missverständnisse
– Vorurteile/Stereotype
– Kulturschock
– Interkulturelle Kompetenz

Geht man davon aus, dass Kommunikation immer zirkulär verläuft, so zeichnet sich gelungene Kommunikation durch Beeinflussungsmerkmale wie Gleichzeitigkeit, Wechselseitigkeit und Vielfältigkeit aus. Die meisten interkulturellen Kommunikationsprobleme treten dadurch auf, dass keine gemeinsame Sprache besteht und dass nonverbale Signale falsch gedeutet und interpretiert werden. An dieser Stelle kann Missverständnissen schon in der Anfangsphase erfolgreich entgegengearbeitet werden. In der Wahrnehmung des jeweils anderen/Fremden lässt sich auch das Eigene erkennen, womit nicht mehr das Trennende sondern das Gemeinsame in den Mittelpunkt des Interesses rückt.

> **Interkulturelle Kompetenzen haben in den letzten Jahren in international agierenden Unternehmen und auch in regional agierenden Unternehmen immer mehr an Bedeutung gewonnen.**

Der interkulturelle Arbeitsplatz ist schon längst Realität. Unternehmen können von der Vielfalt, der Mehrsprachigkeit, den verschiedenen Herangehensweisen und der damit verbundenen Kreativität nur profitieren.

Der letzte Abschnitt ist einem Thema gewidmet, das vor allem die jüngere Generation in verstärktem Maße schon in die zukünftige Jobplanung miteinbezogen hat: eine Arbeit zu finden, die zum Lifestyle passt.

9.5 Ein Job, der zum Leben passt

Heute geht es schon längst nicht mehr darum, nur mehr einen Job zu finden. Es wird zunehmend wichtiger eine Arbeit zu finden, die in ihrer Grundstruktur und in ihrem Wesen kompatibel mit den eigenen Vorstellungen und dem eigenen Charakter ist.

> **Sich in seinem Job wohlzufühlen, sich identifizieren zu können, frei zu denken und zu handeln sind der beste Weg, um emotionale Gesundheit zu erzielen.**

Um Ausgewogenheit und Balance in einem 24-Stunden-Rhythmus zu garantieren, sollte ein Drittel dem

Schlaf gelten, ein Drittel der Freizeit und ein weiteres Drittel der Arbeit. Die Realität sieht oft anders aus. Arbeit geht in vielen Fällen auf Kosten von Freizeit, Familie, Freunde, Erholung und auf Kosten des Schlafes und der Regeneration. Es ist eine Tatsache, dass der einzelne Mensch oft mehr Zeit mit seinen Arbeitskollegen und -kolleginnen als mit seiner Familie oder mit seinen Freunden verbringt. Die Arbeit ist ein Spiegel des Selbst und dessen, was es in der Lage ist zu leisten.

Ist ein Mensch emotional, mental und körperlich gesund und hat er die Möglichkeit, sich mit dem, was er tut in weiten Teilen zu identifizieren, kann Arbeit durchaus ein Weg sein, produktiv und hilfreich am Leben teilzunehmen, sich zu engagieren und sich einfach richtig zu fühlen. Arbeit kann spannend sein, eine Herausforderung, verbunden mit Spaß und Engagement. Aber es muss die richtige Arbeit sein, eine Arbeit, die im Einklang steht mit dem, was wir lieben und mit dem was wir tun (wollen). Fühlt sich eine Arbeit falsch an, kann sie eine Quelle von Frustration, Unzufriedenheit und endlosen Qualen sein.

Die Art der Arbeit verändert sich gegenwärtig in einem nie dagewesenen Tempo. War es früher so, dass ein Lohnempfänger die Familie versorgt, ein Haus gebaut, das Auto gekauft und für den Urlaub gespart hat, gehen heute meistens beide Partner zur Arbeit, machen Karriere, kümmern sich um das Haushaltbudget, um die Kindererziehung und die Einzahlung in die Pensionskasse. War früher ein Beamtenjob erstrebenswert, weil er doch Sicherheit für ein Leben vermittelt hat, geht es heute um andere Werte, um ein gutes, zufriedenes und erfolgreiches Leben zu leben.

Es wird für Unternehmen immer schwieriger, qualifiziertes und motiviertes Personal zu bekommen. Die Lohnnebenkosten treiben immer größer werdende Blüten während die Gehälter im Verhältnis zu den Lebenskosten immer weiter sinken. Sehr oft ist ein schneller Wechsel erforderlich oder es ergibt sich eine gute Chance in einem ganz anderen Bereich als dem erlernten. Das erfordert Flexibilität und ein Umdenken.

Viele Menschen wollen verstärkt für kleine und mittelständische Unternehmen arbeiten, wo die Auftragslage begrenzt ist und sich damit oft ändert, oder sie arbeiten selbständig und stellen ihr Wissen als Berater zur Verfügung. Man kann diese Entwicklung

negativ sehen, sie aber auch in einem völlig neuen Licht betrachten: sozusagen als Aufforderung, das Leben zu reflektieren. Was ist wichtig im Leben? Wie viel Geld braucht man wirklich? Was bedeutet ein sinnvolles und glückliches Leben? Welche Arbeit wollen wir wirklich machen? Und wie viel Zeit und Energie wollen wir in unsere Arbeit investieren?

Manche machen eine Arbeit, weil sie Rechnungen zu begleichen und ihre Freizeitaktivitäten zu finanzieren haben. Viele erfüllen die Erwartungen von Familie und Umwelt, die wenigsten aber machen sich Gedanken, was das für ihr eigenes Leben bedeutet. Es dauert nicht lange, bis sich der Mensch leer, frustriert und schwach fühlt. Fehlt die Verbindung von Arbeit zur grundlegenden Natur des Individuums, zu seinen Vorlieben, seinen Werten und seinen Vorstellungen dann macht sich Wut breit, Wut gegen sich selbst, Wut gegen die Umwelt und Wut auf die Arbeit. Das kann zu einem negativen Selbstbild führen, die sich in Versagensängsten und verstärktem Arbeitseinsatz äußern. Das Ende ist vorprogrammiert: Stress und im schlimmsten Falle ein Burnout.

Die Arbeit sollte mit den grundlegenden Interessen und Bedürfnissen des einzelnen Menschen übereinstimmen. Menschen sind nun einmal soziale Wesen, sie leben auf keiner einsamen Insel. Darum ist es oberste Priorität, dass jeder Einzelne gut für sich sorgt, um seinen Fähigkeiten gerecht zu werden.

 **Emotionale Gesundheit ist Voraussetzung für körperliche Gesundheit, allgemeines Wohlbefinden und mentale Stärke.**

Literatur

Damasio AR (2010) Descartes' Irrtum. Fühlen, Denken und das menschliche Gehirn. 6. Aufl. List Taschenbuch, Berlin

Dornauer S (2013) Emotions at work – working on Emotions: The production of economic selves in twentieth-century Germany. Dissertation

Freud S, Groddeck G (1988) Briefe über das Es. Fischer, Frankfurt a. Main

Glasl F (1990) Konfliktmanagement. Ein Handbuch für Führungskräfte und Berater. Bern, Stuttgart

Hartmann M (2010) Gefühle: Wie die Wissenschaften sie erklären. 2. Aufl Campus, Frankfurt

Hofstede G (1997) Lokales Denken, globales Handeln. Kulturen, Zusammenarbeit und Management. München

Johnson-Laird PN, Shafir E (1993) The interaction between reasoning and dicision-making: an introduction. Cognition 49

Lachmann G (2012) Schafft Demokratie. Politik aus der Gesellschaft für die Gesellschaft. Herbert Quandt-Stiftung, Homburg

LeDoux J (2012) Das Netz der Gefühle. Wie Emotionen entstehen. 6. Aufl. Deutscher Taschenbuchverlag, München

Maase K (1990) Kultur. In: Sandkühler HJ (Hrsg) Europäische Enzyklopädie zu Philosophie und Wissenschaften, Bd. 2. Hamburg

Mead, GH (1978) Geist, Identität und Gesellschaft. Frankfurt am Main

Neubarth A (2011) Führungskompetenz aufbauen.2. Aufl. Gabler, Wiesbaden

Rieser-Lembang B (2009) Interkulturelle Kompetenz als zukünftiges Bildungsziel im Europa der Vielfalt und Mehrsprachigkeit. Diplomarbeit, Leopold-Franzens-Universität, Innsbruck

Rieser-Lembang B (2014) Emotionen und Lernen. Eine Studie zur Erfassung von Emotionen und ihre Auswirkungen auf den Lernprozess. Dissertation, Leopold-Franzens-Universität, Innsbruck

Roth G (2011) Bildung braucht Persönlichkeit. Wie Lernen gelingt. JG Cotta'sche Buchhandlung, Stuttgart

Rothermund K, Eder A (2011) Allgemeine Psychologie: Motivation und Emotion. Verlag für Sozialwissenschaften, Wiesbaden

Sebald, H./Enneking, A./Denison, K./Richter, T., In: Towers, Perrin (2007)(Hrsg.): Global Workforce Study 2007-2008, veröffentlicht in Frankfurt 2007. URL: https://www.dgfp.de/wissen/personalwissen-direkt/dokument/81894/herunterladen. Zugriff 30.11.2015

Solomon RC (2003) Emotions, thoughts, and feelings: What is a cognitive theory of the emotions and does it neglect affectivity? In: Hatimoysis A (Hrsg) Philosophy and the Emotions. Cambridge University Press

Parson T, Shils E (2001) Toward a general theory of action: theoretical foundations fort he social science. Social science classics series

Ting-Toomey S (1999) Communication across cultures. New York

Tomkins SS (1962) Affect imagery consciousness: Volume I, The Positive Affects. London: Travistock

Wikipedia (2015) Symbolischer Interaktionismus. URL: http://de.wikipedia.org/wiki/Symbolischer_Interaktionismus. Zugriff 12.01.2015

Zeier H, Eccles JC (1984) Gehirn und Geist. Fischer, Frankfurt a. Main

Der Mensch und sein Arbeitsplatz

Ingrid Pirker-Binder

© Springer-Verlag Berlin Heidelberg 2016
I. Pirker-Binder (Hrsg.), *Prävention von Erschöpfung in der Arbeitswelt*,
DOI 10.1007/978-3-662-48619-1_10

Nicht nur die Arbeitsinhalte und Arbeitsanforderungen haben sich in den letzten Jahren merklich verändert, auch der Arbeitsplatz, die Arbeitsplatzgestaltung und die Arbeitszeiten haben sich einer Wandlung vollzogen. Der Weg führt weg vom Einzelbüro hin zu flexiblen Arbeitsstätten, Arbeitseinheiten, Großraumbüros und Home-Office. Bei all der vorherrschenden Dynamik darf auf den Menschen und seine Bedürfnisse nicht vergessen werden. Der Arbeitsplatz soll den Menschen dienen. Nicht alle neuen Modelle passen für alle Menschen. Es muss eine Entwicklung und Forschung geben, in der der Mensch im Mittelpunkt steht und nicht im Nachhinein in die Modelle platziert wird.

Flexibilität der Arbeitsorte, Arbeitszeiten und Arbeitsinhalte bedeuten mehr Verantwortung und Selbstmanagement für den einzelnen Menschen. Sehr oft hinkt der Mensch diesen Voraussetzungen hinterher. Lernschritte und Verantwortungsmanagement sind notwendig. In Zeiten des technologischen Fortschritts und der permanenten Erreichbarkeit weicht Work-Life-Balance einem neuen Begriff der Work-Life-Integration und Interaktion. Es geht um die Integration von Arbeit und Freizeit in die tägliche Lebenszeit.

Sowohl für Präventionsmaßnahmen als auch für Interventionsmaßnahmen bei Erschöpfung am Arbeitsplatz ist es notwendig das Arbeitsfeld zu analysieren, um Spannungsfelder zu identifizieren. Während die Life-Skript-Analyse den individuellen oder unternehmerischen Bedeutungs- und Erlebnisrahmen erfasst, bezieht sich die Work-Skript-Analyse auf den Bedeutungs- und Erlebnisrahmen der Arbeit, das Arbeitsumfeld, auf das körperliche und psychische Einwirken und auf das Erleben von Arbeit.

10.1   Lebensraum Büro

10.1.1 Großraumbüros wieder im Kommen

Der Platz- und Luftbedarf pro Arbeitnehmer wird in Österreich in der Arbeitsstättenverordnung (Arbeiterkammer Wien 2015) geregelt. Sie umfasst unter anderem die Regelung der Raumhöhe (3 m, bei einer Größe von 100 m^2 bis 500 m^2 auch 2,8 m, bis 100 m^2 – ohne körperliche Belastung – auch 2,5 m),

der Bodenfläche, die jedem Arbeitnehmer zusteht (mindestens 8 m^2, für jeden weiteren Arbeitnehmer 5 m^2) und der Luft (bei geringer körperlicher Belastung mindestens 12 m^3). Das Ziel der Verordnung ist es, den Arbeitsplatz den Bedürfnissen der darin arbeitenden Menschen anzupassen und nicht umgekehrt.

Auf der Suche nach größerer Flexibilität in der Arbeitsorganisation, den Arbeitsabläufen und der Kosteneinsparung entstanden neue Modelle der Arbeitsplatzgestaltung, wie zum Beispiel das Großraumbüro. Darunter versteht man eine große offene Fläche, die in kleinere Arbeitseinheiten unterteilt ist, ohne Wände und Türen.

Den Initialgedanken für dieses Modell bildeten folgende Überlegungen (Oommen 2008, S. 37 ff.):

- Geringere Baukosten durch weniger Platzbedarf: Es können mehr Personen auf der gleichen Fläche untergebracht werden als bei Einzelbüros.
- Geringere Instandhaltungskosten (Heizung, Belüftung, Klimaanlage etc.)
- Jeder Mitarbeiter und jede Mitarbeiterin hat die gleichen Platzbedingungen.
- Die Kommunikation zwischen den Mitarbeitenden ist leichter. Dies soll die Produktivität und Kreativität erhöhen
- Größere Arbeitsflexibilität durch die Möglichkeit, in verschiedenen Bereichen zu arbeiten ohne Rücksicht auf Zeit und Platz: Alles ist zentral verfügbar.
- Technische Ressourcen können effizienter genutzt werden (z. B. Kopierer, Drucker etc.).

Außer Acht gelassen wurden bei der Planung solcher Büros die Einzigartigkeit jedes Menschen und die Beziehung zwischen der physischen Umgebung, dem Ruhebedürfnis und der Leistungsfähigkeit jedes einzelnen Mitarbeiters während der Arbeit. Der Arbeitsplatz sollte für den Benutzer hilfreich und anregend sein, kein Hindernis darstellen oder ihn in seiner Arbeitsfähigkeit einschränken. Es muss also den arbeitenden Menschen in seinen Bedürfnissen unterstützen. Konkret kann das einen Einfluss auf folgende Faktoren bedeuten:

- Recht auf Privatsphäre: Gestaltungsmöglichkeit (Bilder, Pflanzen etc.)
- Einfluss auf die Kontrolle über sein Arbeitsumfeld: ein eigener Arbeitsplatz, der nicht geteilt werden muss

- Gefühl der Sicherheit: Viele fühlen sich durch die Anwesenheit anderer Personen beobachtet.
- Recht auf Ruhe: Gespräche, hin- und hergehen von Personen, unterschwelliger Lärm durch Konversation und Telefonate können die Aufmerksamkeit und Fokussierung auf schwierige Aufgaben verringern.
- Recht auf ungestörtes Arbeiten: Im Großraumbüro gibt es keine Barriere in Form einer geschlossenen Tür.
- Status und Identität. Arbeit in einem Großraumbüro kann einen Statusverlust und/oder Identitätsverlust innerhalb der Organisation nach sich ziehen. Im Großraumbüro ist man einer von vielen.

Wird der Arbeitsplatz durch verschiedene Personen im Sinne einer Job-Rotation (mehrere Mitarbeitende teilen sich einen Arbeitsplatz) genutzt, verliert sich nicht nur das Gefühl der Kontrolle, sondern auch das der Privatsphäre (jeder Mensch hat seine Ablagegewohnheiten, bzw. möchte seinen Arbeitsplatz wieder so vorfinden, wie er ihn verlassen hat).

10.1.2 Die geschlossene Tür oder das Recht auf ungestörtes Arbeiten

Viele Mitarbeitende klagen über ständige Unterbrechungen durch Telefonate oder Störungen durch Kollegen. Viele haben Probleme, ihre Bürotür zu schließen oder ein Telefonat oder eine E-Mail nicht sofort zu beantworten. „Meine Türe ist immer für alle offen", höre ich sehr oft. Es ist eine Frage der Organisation, sich Ruhezeiten für ungestörtes Arbeiten zu verschaffen, seien es Bürotüren für bestimmte Zeiten zu schließen oder Anfragen nicht sofort zu beantworten. Es hat sich auch bewährt, Zeiten für konzentriertes Arbeiten genauso im Kalendersystem zu reservieren wie Termine.

Teilt man sich ein Zimmer mit Kollegen, so ist gegenseitige Rücksichtnahme notwendig. Es hat sich bewährt, zu Zeiten besonderer Konzentration auch mit Kopfhörern zu arbeiten.

Ein junger Mann, dessen Aufgabe es ist, Spielesoftware zu entwickeln, erzählt mir, dass es in seiner Firma wunderbar mit Kopfhörern funktioniere: „Wenn ich etwas entwickle, dann setze ich meine Kopfhörer auf, einerseits, um mich ungestört konzentrieren zu können, und auch um mich dabei von leiser Musik unterstützen zu lassen. Mit den Kollegen ist es abgesprochen, dass niemand gestört wird, solange er die Kopfhörer aufhat."

In Großraumbüros gibt es keine Tür, die man schließen kann, um den Wunsch nach Ungestörtheit zu signalisieren. Es ist notwendig, eine Regelung für ungestörtes Arbeiten einzuführen. Selbst wenn „Ruhearbeitsinseln" vorgesehen sind, ist es nicht immer möglich, diese auch in Anspruch zu nehmen, sei es, weil sie belegt sind, oder sei es, dass man nicht immer alle Unterlagen mitnehmen kann.

Je nach Persönlichkeit und Verantwortungsbereich gibt es unter den Mitarbeitenden auch Befürworter eines Großraumbüros. Im Sinne der Leistungsfähigkeit ist es jedoch von Vorteil, nicht über die Köpfe der Mitarbeitenden hinweg über ihre Arbeitsplätze zu entscheiden. Ein erhöhter Lärmpegel in Großraumbüros kann zu einer Reizüberflutung und Überstimulierung bei einzelnen Mitarbeitenden führen. Nicht jeder Mensch ist gleich belastbar, besonders dann nicht, wenn es um Terminarbeit, Einhaltung von Fristen, Konzentration oder ein hohes Verantwortungs- und Entscheidungslevel für die gestellten Aufgaben geht.

Neuere Entwicklungen machen es möglich, Lärm durch bauliche Maßnahmen zu verringern. Entsprechende Büroausstattung und Hilfsmittel für die Mitarbeitenden (z. B. Headsets, die das Telefonieren leiser machen sollen oder Kopfhörer, die den arbeitenden Menschen mehr Ruhe und Konzentration bieten) tragen zu einer guten Arbeitsatmosphäre bei.

Möchte ein Unternehmen von herkömmlichen Büros in ein Großraumbüro umsiedeln, erfordert es nicht nur eine gute und überdachte Planung sondern auch eine Vorbereitung der darin arbeitenden Menschen auf die neue Art des Arbeitens. Großraumbüros verlangen eine andere Art des Zusammenlebens. In Großraumbüros ist eine neue Kultur der Rücksichtnahme nötig.

Herr M, ein aufstrebender Mitarbeiter eines großen Unternehmens, berichtet über das Großraumbüro. Es existiert schon lange und entspricht nicht mehr den heutigen Anforderungen. Herr M leidet unter den ständigen Störphasen, einerseits durch plötzliche Stehmeetings in seiner unmittelbaren Nähe oder durch den Geruch eines Döners, den ein Kollege gerne während der Arbeit isst. Der Geruch breite sich dann im ganzen Büro aus. Herr M führt die Störquellen auch auf eine schwache Führung zurück.

> **Sensible und hochsensible Personen leiden verstärkt unter einem Großraumbüro.**

Oommen (2008, S. 42) stellt folgende positive Aspekte negativen Aspekte von Großraumbüros gegenüber. Positive Aspekte:

- Niedrigere Baukosten
- Niedrigere Kosten für Heizung, Belüftung, Aircondition
- Mehr Personen pro Fläche
- Gleiche Arbeitsfläche für alle Mitarbeitenden
- Größere Kommunikationsmöglichkeiten
- Höhere Zusammenarbeit
- Höhere Flexibilität in verschiedenen Bereichen zu arbeiten

Negative Aspekte:

- Hoher Lärmpegel
- Verlust der Konzentration
- Geringere Produktivität
- Weniger Privatsphäre
- Statusprobleme
- Unsicherheitsgefühl
- Unzufriedenheit mit der Arbeit
- Größere Konflikte am Arbeitsplatz
- Mehr Stress, Infektionsgefahr, körperliche und psychische Erschöpfung, Muskelschmerzen, Müdigkeit und höherer Blutdruck
- Höhere Fluktuation

Das Stress Research Institute und das Institut für Psychologie der Universität in Stockholm sind der Frage nachgegangen, ob das Bürodesign einen Einfluss auf Krankenstände hat (Bodin Danielsson et al. 2014, S. 139 ff.). Dazu wurden sieben verschiedene Büroarten miteinander verglichen (□ Tab. 10.1).

An der schwedischen Studie nahmen 1852 Personen teil und es konnte ein signifikanter Zusammenhang zwischen Krankenstand und Art der Büros festgestellt werden. Kurze Krankenstände waren in den drei traditionellen Großraumbüros erhöht. Ein höheres Risiko für längere Krankenstände wurde für Frauen in den Großraumbüros, bei den Männern in den Flex-Büros erhoben.

An der SBiB-Studie (Amstutz 2010), einer schweizerischen Befragung über die Bewertung der Arbeitsbedingungen, nahmen 1230 Personen teil. Als bemerkenswert kann erfasst werden, dass nicht so sehr der Bürotyp als entscheidend bewertet wurde, sondern vielmehr, ob der Arbeitsplatz den Bedürfnissen einer qualitativen Arbeitsausführung entspricht. Als wesentliche Eigenschaften eines Arbeitsplatzes wurden genannt:

- Möglichkeit 2- bis 3 Stunden ungestört zu arbeiten
- Ruhe, um sich zu konzentrieren
- Möglichkeit, ungestört zu telefonieren

Die Anforderungen wurden am besten im Einpersonenbüro erfüllt und nahmen mit der Bürogröße ab.

10.1.3 Home-Office

Durch neue Technologien und Multimedia ist das papierlose Büro nicht mehr in weiter Ferne. Flexible Arbeitszeiten, flexible Arbeitsformen tragen zu einer Veränderung der Arbeitswelt bei. Zukünftig wird Arbeit immer weniger an eine Arbeitsstätte gebunden sein. Das Home-Office wird sich immer mehr durchsetzen.

> New World of Work bedeutet jedoch mehr als nur flexibilisierte Arbeit. New World of Work stellt sich in Unternehmen vielmehr als ganzheitliches Konzept von Arbeitsinnovation in den Dimensionen People, Place und Technology dar. (Bartz u. Schmutzer 2015)

Bei all der vorherrschenden Dynamik dürfen der Mensch und seine Bedürfnisse nicht vergessen werden. Der Arbeitsplatz soll

◘ Tab. 10.1 Verschiedene Arten von Büros, Klassifizierung nach Bodin Danielsson et al. (2014)

Cell-Office	Klassisches Einzelzimmer, hohe Konzentration und die gesamte notwendige Büroausstattung im Raum		
Shared room office	2–3 Personen		
Traditionelles Großraumbüro	4–9 Personen/Raum: „small open-plan office"	10–24 Personen/Raum: „medium-sized open plan office"	Größer als 24 Personen/Raum: „large open plan office"
Flex-Office	Hier gibt es keine individuellen Arbeitsplätze, sondern Arbeitsstationen, d. h. Räume für konzentriertes Arbeiten, zum Telefonieren, Meetingräume. Es gibt freie Wahl des Arbeitsplatzes.		
Combi-Office	Mehr als 20% der Arbeit findet nicht am individuellen Arbeitsplatz statt, es gibt Teamarbeit. Fokus liegt auf Räumen für Gruppenaktivitäten.		

den Menschen dienen. Alle neuen Modelle passen nicht für alle Menschen. Es muss eine Entwicklung und Forschung geben, in der der Mensch im Mittelpunkt steht und nicht im Nachhinein in neue Systeme platziert wird.

Am Beispiel der Möglichkeit des Home-Office lässt sich darstellen, dass die Distanzierung zur Arbeit oft schwerer fällt als im Büro. Aussagen von Personen mit Home-Office wie „Ich trau mich gar keine Pause machen, denn wenn ich nicht online bin und jederzeit erreichbar, glauben die Kollegen in der Firma, ich arbeite nicht!" oder „Wenn ich zuhause arbeite, habe ich ständig ein schlechtes Gewissen, nicht genug zu tun, man könnte glauben, ich arbeite zu langsam oder zu wenig", sind in der therapeutischen Praxis sehr oft zu hören. Die Distanzierung zur Arbeit fällt schwer. Eine hohe Verausgabungsbereitschaft und Perfektionsstreben, fehlende Misserfolgs- bzw. Fehlertoleranz führen dann direkt in eine Erschöpfung.

Das Home-Office bietet aber auch einen großen Spielraum in der Arbeitsgestaltung und mehr Flexibilität in der Zeiteinteilung. Für all jene, die sich sehr gut selbst organisieren können, wird sich dieses Modell in der Zukunft erweitern. Neue Technologien machen es möglich. Der Nachteil liegt darin, dass man quasi ständig in Kommunikation mit dem Unternehmen stehen kann. Ständige Erreichbarkeit oder der Glaube, ständig erreichbar sein zu müssen, können die Lebensqualität und die Lebensenergie belasten.

Work-Life-Balance verändert sich zur Work-Life-Integration und -Interaktion. Der arbeitende Mensch muss lernen, dass Leben ein integrierender Bestandteil von Arbeit und umgekehrt ist. Die Gedanken: „erst die Arbeit, dann das Spiel", oder „ich erhole mich dann, wenn ich alles fertig habe" sind veraltet, da sie heute nicht mehr funktionieren. Durch die neuen Medien ist Arbeit allgegenwärtig.

10.2 Der Arbeitsplatz an fernen Orten: Risiken und Möglichkeiten

Globales Wirtschaften macht Reisen zur Notwendigkeit. Die Flieger sind am Montag früh voll mit Menschen, die zur Arbeit fliegen, manchmal täglich hin- und retour oder aber am Ende der Woche. Ohne aktives Stress- und Regenerationsmanagement laufen diese Menschen Gefahr, sich auszulaugen. Ob und welche Risiken der Reisende auf sich nimmt, wenn sein Arbeitsplatz an einem fernen Ort befindet, hängt von folgenden Punkten ab:

- Zeit, Häufigkeit, Distanz der Flugreisen
- Schichtarbeit im nahen Inland oder fernen Ausland
- Intensität der Arbeit und Arbeitszeit
- Möglichkeit, sich gesund und regelmäßig zu ernähren

Viele Reisende nehmen am Montag die erste Frühmaschine, um zu ihrem Arbeitsplatz im Ausland zu gelangen. Das bedeutet meist, dass sie sich bereits am Sonntag mit den Themen, die am Montag anfallen, beschäftigen, um gut vorbereitet zu sein. Der Koffer muss gepackt werden und der Nachtschlaf wird erheblich gekürzt, um rechtzeitig den Flughafen zu erreichen. Die Arbeit beginnt dann meist im Flieger und setzt sich den ganzen Tag, oft bis spät in die Nacht, fort. Es soll ja alles schnell erledigt werden. Die Tagesarbeitszeit ist deshalb naturgemäß sehr lang, manchmal mit Pausen sinnvoll unterbrochen, aber oft werden sie durch Zeitdruck vergessen. Die Rückkehr Mitte oder Ende der Woche ist dann mit Aufarbeiten bzw. Vorarbeiten für die nächste Woche, Informieren, Delegieren ausgefüllt.

Ein Manager, der seine Arbeitszeit von Montag- bis Mittwochabend immer in Deutschland verbrachte, beklagt sich, dass keine Zeit mehr für ihn selbst bliebe. Abgesehen von der kurzen Nacht am Sonntag ist der Abend der Rückkehr mit Abarbeiten vollgestopft, um nichts zu vergessen und um Wichtiges aus dem Kopf zu bekommen. Er findet es für sich angenehm, alle Informationen in E-Mails zu verpacken, damit seine Mitarbeiter am nächsten Tag informiert sind. Mit Erstaunen stellte er mehrmals fest, dass er auf seine E-Mails mitten in der Nacht eine Antwort bekam. Sobald aber eine Antwort kommt, fühlt er sich innerlich irgendwie aufgerufen, sich wieder zu melden. So kommt es oft vor, dass die Zeit zum Schlafen viel zu kurz kommt. Durch die häufige Reisetätigkeit habe er auch das Gefühl, nie richtig Zeit für sich zu haben, er sei ja immer gerade im Kommen oder im Wegfahren. Besonders der fehlende Sonntagabend sei mit der Zeit spürbar. Eine vegetative Funktionsdiagnostik (24-Stunden-Herzratenvariabilitätsmessung macht die Beanspruchung deutlich.

Zeitdruck, Fertigstelltermine, Fristen sind Energiekiller. Besonders aber sind es mangelnde Distanzierungsfähigkeit, Perfektionsstreben und das Unvermögen abzuschalten, aber auch ein übersteіgertes Verantwortungsgefühl der Arbeit gegenüber, die zu Gesundheitsrisiken am Arbeitsplatz führen.

> **Wer viel reist, sollte lernen, Mikropausen und Regenerationszeiten einzulegen.**

Es bieten sich zwischendurch immer mehr oder weniger lange Auszeiten für kleine Pausen an, z. B. während eines Meetings, wenn man selber gerade nicht gefordert ist, Wartezeiten oder einfach nur die notwendigen Zeiten, die man auf der Toilette verbringt. Im Prinzip ist Erholung ganz einfach, es erfordert

- ein Loslassen der Gedanken für ein paar Minuten,
- ein Entspannen der Muskulatur (es gibt viele angespannte Gesichter durch Konzentration),
- die richtige Atmung und
- Achtsamkeit den Bedürfnissen des Körpers gegenüber.

> **Wer sich selbst und die Bedürfnisse seines Körpers vergisst, bleibt früher oder später auf der Strecke. Das Leben zieht ungelebt vorbei. Arbeit muss jedoch nicht tödlich sein. Sie lässt sich ins Leben integrieren, denn Arbeitszeit ist auch Lebenszeit.**

Fallgeschichte Herzinfarkt

Herr X ist 40 Jahre alt und liebt seinen Beruf. Er arbeitet an einem wichtigen Projekt. Er hat Probleme mit seiner Gesundheit, sein Internist rät ihm leiser zu treten. Die Einstellung von Herrn X: „Ich weiß ja, dass mir die Kraft ausgeht, aber ich mach das noch fertig, dann erhole ich mich". Diesen Ausspruch tat er im Jänner. Im März erlitt er einen Herzinfarkt. Wer den inneren Druck nicht aufgibt und sich zu lange in Spannung hält, darf sich nicht wundern, wenn der Körper eine Antwort gibt.

Die Übernahme großer Verantwortung ohne sinnvolle Distanzierung zur Arbeit, eine ängstliche Erwartungshaltung oder sorgenvolle Vorausschau sind eine schlechte Kombination. Voraussicht ist gut, erwartungsvolle Voraussicht, dass etwas Negatives eintreten könnte, kann, wenn es ein Lebens-und/oder Arbeitsmuster ist, die Gesundheit kosten. Wer am Arbeitsplatz Distanzierungsprobleme oder Probleme mit dem Abschalten hat, sich ständig Sorgen macht oder ähnliches, sollte sich nicht scheuen, mit einem geschulten Therapeuten diese Themen aufzuarbeiten.

Fallgeschichte Gesundheit

Herr O, leitender Angestellter einer Bohrinsel, kommt in meine Praxis. Er durchläuft einen Gesundheitscheck, weil sich die Frage stellt, ob Herr O nach seiner letzten Bypass-Operation (er hatte schon mehrere) wieder arbeitsfähig ist. Herr O ist in einem sehr schlechten Gesundheitszustand. Sein Herz-Kreislauf-System ist schwer geschädigt, was sowohl im Biofeedback als auch in der 24-Stunden-Herzratenanalyse sichtbar ist. Aus therapeutischer Sicht ist Herr O nicht mehr arbeitsfähig – er ist psychisch und physisch am Ende. Seine Geschichte ist erschütternd. Er erzählt, dass er immer vier Wochen frei hat und dann vierzehn Tage auf der Bohrinsel verbringt. Sobald er vom Hubschrauber nach seinem Urlaub aufgenommen und zu seinem Arbeitsplatz geflogen wird, ist er in einem Ausnahmezustand. Er hat ständig die Befürchtung im Kopf: „Was ist, wenn Feuer ausbricht?" Er spielt die Rettungsmaßnahmen ständig in seinem Kopf durch. Da er leitender Ingenieur ist, liegt ein Großteil der Verantwortung auf seinen Schultern. Er hat nicht gelernt, abzuschalten, ein gewisses Vertrauen aufzubauen, bzw. sich dann erst in Spannung zu versetzen, wenn etwas passiert, nicht schon vorher. Er arbeitet schon über zwanzig Jahre in diesem Job, es ist noch nie etwas passiert – aber seine Gesundheit, im Besonderen sein Herz, ist durch die chronische Anspannung, Sorge und Achtungshaltung schwer geschädigt.

> Angst und ständige Sorge fördern chronische Anspannung und führen zu einer Verengung der Gefäße. Ständige Achtungshaltung, dass etwas passieren könnte, verbietet dem Körper ausreichende Ruhe und Erholung im Schlaf. Daraus resultiert, dass die Regenerationsmechanismen nicht mehr funktionieren. Die Spirale nach unten beginnt.

Durch therapeutische Maßnahmen, das Erlernen von innerer Stille und Regeneration hätte Herr O seine Gesundheit und Lebensfreude erhalten können. Eine Führungskraft hat Vorbildfunktion. Nicht umsonst heißt es: „Geht es der Führungskraft gut, geht es den Mitarbeitern gut!" Eine Führungskraft trägt die Verantwortung für die humanen Ressourcen. Eine Führungskraft, die ihre Mitarbeitenden ständig nach Dienstschluss anruft, ist kein Vorbild.

Herr P ist in einem Unternehmen als Controller tätig. Er setzt sich selbst sehr unter Druck, leidet unter Grübeln und kann nicht abschalten. Er fühlt sich ausgebrannt. Er erzählt von seiner Chefin, sie sei ein Vorbild. Sie selbst arbeite ja jeden Tag bis spät in die Nacht, habe wegen der Arbeit auf Kinder und Mann verzichtet, die Arbeit sei ihr Lebensinhalt. Herr P fühle sich deshalb verpflichtet, ebenfalls so viel zu arbeiten bzw. hat ein schlechtes Gewissen, wenn er früher nach Hause geht.

> **Eine Führungskraft, die sich nicht abgrenzen kann, ihre Ressourcen missachtet, ihr Leben der Arbeit gewidmet hat, ist kein Vorbild.**

■ Schichtarbeit, Ernährung am Arbeitsplatz

Personen, die im In- oder Ausland an exponierten Orten arbeiten, tragen eine hohe Verantwortung für ihre Gesundheit und Energie. Oft ist Ernährung ein besonderes Thema, da es keine Einkaufsmöglichkeiten gibt oder an fernen Arbeitsplätzen andere Ernährungsgewohnheiten vorherrschen. Es ist einerseits Aufgabe des Unternehmens, seine Mitarbeitenden darauf vorzubereiten und andererseits, sie in ihrer Verantwortung gut für sich zu sorgen, zu bestärken. Dies gilt auch für Schlaf- und Erholungszeiten bei Schichtarbeit.

Herr M ist Schichtarbeiter und arbeitet ca. 800 km von seinem Unternehmensstandort entfernt. Nach der Schicht schaltet er sein Handy nicht ab, ist sozusagen „standby", während er eigentlich seine Ruhezeit einhalten soll. Er beklagt sich, dass seine Kollegen in der Zentrale darauf nicht Rücksicht nähmen. „Sie müssen doch wissen, dass ich jetzt am Vormittag aus der Schicht komme", sagt er. Es ist ihm nicht bewusst, dass die Kollegen am Unternehmensstandort vielleicht gar nicht daran gedacht haben. Es war ihm noch nicht wirklich bewusst geworden, dass er allein für seine Ruhezeiten die Verantwortung trägt – und sein Handy und Computer in dieser Zeit abgeschaltet sein sollten. Für eine gelingende Kommunikation mit dem Mutterunternehmen sollten fixe Zeiten vereinbart werden.

> Flexibilität der Arbeitsorte, Arbeitszeiten und Arbeitsinhalte bedeuten mehr Verantwortung und Selbstmanagement für den einzelnen Menschen. Sehr oft hinkt der Mensch diesen Voraussetzungen hinterher. Lernschritte und Verantwortungsmanagement sind notwendig. In Zeiten des technologischen Fortschritts und der permanenten Erreichbarkeit weicht Work-Life-Balance einem neuen Begriff: der **Work-Life-Integration**. Es geht um die **Integration von Arbeit und Freizeit in die tägliche Lebenszeit**. Achtsames Umgehen mit sich selbst ist eines der Lernziele der Integration von Arbeit und Freizeit in die tägliche Lebenszeit.

10.3   Das Prozessmodell der Work-Skript-Analyse

Sowohl für Präventionsmaßnahmen als auch für Interventionsmaßnahmen bei Erschöpfung am Arbeitsplatz ist es notwendig, das Arbeitsfeld zu analysieren, um Spannungsfelder zu identifizieren. Während die Life-Skript-Analyse den individuellen Bedeutungs- und Erlebnisrahmen erfasst, bezieht sich die Work-Skript-Analyse auf den Bedeutungs- und Erlebnisrahmen der Arbeit. Die Work-Skript-Analyse bezieht sich sowohl auf das Arbeitsumfeld, als auch auf das körperliche und psychische Einwirken und Erleben. Eine Grobeinteilung könnte man in harte Faktoren („hard facts") und weiche Faktoren („soft facts") vornehmen.

Zu den „**hard facts**" lassen sich zählen:

- Arbeitskontext und Arbeitsvertrag: wie z. B. All-In Verträge, Arbeitsinhalte, Aufgabenbereiche
- Arbeitszeit: fixe bzw. variable Bürozeiten, Home-Office, Werkstätte, Schichtarbeit; externe Bürozeiten (in ausländischen Niederlassungen, im Bürohaus des Kunden)
- Arbeitsort: stabil, wechselnd, flexibel;

Zu den „**soft facts**" gehören:

- Unternehmenskultur: Mission, Vision, Werte, Sinn
- Führung: Führungskultur, Persönlichkeit des Vorgesetzten
- Team: Interaktion, Rollenverteilung, Arbeitsverteilung, Verantwortung, Konflikte, Mobbing
- Pausenkultur: regenerative Pause, Ernährung (Betriebsküche), Humor
- Gesundheitsbewusstsein: Information, Workshops, gesunde Ernährung
- Beschwerden: physische/psychische; stressbezogene, arbeitsplatzspezifische (Großraumbüro, Computer, Fließband, Bau, Reisetätigkeit)

Konflikte am Arbeitsplatz oder Missempfinden durch ein nicht passendes Arbeitsumfeld führen zu körperlichen und psychischen Belastungen). Nach der SBiB-Studie (Amstutz 2010) liegt das Bedürfnis, konzentriert arbeiten zu können bei 90%. Ist die nötige Ruhe nicht gegeben, muss der Betroffene mehr Energieeinsatz aufwenden, um die Konzentration aufrecht halten zu können. Das bedeutet mehr Anstrengung, begleitet von einem innerlichen negativen Gefühl (z. B. Zorn, Ungeduld), dass man ihm die nötige Ruhe zum Arbeiten verweigert. Darunter leiden sowohl die Arbeitszeit als auch die Qualität der Arbeit. Die erhöhte Anstrengung verbraucht mehr Energie, die Müdigkeit und die physische und psychische Spannung steigen mit dem Wunsch, die gestellte Aufgabe in der vorgegebenen Zeit ordnungsgemäß zu erfüllen.

Einen erheblichen Einfluss auf das Arbeitserleben hat die Ausstattung des Arbeitsplatzes. Jedoch nützt der beste Bürostuhl nichts, wenn der Benützer verkrampft darauf sitzt. Ergonomisch aus- und eingerichtete Arbeitsplätze sind eine Bedingung, aber die Schulung der individuellen Körperwahrnehmung für Spannung und für den Körper belastende Arbeitshaltungen sollte bei allen Präventionsmaßnahmen integrierender Bestandteil sein. Biofeedbackunterstütze Wahrnehmungsübungen (▶ Kap. 11) können arbeitsbedingte körperliche Verspannungen verringern.

Das Ziel der Work-Skript-Analyse ist es, einen Überblick über notwendige Präventions- und Interventionsmaßnahmen in den verschiedenen Bereichen zu erhalten. Diese können sich an das gesamte Unternehmen, an die Führungskultur, an ein oder mehrere Teams, aber auch nur an einzelne

◘ Tab. 10.2 Work-Skript-Analyse

Bereich	Inhalt	Empfindung	Fragen/Lösungsansätze
Hard Facts			
Arbeitskontext/ Arbeitsvertrag	All-In-Vertrag Ausgabenbereich	Inhalte sind stimmig Workload	Verantwortung?
Arbeitszeit	Fixe Bürozeiten Variable Bürozeiten Home-Office Schichtarbeit Externe Bürozeiten	Körperliche Empfindung der Belastung? Regenerationszeit? Flugreisen?	Ergeben sich Spannungsfelder?
Arbeitsort	Stabil Wechselnd Flexibel	Körperliche/psychische Belastung?	Erhebung psychischer/ physischer Belastung
Bürotyp	Einzelbüro, Großraumbüro	Störfelder?	Erhebung von Störfeldern
Soft Facts			
Führung	Mission/Vision		Übereinstimmende Werte und Sinnfindung?
Team	Interaktion, Rollenverteilung, Rollenmuster	Arbeitsverteilung, Verantwortung	Wertschätzung, Respekt, Interaktion? SuMeCo
Informationskultur	E-Mail, Telefon, offene Bürotür etc.	Störung Jederzeit verfügbar	Abgrenzung Kommunikationsregeln
Pausenkultur	Regenerative Pause	Körperlich	Kurzregeneration
Gesundheitsbewusstsein	Betriebsküche Gesundheitsmaßnahmen	Ernährung = Energie Wohlbefinden	Information Verantwortung
Beschwerden	Stressbezogen Arbeitsplatzspezifisch (Computerarbeitsplatz, Flugreisen, Schichtarbeit etc.)	Körperliche Beschwerden	Erhebung von Belastung, Krankenständen

Mitarbeitende richten. Die Life-Skript-Analyse und die Work-Skript-Analyse bilden die Basis für Präventions- und Interventionsmaßnahmen seelischer Erschöpfung am Arbeitsplatz (◘ Tab. 10.2).

Literatur

Arbeiterkammer Wien (2015) ArbeitnehmerInnenschutz. URL: http://media. Arbeiterkammer.at/wien/PDF/Publikationen/ ArbeitnehmerInnenschutz/ Arbeitsttaetten.pdf

Amstutz S (2010) SBiB Studie: Schweizerische Befragung in Büros. URL www.seco.admin.ch oder www.hslu.ch/ cctp.www.news.admin.ch /NSB Subscriber/message/ attachments/18922.pdf. Zugriff 23.3.2015

Arbeiterkammer Wien (2015) Arbeitsstätten; Gestaltung und Ausstattung von Arbeitsstätten. URL: http://media. Arbeiter kammer.at/wien/PDF/Publikationen/ArbeitnehmerInnenschutz/Arbeitsttaetten.pdf. Zugriff 2.8.2015

Bartz M, Schmutzer T (2015) New World of Work Transformation - Herausforderungen auf dem Weg zum Unternehmen der nächsten Generation. In Vorbereitung

Bodin-Danielsson C, Chungkham HS, Wulff C, Westerlund H. (2014) Office design's impact on sick leave rates. Ergonomics 57:139-147

Oommen VG et al (2008) Should health service managers embrace open plan work environments? A Review; ASIA Pacific Journal of Health Management 3:37 ff

Biofeedback in der Arbeits- und Wirtschaftswelt

Biofeedback: Messverfahren und Trainingsmethoden

Ingrid Pirker-Binder

© Springer-Verlag Berlin Heidelberg 2016
I. Pirker-Binder (Hrsg.), *Prävention von Erschöpfung in der Arbeitswelt*,
DOI 10.1007/978-3-662-48619-1_11

Die Mess- und Trainingstechnik mittels der Biofeedback-Technologie eröffnet vielversprechende Möglichkeiten im Kampf gegen Erschöpfung. Der dabei ausgelöste Prozess ist einfach. Er führt zu einem Erkennen und Verstehen über die innerpsychischen und physiologischen Interaktionen in unserem Körper während wir arbeiten. Dieses Wissen ist eine neue Basis für eine individuelle Persönlichkeitsentwicklung, für Selbstmanagement und Selbstkontrolle der körpereigenen Energieeffizienz, für die Verarbeitung von Emotionen und für ein neues Grundverständnis über Regeneration und Prävention.

In der Ergonomie ist der Einsatz von Biofeedback zur Bewusstmachung körperbezogener Haltung, unbewusster An- und Verspannung, unrhythmischer Atmung und damit verbundenen (psycho)-somatischen, stress- und arbeitsplatzbedingten Beschwerden unerlässlich. Neue Diagnostikmethoden wie die Herzratenvariabilitätsanalyse machen es möglich, Aktivierung und Beanspruchung während der Arbeit, Regenerationsfähigkeit in Pausenzeiten und im Schlaf zu messen. Dem interessierten Menschen gibt die Methode eine unmittelbare Rückmeldung (Life-Energy-Analyse). Biofeedbacktraining sensibilisiert ihn für seinen Weg zu mehr Wahrnehmung für die Bedürfnisse seines Körpers und zu mehr Achtsamkeit im Arbeitsleben, zu mehr gelassener, achtsamer Konzentration und Flow ohne unnötige Ver- oder Anspannung.

Die Biofeedbackmess und -trainingsmethoden bieten einen festen Rahmen für eine gelingende Prävention und den Erhalt humaner Ressourcen in der Arbeitswelt, für die Persönlichkeitsentwicklung, für „high performance" und für die Diagnostik von Erschöpfung. In Risikoberufen ist eine begleitende Belastungsmessung sowohl zur Sicherheit der in diesem Beruf Tätigen zur Prävention von stressbedingen Unfällen oder zur Verarbeitung von Traumata nach belastenden Ereignissen ein sinnvolles Hilfsmittel.

> **Die Unternehmensleitung sollte Angebote zur Persönlichkeitsentwicklung und zu einem Gesundheitsverständnis bieten. Es sollte aber auch die Inanspruchnahme wertschätzen, zum Beispiel mit einem Belohnungssystem.**

> **Die Verantwortung für die Gesundheit des eigenen Körpers und seiner Energie liegt in Händen jedes Menschen selbst.**

11.1   Warum Biofeedback in der Arbeits- und Wirtschaftswelt?

Biofeedback ist eine der wichtigsten Errungenschaften für den Bereich Persönlichkeitsentwicklung, Selbst- und Ressourcenmanagement. Es ist ein Werkzeug, das den Körper und seine Arbeitsweise besser verstehen lässt. Über die Messung der Veränderung von Atmung, Pulsfrequenz, Pulsamplitude oder EKG, Herzratenvariabilität, Hautleitwert, Muskelspannung und Fingertemperatur werden die Verbindung zwischen Psyche (Denkmuster, Emotionen) und Soma (Körperprozesse) am Computerbildschirm sichtbar, verstehbar, kontrollierbar und damit veränderbar.

Die Veränderungen werden bei Aktivierung, Beanspruchung, Belastung, in Pausen und Erholungszeiten und bei der Regeneration im Schlaf gemessen. Das Wissen über die Interaktion im eigenen Körper sollte Basis jedes Regenerationsmanagements sein.

> **Jeder Mensch weiß, was Stress ist und wie er sich anfühlt. Doch nur die wenigsten wissen, was Regeneration ist, wie sie sich anfühlt und was man dafür tun muss.**

Der menschliche Organismus ist ein Wunderwerk der Natur. Er stellt uns täglich Energie zur Verfügung und ist mit einem hohen Selbstheilungs- und Regenerationspotenzial ausgestattet – sofern er in seiner inneren Harmonie nicht gestört wird. Hier liegt die Wurzel für die Geißel unserer modernen Zeit: die Erschöpfung der menschlichen Ressourcen durch Unachtsamkeit hinsichtlich der Bedürfnisse des Körpers und der Psyche.

Der innere Druck (Perfektionsdruck, Leistungsdruck, Erfolgsdruck etc.) der arbeitenden Menschen, der sie wie mit der Peitsche vorantreibt als wären sie auf der Flucht und der äußere Druck (z. B. Zeitdruck), der freiwillig angenommen wird, sind dabei die Protagonisten. Es geht schon lange nicht mehr um Work-Life-Balance. Arbeit hat sich weiträumlich ins Leben eingeschlichen und kann durch die modernen Medien fast überall, losgelöst von Zeit und Raum, stattfinden. Der Vorteil ist eine hohe Flexibilität in der Entscheidung wann und wo gearbeitet wird. Doch warum erschöpft sich dann der Mensch?

Als Hauptgrund lässt sich anführen, dass wir nicht gelernt haben, Lebensenergie als Geschenk auf Zeit zu erkennen. Die Bedeutung des Erhalts der Regenerationsfähigkeit des Organismus einerseits und einer passenden Ernährung (ausreichend Makro- und Mikronährstoffe) wird erst deutlich, wenn der Körper und die Psyche nicht mehr mitmachen und der Mensch erkrankt. Verringert sich die Regenerationsfähigkeit, wird die Energieproduktion gestört. Der Organismus reduziert seine Leistungsfähigkeit auf Sparflamme und wenn sich nichts ändert, bricht das System irgendwann zusammen. Die Prozesse, die dazu führen, dass sich der arbeitende Mensch in eine chronische Aktivierung begibt, sind vielfältig und im ersten Teil des Buches beschrieben.

> **Biofeedback erweitert das Bewusstsein, sensibilisiert die Wahrnehmung und unterstützt Veränderungsprozesse. Herzratenvariabilitätsmessung und -training schützen vor dem Ausbrennen und sind unverzichtbar für Risikoberufe.**

Die Einsatzgebiete von Biofeedback in modernen Unternehmen sind vielfältig und effizient. Als Beispiele lassen sich anführen:

- **Persönlichkeitsentwicklung**:
  - Emotionsmanagement (z. B. Ärgermanagement)
  - Einstellungsmanagement
  - Selbstkontrolle, Stressmanagement, „high performance"
  - Veränderungsprozesse
  - Charisma
- **Regenerationsmanagement**:
  - Loslassen (mentale Prozesse, Gedankenstille durch Neurofeedback)
  - Entspannen (körperlicher Prozess des Loslassens von muskulärer Spannung)
  - Regenerieren (Achtsamkeit, innere Stille, aktives Regenerieren, Kohärenz zwischen Atmung und Herzschlag)
- **Eröffnen des Freiraums** für Kreativität, Inspiration, Kreativität, „aus dem Innersten heraus gewahr werden" (Scharmer 2009, S. 189 ff.)
- **Feedback von Belastungen** am Arbeitsplatz und Erholungsfähigkeit in der Pause und im Schlaf.
  - Herzratenvariabilitäts-Messung (HRV)
  - Langzeitmessung (24 Stunden oder länger) als Schutz vor Überbeanspruchung und Ausbrennen: besonders wichtig in Risikoberufen, für „high potentials", für Schichtarbeitende und für Reisende
- **Herzratenvariabilitäts-Training** als Lernmethode zum Erhalt der humanen Ressourcen.
  - Als Trainingsmethode zur Wiederherstellung der Erholungsfähigkeit (Kohärenztraining zwischen Atmung und Herztätigkeit)
  - Zur Steigerung der Wahrnehmungsfähigkeit und Achtsamkeit
  - Ein **Muss** im Falle einer Erschöpfung zur Stärkung des parasympathischen Systems (Brems- und Erholungssystem des Körpers)
- **Schmerzreduktion/Spannungsreduktion** muskulärer Verspannung durch nicht ressourcenorientiertes Arbeiten und Fehlbeanspruchung (z. B. Schulter- oder Nackenbeschwerden, Kopfschmerzen, Rückenschmerzen, Karpaltunnelsyndrom etc.)

Das Tor zum effizienten Energiemanagement wird durch folgende drei Faktoren geöffnet:

- Denkprozesse
- Wahrnehmung und Veränderung von Spannung und innerem Druck
- Atmung als Taktgeber und Korrektiv

Die Technik des Biofeedbacks ist ein Werkzeug, das fälschlicherweise sehr oft zum Entspannungstraining oder einfachen Atemtraining degradiert wird. Es ist aber weit mehr. Biofeedback dient dem Menschen als Tor zur Erkenntnis und unterstützt, unter sachkundiger Anleitung, Veränderungsprozesse bis hin zu mehr Selbstwahrnehmung, Selbstkontrolle, Selbstmanagement und Verantwortung für die Gesundheit.

Die Technik des Biofeedback ist immer eingebettet in ein individuelles Entwicklungskonzept und/oder ein Trainingsprogramm wie zum Beispiel im Prozess der Life-Skript-Analyse, der Work-Skript-Analyse und der Life-Energy-Analyse. Es ist ein sinnvolles Präventionswerkzeug in Unternehmen.

11.2 Biofeedback – Bewusstseinsbrücke zum Freiraum

Die amerikanische Gesellschaft für Psychophysiologie und Biofeedback (Association of Applied Psychophysiology and Biofeedback, aapb) sieht die Methode des Biofeedback im Lernen und im Verbessern von individueller Gesundheit, Leistungsfähigkeit und Lebensqualität. Biofeedback ist eine wissenschaftlich anerkannte Methode, die mittels Computer und Sensoren unbewusst ablaufende psychophysiologische Prozesse sichtbar und damit erfahrbar, erkennbar und veränderbar macht. Biofeedback bietet den Trainierenden Informationen, die es ihnen ermöglichen, zu lernen (Pirker-Binder 2015a).

» Biofeedback is a process that enables an individual to learn how to change physiological activity for the purposes of improving health and performance. Precise instruments measure physiological activity such as brainwaves, heart function, breathing, muscle activity, and skin temperature. These instruments rapidly and accurately „feedback" information to the user. The presentation of this information – often in conjunction with changes in thinking, emotions, and behavior – supports desired physiological changes. Over time, these changes can endure without

continued use of an instrument … Biofeedback has evolved from a fascination in the 1960s and 70s to a mainstream methodology today for treating certain medical conditions and improving human performance. This evolution has been driven by years of scientific research demonstrating that the mind and body are connected, and that people can be taught to harness the power of this connection to change physical activity and improve health and function. (Aapb 2011)

Elmar und Alyce Green schreiben über die Bedeutung des Biofeedback für das Bewusstseinstraining:

» … zu lernen, wie man die homöostatischen Balancepunkte beliebig in eine bestimmte Richtung verlagert, physisch, emotional und geistig. Man kann sich die ausbreitenden Wellen vorstellen, die schließlich unsere Gesellschaft beeinflussen, wie sich inneres Recht und Ordnung vom Einzelmenschen auf die Familie und die Gesellschaft ausbreitet. (Green 1999, S. 201)

Sie beziehen sich auf die Wählbarkeit der Gedanken, der Gefühle und Handlungen. Und es ist genau das, was in der Existenzanalyse und in der Logotherapie durch das Erkennen des Freiraums möglich ist: die Freiheit der Entscheidung **zu** etwas oder **gegen** etwas, für **diesen** Weg oder einen **anderen**.

Biofeedback erfüllt den Anspruch Frankls (▶ Kap. 1) nach dem existenziellen Akt. Der Betroffene erhält Informationen, zu denen er Stellung beziehen kann. Er hat die Wahl, diese Informationen als Bereicherung seines Bewusstseins anzuerkennen und dazu Stellung zu nehmen und eine Erweiterung seines Umgangs mit sich selbst in Erwägung zu ziehen, oder aber auch nicht. Die Verantwortung bleibt während eines biofeedbackunterstützten Mess- oder Trainingsverfahrens immer in der Hand des Klienten. Der Therapeut ist Begleiter, Erklärer und Unterstützer. Biofeedback ist eine Methode, die immer in einen Prozess eingebettet sein soll und niemals als eine Methode für sich alleine stehen darf. Biofeedback unterstützt den Lernenden in seinem Veränderungsprozess und liefert ihm dabei die nötigen Informationen für seinen Lernfortschritt.

Biofeedback ist eine Mess- und Trainingsmethode zur Bewusstseinsbildung und Aktivierung von Selbstregulations- und Selbstheilungsmechanismen.

> Es hat sich gezeigt, dass ein gewisses Maß von willentlicher Kontrolle über psychophysiologische Vorgänge möglich ist, die normalerweise nicht wahrgenommen werden, wenn man sie ins Bewusstsein bringt. Man kann auch sagen, dass mit Hilfe des Biofeedback-Trainings das Bewusstsein auf normalerweise unbewusste Vorgänge im Körper ausgedehnt werden kann. (Green 1999, S. 66)

Green und Green sind der Überzeugung, dass die Biofeedback-Technik ein physiologisches Prinzip verdeutlichen kann.

> Jede Veränderung des physiologischen Zustandes geht mit einer entsprechenden, bewusst oder unbewusst verursachten Veränderung des geistig-emotionalen Zustandes einher, und umgekehrt folgt jeder bewusst oder unbewusst erzeugten Veränderung des geistig-emotionalen Zustands eine entsprechende Veränderung des physiologischen Zustands. Mit anderen Worten: Geist und Körper bilden ein einheitliches System. (Simonton 2005, S. 44)

> Wenn die in der Forschung tätigen Mediziner heute das Herz – oder die Gefühle des Herzens – darin unterweisen können, einen pathologischen Zustand rückgängig zu machen, dann müssen auch die praktizierenden Mediziner lernen, dass die Wechselbeziehung zwischen Leib und Seele mächtiger ist, als man bis jetzt angenommen hat. Die Erklärungsmodelle der Psychosomatik, die auf geistig-seelischen Ursprung pathologischer Erscheinungen verweisen, sind längst akzeptiert; die Biofeedback-Forschung erbringt die ersten medizinische nachprüfbaren Hinweise darauf, dass geistige Kräfte sowohl Krankheiten zu heilen als auch hervorzurufen vermögen. (Barbara Brown in Simonton 2005, S. 44)

Green und Green bringen in ihrem psychophysiologischen Diagramm (Abb. 11.1) die psychologischen Bereiche des Bewussten und des Unbewussten mit den verschiedenen Sektoren des willkürlichen und unwillkürlichen physiologischen Bereichs in Beziehung.

Das periphere Nervensystem teilt sich in das willkürliche und das autonome, unwillkürliche Nervensystem. Die Protagonisten des autonomen Nervensystems sind der Sympathikus und der Parasympathikus, sie steuern alle lebensnotwendigen Systeme. Die Aktivität des Sympathikus erhöht die Aktivität bzw. die Spannung im Körper. Der Parasympathikus vermindert diese und leitet die Regeneration ein. Der Impuls des Sympathikus liegt im Gehirn im Hypothalamus. Um überhöhte Energie oder ein hohes Aktivierungsniveau im Körper zu reduzieren, muss die Aktivität des Sympathikus vermindert werden und der Parasympathikus, im Besonderen der Nervus vagus (10. Hirnnerv) gestärkt werden. Im Biofeedbacktraining werden kleinste physiologische Veränderungen in die bewusste Wahrnehmung und unter Selbstkontrolle gebracht. Green und Green (1999) haben die Schritte des Erlernens der Selbstkontrolle in ein Schema gebracht das in Abb. 11.2 zu sehen ist.

Green und Green markieren in ihrem Modell bewusste (ob Wahrnehmung stattfindet obliegt dem Willen des jeweils Betroffenen) von unbewusster Wahrnehmung und äußeren Einflüssen (OUTS-Einflüsse/Ereignisse) von inneren Einflüssen (INS-Einflüssen/Ereignissen). Die zwei Kästchen (emotionale und geistige Reaktion) befinden sich genau auf dieser Linie, weil sie sowohl bewusst als auch unbewusst auftreten können. Das limbische System liegt im unbewussten Teil. Es gilt als das Verhaltensbewertungssystem des Gehirns und hat auch mit affektiver und emotionaler Verhaltenssteuerung zu tun (Roth 1996, S. 197 u. 2009, S 15 ff.).

> Das Unbewusste in einem Sinne, wie es der Auffassung Freuds nahe kommt, umfasst aus neurobiologischer und psychologischer Sicht diejenigen psychischen Grundstrukturen, die unseren Charakter und unsere Persönlichkeit festlegen, also die Art und Weise, wie wir uns zu uns selbst und zu unserer natürlichen und insbesondere sozialen Umwelt verhalten,

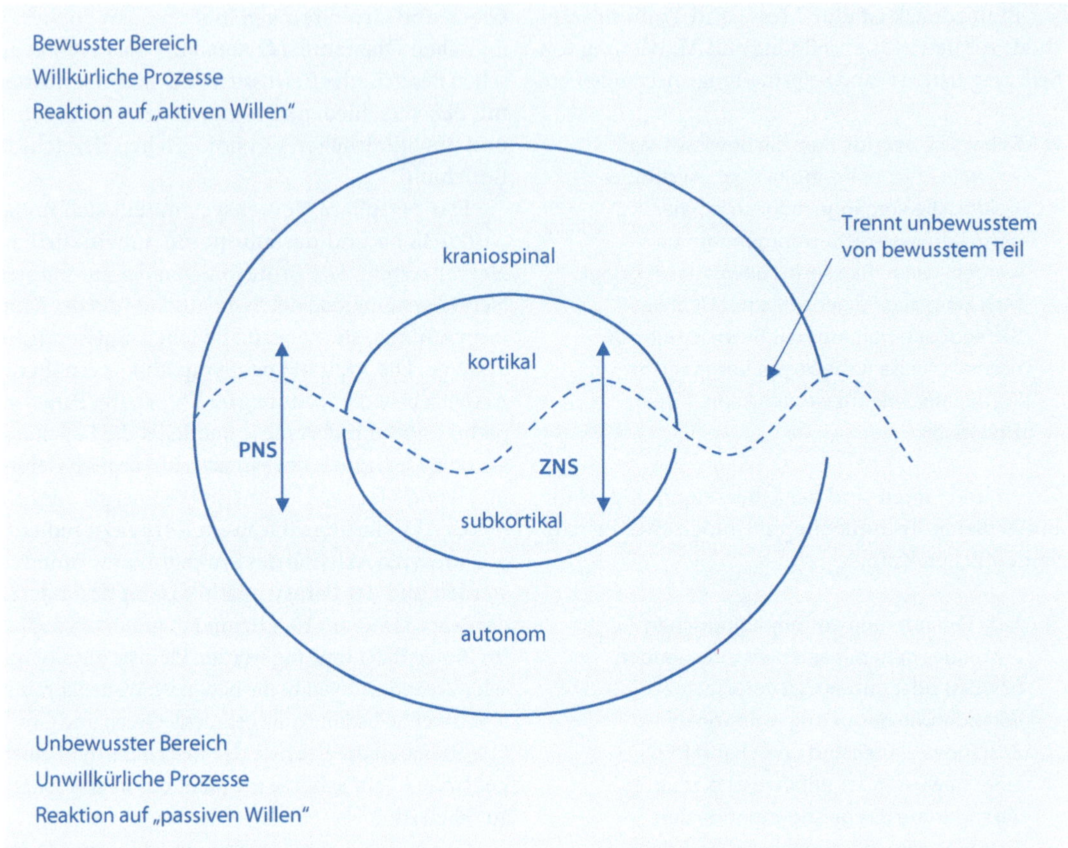

◘ Abb. 11.1   Psychophysiologisches Diagramm. PNS: peripheres Nervensystem, ZNS: zentrales Nervensystem. Modifiziert nach Green u. Green (1999, S. 70)

Bindungen eingehen, Impulskontrolle erlernen, Selbstvertrauen und Vertrauen zu anderen ausbilden. Dies hat vornehmlich mit den Funktionen des limbischen Systems zu tun. (Roth 1996, S. 154)

Das Bewertungssystem ist mit dem Gedächtnissystem des Menschen untrennbar verbunden, denn Gedächtnis ist ohne Bewertung nicht möglich und jede Bewertung ist ohne Gedächtnis nicht möglich. Frühere Erfahrungen und Bewertungen sind im Gedächtnis gespeichert und dienen als Vorlage für Bewertung und Verhalten neuer Situationen (Roth 1996, S. 198).

Der Hypothalamus ist ein Teil des limbischen Systems. Er ist für das Belohnungssystem zuständig und steuert die Produktion von Endorphinen. In einem weiteren Teil des limbischen Systems, der

Amygdala (Mandelkern), werden, in Kombination mit der Formatio reticularis und dem Hypothalamus, vegetative und affektive Reaktionen gesteuert: eine bedeutende Rolle für die Reaktion auf Stress und für die Stressbewältigung. ◘ Abb. 11.2 zeigt die Funktionsweise anhand von Pfeilen nach.

Pfeil 1: Äußere Stimuli haben sowohl mit bewusster als auch unbewusster emotionaler und geistiger Reaktion darauf zu tun.

Peil 2: Die eintreffenden Stimuli werden im limbischen System verarbeitet, führen zu einer Reaktion im Hypothalamus und Hypophyse (Pfeil 3). Es kommt zu einer physiologischen Reaktion (Pfeil 4).

Pfeil 5: Wird die physiologische Reaktion dem Betroffenen mittels Biofeedback rückgemeldet, entsteht die Möglichkeit (Pfeil 6 und 7), neue limbische Reaktionen zu erlernen. Diese verändern die

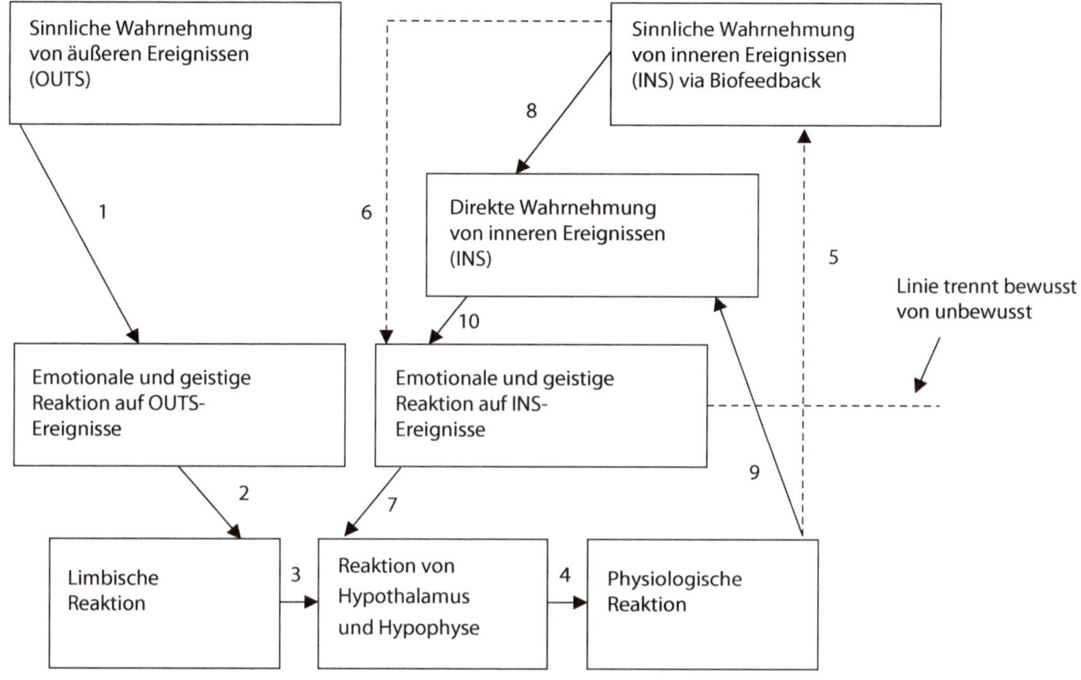

◘ Abb. 11.2   Erlernen von Selbstkontrolle. (Modifiziert nach Green u. Green 1999, S. 71)

Reaktionswege 3 und 4 und auch die ursprüngliche physiologische Reaktion.

Das führt zu einem Lernprozess, der das homöostatische Gleichgewicht unter willentliche Kontrolle bringt. Im Prozess des Lernens ist die Rückmeldung mittels Biofeedbackgeräten nicht mehr nötig, der Betroffene erlernt durch eine erhöhte Sensibilisierung für die eintreffenden „IN-Ereignisse" die Fähigkeit, selbständig Selbstregulation auszuüben.

» Die neue emotionale Reaktion ist mit einer neuen limbischen Reaktion verbunden (Pfeil 7). Sie modifiziert die ursprüngliche limbische Reaktion (Pfeil 2). Diese neue limbische Reaktion wiederum beeinflusst den Hypothalamus und die Hypophysensekretion; daraus ergibt sich ein neuer physiologischer Zustand. So entsteht ein geschlossener kybernetischer Kreis, der die normale Lücke zwischen bewussten und unbewussten Vorgängen, zwischen willkürlichen und unwillkürlichen Vorgängen zu schließen scheint. (Green u. Green 1999, S. 75)

Biofeedback schult die Sensibilität für innere Zustände (Pfeil 8). Lernen mit Biofeedback macht es möglich, auf die Wege 5, 6 und 8 zu verzichten. Der Kreis schließt sich zwischen Pfeil 9-10-7-3-4-9. Green und Green spannen in ihrem Modell auch einen Faden zum **Willen**. Unbewusste Teile des Nervensystems reagieren auf den aktiven Willen, während die normalerweise unbewussten Teile auf den passiven Willen reagieren (Green u. Green 1999, S. 77). Der passive Wille kann durch Biofeedback entfaltet werden. Die Autoren unterscheiden zwischen dem autogenen Training, das die passive Konzentration als Veränderungsmittel benützt und dem Biofeedback-Training, das den passiven Willen aktiviert, d. h. man lässt eine Veränderung geschehen, der Körper arbeitet von alleine.

Psychosomatische Selbstregulierung tritt nach Green und Green nach folgendem Prinzip ein:

» Unser Wille macht Selbstregulierung in unserem Körper möglich. Das Prinzip besagt, dass der Körper den Geist beeinflusst und dass der Geist den Körper beeinflusst und daraufhin der neue körperliche Zustand wiederum den

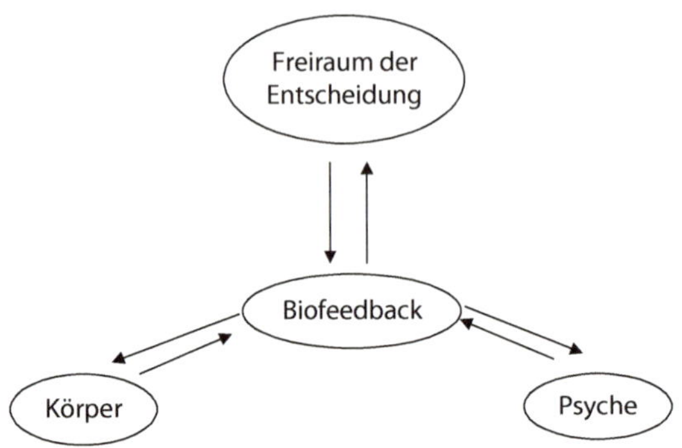

Abb. 11.3   Biofeedback und Entscheidungsfreiraum (Pirker-Binder)

Geist beeinflusst und so weiter. Wenn die psychophysiologischen Operationen mit dem Willen verbunden werden, tritt psychosomatische Selbstregulierung ein. (Green u. Green 1999, S. 82)

Im Sinne der Existenzanalyse und der Logotherapie wirkt die Methode des Biofeedbacks wie eine Brücke. Sie macht Verknüpfungen zwischen Psyche und Körper sichtbar, bringt Unbewusstes und Unterbewusstes ins Bewusstsein. Durch die daraus gewonnenen Erkenntnisse weitet sich der Freiraum der Entscheidungsmöglichkeiten (■ Abb. 11.3).

11.3 Biofeedback – auf dem Weg zu den inneren Ressourcen

11.3.1 Biofeedback als Messinstrument

Die Messmöglichkeiten psychophysiologischer Parameter sind vielfältig. Eine erste Einteilung erfolgt nach dem Ort des Einsatzes. Alles, was am Kopf gemessen wird, fällt unter den Begriff „Neurofeedback", während alles, was am Körper gemessen wird, unter dem Begriff „multimodales Biofeedback" zusammengefasst werden kann (■ Abb. 11.4; ■ Abb. 11.5).

Neurofeedback umfasst:
- EEG-Feedback = Neurofeedback: Messung von Gehirnstromwellen, die nach Frequenzanteilen aufgefächert und am Computerbildschirm rückgemeldet werden. Die einzelnen Frequenzanteile werden verschiedenen Aufmerksamkeitszuständen oder Bewusstseinszuständen zugeordnet, gemessen und einem Training zugeführt.
- HEG-Feedback: Hämoenzephalographie: Mit Hilfe von Rot- bzw. Infrarotlicht wird in einem bestimmten Areal lokal der Rötegrad ermittelt, der Rückschlüsse auf den Intensitätsgrad der Durchblutung zulässt und damit auch die Sauerstoffversorgung für dieses Areal anzeigt (Pirker-Binder 2014). HEG- Biofeedback wird als Aufmerksamkeitstraining eingesetzt, zur Steigerung der Aufmerksamkeit und Konzentration, aber auch zum Erlernen von Loslassen von Gedanken und Grübeln. Derzeit wird geforscht, inwieweit sich HEG-Feedback zur Impulssteuerung eignet. Unterschieden werden zwei Verfahren:
  - NIR-HEG: „near infrared spectroscopy": es wird Infrarotlicht verwendet zur Messung der Durchblutung
  - PIR-HEG: „passive infrared photography": es wird die Veränderung der Wärme am Messpunkt gemessen
- SCP-Feedback: „slow cortical potentials" sind Reaktionen des Gehirns auf äußere und innere Reize (Schwartz u. Andrasik 2003, S. 464 ff.). Sie spiegeln quasi die Verarbeitung der Reize in bestimmten Bereichen des Gehirns wider (Haus 2013).

Multimodales Biofeedback umfasst folgende Parameter:
- Pulsfrequenz und Pulsamplitude (EKG)
- Atemfrequenz und Atemtiefe
- Muskelspannung
- Hautleitwert
- Temperatur
- Sauerstoffsättigung
- Motilität: gemessen wird die Bewegung des Probanden während der Messung

Herzratenvariabilität- Biofeedback umfasst folgende Parameter:
- Puls
- EKG
- Atmung

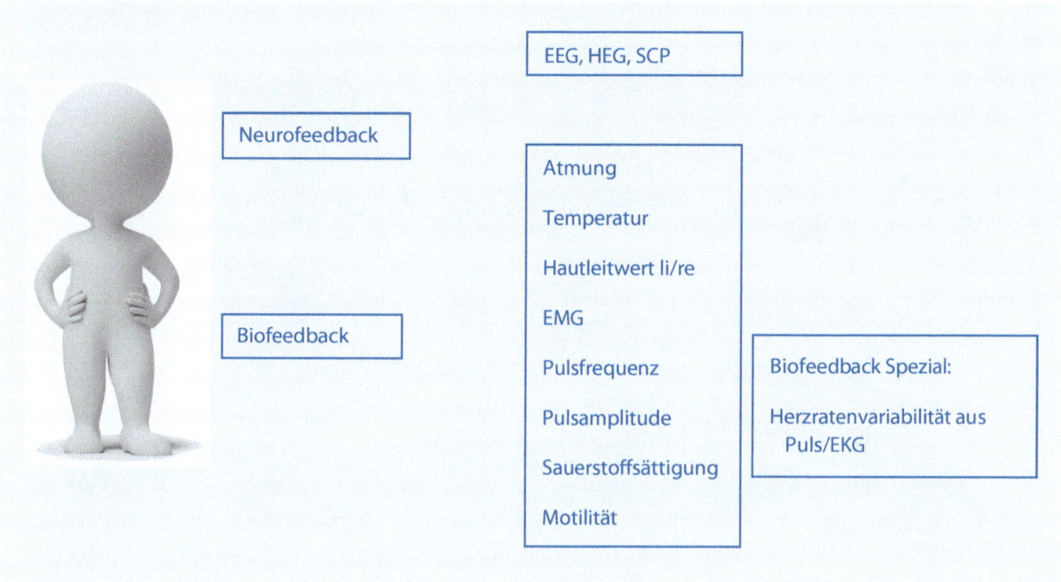

Abb. 11.4 Zuordnung nach Neurofeedback und Biofeedback (Pirker-Binder)

Gemessen werden die Zeitabstände zwischen zwei Herzschlägen als Peak-to-Peak-Intervall (RR-Intervall) oder Interbeat-to-Interbeat (IBI) aus dem Puls. Die RR-Intervalle werden danach mithilfe statistischer Verfahren in Frequenzspektren umgewandelt und verschiedenen Bereichen zugeordnet.

Im umgangssprachlichen Gebrauch wird die bildhafte Darstellung der Messdaten der Herzratenvariabilität (Abb. 11.7) auch als Autochrones Bild (www.heartbalance.org) bezeichnet.

Zeitbezogene Darstellungen, wie z. B Histogramm oder Poincaré-Plot als nicht lineares Verfahren (bildet RR-Intervalle in einem Koordinatensystem ab), minimale und maximale Schlagdifferenz sind eine sinnvolle und notwendige Ergänzung für eine diagnostische Analyse (Abb. 11.6a-d).

Die einzelnen Frequenzen sind in Tab. 11.1 abzulesen.

Entscheidend für Messung und Training ist die jeweilige Power der Frequenzbereiche.

„High frequency" (HF) bezieht sich auf die Aktivität des Paraympathikus und drücken die Anpassung der Herzfrequenz an den Atemrhythmus aus. Sie sind Ausdruck tonischer vagaler Aktivität.

„Low frequency" (LF) korrespondiert mit den sogenannten Mayer-Wellen (spiegeln das blutdruckregulierende System wider) und ihnen werden sowohl die Aktivität des Sympathikus als auch Parasympathikus zugeordnet. Bei gesunden Personen (in Ruhe) dominiert der Parasympathikus durch den Vagus, 10. Hirnnerv, die Herzaktivität.

» Mentale Stressbelastungen werden überwiegend ... durch Rücknahme des Vagus gesteuert. Reduktionen der HRV gelten geradezu als Indikator einer mentalen Stressbelastung. Bei akutem Stress, in Situationen besonderer Anspannung, dominiert der Sympathikus. Der Alltag wird durch Variationen des Vagus gesteuert. Dementsprechend führt chronische Stressbelastung zu chronischer Reduktion der Vagusaktivität ohne sympathische Aktivitätssteigerungen. (Sroka 2002, S. 38)

Alltagsbelastungen im unteren und mittleren Leistungsbereich (bis etwa zu einer Herzrate von 100/min) werden primär durch Rücknahme des starken Ruhe Vagustonus reguliert. Erst im oberen Leistungsbereich (etwa im oberen Drittel) kommt es zu einer Zuschaltung sympathischer Aktivität. Bei

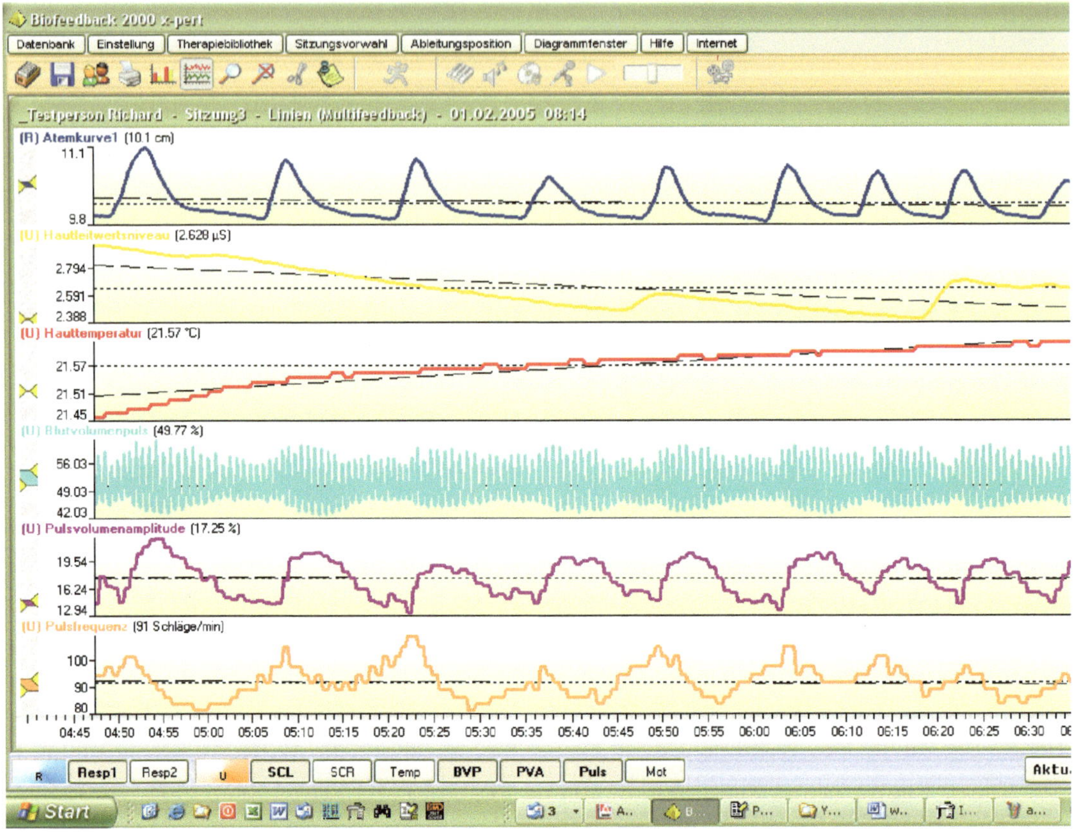

Abb. 11.5 Darstellung von Biofeedbackparametern auf dem Computerbildschirm. Von oben nach unten: Atmung, Hautleitwert, Hauttemperatur, Blutvolumenpuls, Pulsvolumen. Bildquelle: Schuhfried GmbH. www. schuhfried.at

akutem Stress, in Situationen besonderer Anspannung, dominiert der Sympathikus. Der Alltag wird durch Variation des Vagustonus gesteuert. Dementsprechend ist davon auszugehen, dass chronische Stressbelastung zu chronischer Reduktion vagaler Aktivität ohne sympathische Aktivitätsanstiege führt (Sroka 2002, S. 133; Pirker-Binder 2009, S. 33).

Der **„very low frequency"** (VLF) wird eine Beteiligung im Gefäßtonus, der Temperaturregulation und auch innerpsychischen Aktivitäten zugeordnet. Man spricht auch von einer Korrespondenz zum Hautleitwert (Pirker-Binder 2009, S. 33 ff).

Die **„ultra low frequency"** (ULF) spiegelt die Rhythmik der Herzaktivität über den Tag wieder. Beeinflusst werden sie durch unterschiedliche Einflüsse wie Licht, Nahrung, Hormone etc.) Die „ultra low frequency" kann nur in einer Langzeitmessung herangezogen werden.

Zirkadiane Taktgeber steuern die tageszeitlichen Rhythmen der Herzrate und weiterer physiologischer Größen. Der zentrale zirkadiane Taktgeber ist der Nucleus suprachiasmaticus des ventralen Hypothalamus. Ein Steuerelement ist der Hell-Dunkelwechsel, der durch die Augen und/oder durch das von der Zirbeldrüse freigesetzte Melatonin gesteuert wird (Weippert 2009, S. 8).

11.3.2 Biofeedback als Präventionsvariable

Für einen gelingenden Präventionsprozess ist es notwendig, die Informationen aus der Life-Skript- und der Work-Skript-Analyse in Beziehung zum individuellen Energieverbrauch bzw. Aktivierungsmuster zu setzen. Wie in ▶ Kap. 2 beschrieben, ist der

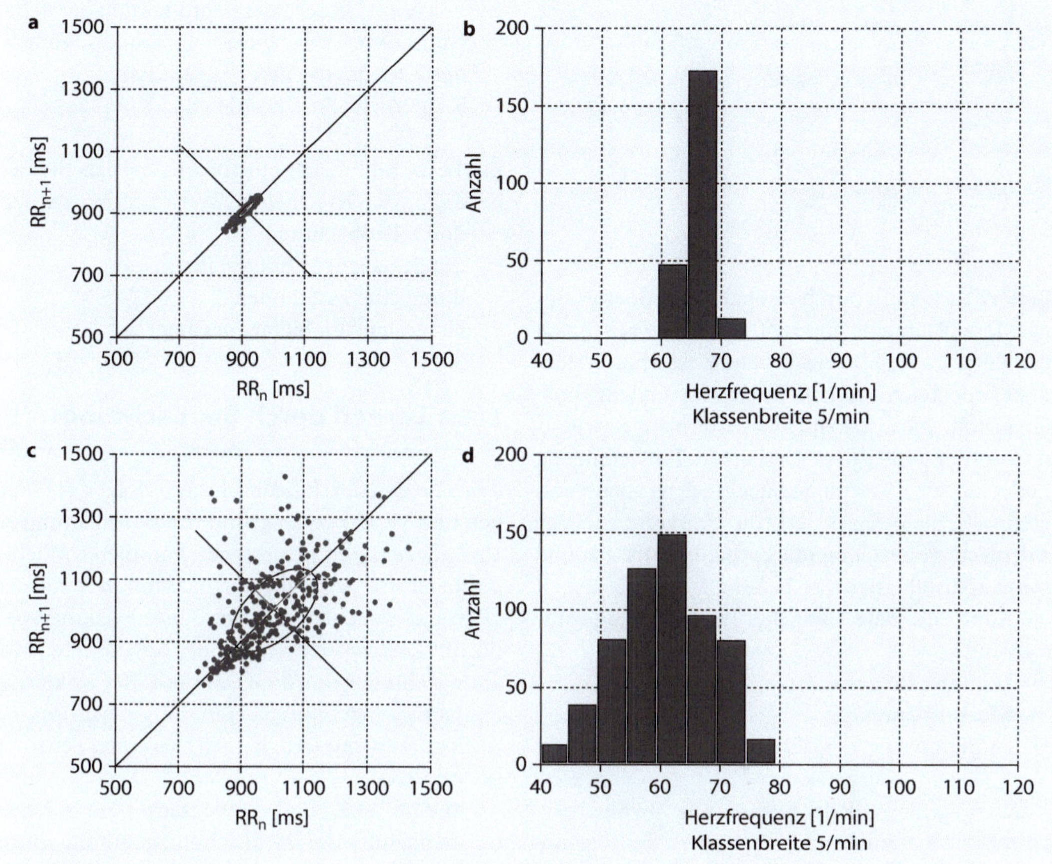

Abb. 11.6a,b,c,d   Histogramm und Poincaré-Diagramm geben Auskunft über die Herzratenvariabilität. **a** Histogramm bei einer schlechten HRV-Messung **b** Poincaré-Diagramm bei einer schlechten HRV-Messung **c** Histogramm bei einer guten HRV-Messung **d** Poincaré-Diagramm bei einer guten HRV-Messung. Bildquelle: Firma Biosign, mit freundlicher Genehmigung von Dr. Reinhard Beise

Organismus bestrebt, immer die benötigte Energie für unser Denken, Fühlen und Handeln zur Verfügung zu stellen. Prävention bedeutet in diesem Zusammenhang das Erkennen und sich bewusst machen

- wofür wie viel Energie verbraucht wird, ob der Einsatz ressourcenorientiert ist, oder nicht,
- über die Beanspruchung, die individuell auf den Organismus gelegt wird,
- für eine Öffnung zu einer sensibleren Wahrnehmung über die Bedürfnisse des Körpers,
- wie Regeneration funktioniert,
- über Stärken und Schwächen des Organismus. Jeder Mensch besitzt eine Prädisposition, eine

höhere Sensibilität, in dem einen oder andere Funktionssystem,

- z. B. sind in einer Familie vermehrt Herzfunktionsstörungen, so kann es sein, dass in diesem Organsystem eine größere Reaktionssensibilität als in anderen Organsystemen besteht. Konkret heißt das, dass bei Überbeanspruchung dieses System als erstes ein Alarmzeichen, wie z. B. erhöhter Blutdruck, Extrasystolen (Zwischenschläge) sendet. Als weitere Beispiele können Verspannungen, Migräne, Reizdarm, Hypersensibilität im Gefäßsystem etc. auftreten.

◘ Tab. 11.1 Frequenzbereiche

ULF	Ultra low frequency	< 0,003 Hz
VLF	Very low frequency	0,003–0,04 Hz.
LF	Low frequency	0,04–0,15 Hz
HF	High frequency	0,15–0,40 Hz

Biofeedback kann durch Beobachtung oder geeignete Testabläufe eine Information darüber geben, wie der Körper auf Reize reagiert bzw. welches System des Körpers sich am schnellsten oder am langsamsten erholt. Diese Erkenntnis wird in ein Bewusstseinstraining integriert. Gedanken, Einstellungen, Bewertungen, Erwartungen steuern den Lebensenergieeinsatz. Biofeedback deckt diese Zusammenhänge auf, macht sie am Computerbildschirm sichtbar und somit kontrollierbar.

Kontrollierbare Taktgeber für den Energieeinsatz sind

- kognitive Prozesse,
- Muskelspannung,
- Atmung.

Daraus folgt, dass mit der Betrachtung von innerpsychischen Mustern und Mechanismen der Regeneration ein Veränderungsprozess hinsichtlich eines ressourcenorientierten Einsatzes (das heißt nur so viel Energie zu erzeugen, wie für die entsprechende Situation wirklich benötig wird und aktive Regeneration zu betreiben) beginnt, indem Unbewusstes ins Bewusstsein geholt wird.

> **Regeneration ist mehr als Entspannung, sie folgt quasi aus den Prozessen des Loslassens und der Entspannung.**

Der Lernprozess folgt dem Verständnis, dass das Leben und der Tagesablauf einer bestimmten Rhythmik folgt: zwischen Aktivierung, Deaktivierung und Regeneration. Wird die Aktivierung zu lange aufrechterhalten, kommt es zum Verschleiß. Die inneren Ressourcen werden aufgebraucht und der Mensch erkrankt schließlich. Dabei ist zu beobachten, dass der Verschleiß sich auf verschiedenen Gebieten zeigen kann:

- Probleme mit dem Denken, der Konzentration, dem Gedächtnis

- Erschöpfung der Energieproduktion der Zelle
- Überhöhte Aktivität des Sympathikus, Verlust der Aktivität des Parasympathikus
- Körperliche Beschwerden und Krankheit

Ein Lern- oder Erkenntnisprozess mittels Biofeedback kann auf verschiedene Weise initiiert werden:

- durch Beobachtung,
- durch geeignete Testverfahren,
- durch eine 24-Stunden-Herzratenvariabilitätsmessung.

11.3.3 Lernen durch Beobachtung

Beim Lernen durch Beobachtung erfolgt das Erkennen und Verstehen aufgrund von Beobachtung der Veränderung der gemessenen Parameter. Wichtig dafür ist die Auswahl der passenden Sensoren. „Passend" bedeutet, dass der Biofeedbacktherapeut die für die Bewusstmachung der gewünschten Situation richtigen Sensoren auswählt. Bei Unklarheiten ist es am erfolgreichsten, möglichst umfangreich auszuwählen (d. h. mehr als einen Sensor zu verwenden).

◘ Abb. 11.7 zeigt die Messung eines Klienten, der seine Migräne durch Entspannung mittels Meditation erreichen möchte. Er wird aufgefordert, seine Art der Meditation zu praktizieren, während seine Atmung, Puls und Herzrate gemessen wird. Im Screenshot (Kopie des Bildschirms) kann man deutlich erkennen, dass es zu keiner Kohärenz zwischen Atmung und Herzrate, einer sogenannten RSA-Schwingung (respiratorische Sinusarrhythmie, ▶ Kap. 5) kommt. Sobald der Klient eine entspannte Haltung einnimmt, sich auf Loslassen und Atmung konzentriert, verändert sich das Bild, es zeigt an, dass die gemessenen Werte sich in einer Schwingung zueinander befinden und ein Loslassen, eine Kohärenz von Atmung und Herzrate, im Körper eintritt.

Der Klient lernt durch Beobachtung die unterschiedliche Reaktion seines Körpers kennen und die Bedeutung von Loslassen für sein spezifisches Thema.

Im Sport wird die Beanspruchung verschiedener Funktionssysteme des Körpers in verschiedenen Positionen gemessen und rückgemeldet, um die Grundlagen für eine „high performance" im Wettkampf zu legen. Biofeedback im Sport ist als Beitrag

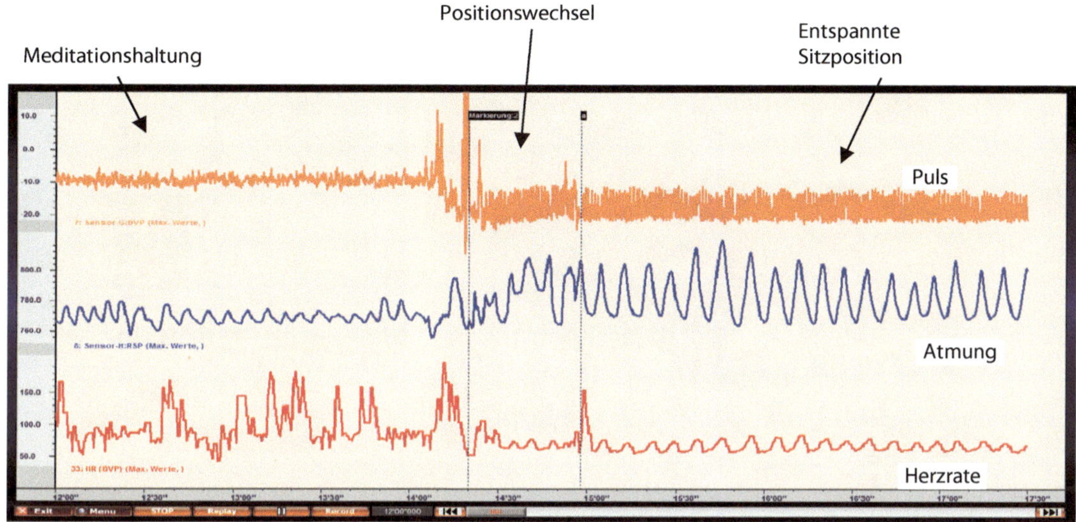

Abb. 11.7 Beobachtung von Atmung, Puls und Herzrate während einer Meditationshaltung und in bequemer Sitzposition. Screenshot Nexus 10. Links: Meditationshaltung, Mitte: Positionswechsel, rechts entspannte Sitzposition. (Pirker-Binder)

zu einem High-Performance-Training bekannt. Man könnte es aber auch Ergonomie im Sport nennen.

> **Ziel ist es, mit geringstem Energieaufwand und richtigem Muskeleinsatz und passendem mentalen Einsatz die größte Leistung zu erreichen.**

Dasselbe gilt für arbeitende Menschen am PC, beim Autofahren, am Fließband, während und nach der Schichtarbeit, bei Vorträgen, in Meetings, in Schulungen als Lehrender, beim Hobbysport, in der Gartenarbeit etc. – die Liste ließe sich beliebig fortsetzen. Bei Biofeedback geht es wie beim Leistungssport immer um den richtigen Energieeinsatz, um Wahrnehmung, Leistung und Regeneration (Abb. 11.8a,b).

11.4 Lernen durch geeignete Testverfahren

Für die Erkenntnisgewinnung und zum Erarbeiten von Trainingsschritten können Biofeedback-Reaktionstests als Eingangstest einen wertvollen Beitrag leisten. Es kommen verschiedene Verfahren zur Anwendung:

- Passive Tests
- Leistungsabhängige Tests
- Kombinierte Tests
- 24-Stunden-Herzratenvariabilitätsmessung
- Kurzzeitmessungen der Herzratenvariabilität

Je nach Ausgangssituation und Informationsinteresse kann zwischen verschiedenen Testverfahren ausgewählt werden. In der praktischen Arbeit hat es sich bewährt, ein Testverfahren zu benützen, das die individuelle Erwartungshaltung und das innerliches Erleben in den Fokus der Betrachtung rückt. Hierzu zählen passive Tests und eine 24-Stunden-Langzeitmessung der Herzratenvariabilität.

11.4.1 Passive Testverfahren

Im passiven Testverfahren werden möglichst wenig Inputs an die zu testende Person gerichtet, das heißt außer einem Orientierungsreiz wenig Animation am Bildschirm oder wenige externe verbale Anweisungen. Ziel ist, die Veränderung der gemessenen Parameter durch innerliches Verarbeiten und Prozessieren zu erkennen. Passive Testverfahren eignen sich besonders zum Erfassen von Aktivierung durch Antizipation (lat. „anticipo": vorwegnehmen), der sogenannten Erwartungshaltung. Ein Beispiel dazu ist, wenn der Betroffene bereits am Sonntagnachmittag nervös wird, wenn er an die bevorstehende

a

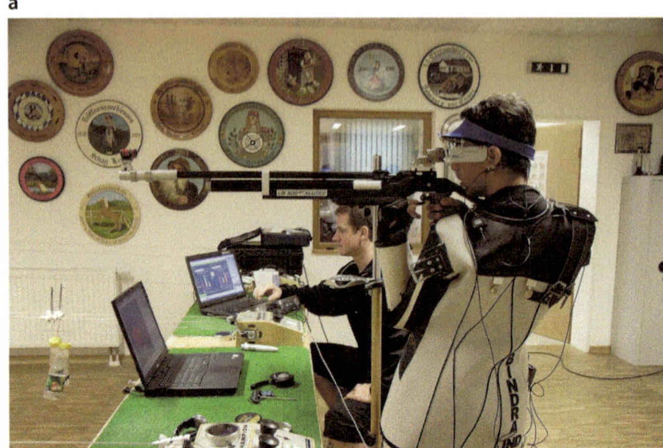

b

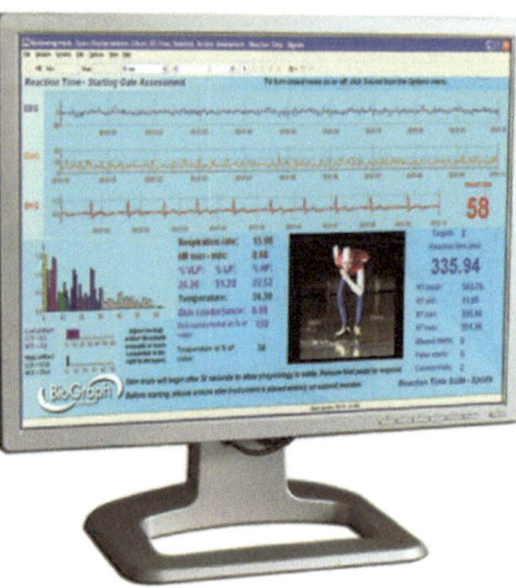

■ **Abb. 11.8a,b**   **a** Beispiel einer Trainingssituation mit Biofeedback im Hochleistungssport. Abhinav Bindra, der erste indische Gewinner der olympischen Goldmedaille im Einzelwettkampf Luftgewehrschießen trainiert mit dem Sportpsychologen Timothy Harkness. **b** Bildschirm mit Bio- und Neurofeedback zur optimalen Wettkampfvorbereitung während des Trainings von Eisschnellläufern. Bildquelle: Thought Technology Ltd. (www.thoughttechnology.com), mit freundlicher Genehmigung

Arbeit am Montag denkt. In so einem Fall kann ein Lernziel sein, einen Unterschied zu machen zwischen kreativem Nachdenken und Visualisieren und einem Sich-In-Bereitschaft-Setzen durch Aktivierung. Lernschritte dazu sind das Erlernen von Distanzierung und eine Auseinandersetzung mit Verantwortung und innerer Ruhe.

Die Vorgehensweise der Testsituation verläuft in mehreren Schritten. Die zu testende Person wird angehalten, sich möglichst bequem in einen Sessel zu setzen. Die Sensoren werden vom Biofeedbacktherapeuten/-trainer ausgewählt. Der Testablauf kann standardisiert werden, sodass kein Einschreiten des Therapeuten während der Testphase notwendig ist. Der Aufbau ist in fünf Abschnitte aufgeteilt:

1. Entspannungsphase. Am Bildschirm erscheint die Aufforderung: „Bitte entspannen, die Augen offen halten, möglichst ruhig verhalten" (Bewegungen beeinflussen die Aussagekraft der Messwerte).
2. Ankündigungsphase. Am Bildschirm erscheint eine Information, dass der Stress demnächst beginnen wird. Danach erscheint am Bildschirm wieder das Bild der Eingangsphase. Der Klient weiß also nicht, wann welcher Reiz auf ihn zukommen wird. In diesem Moment beginnt die Erwartungshaltung der Testperson.

Eine Analyse der Daten inklusive Baseline kann auch zeigen, dass der Klient bereits vor dem tatsächlichen Beginn des Tests eine steigende Erwartungshaltung aufbaut (Pirker-Binder 2008)

3. Erwartungsphase
4. Reiz. Es wird ein akustischer und visueller Reiz als Orientierungsreaktion gesetzt, das dauert einige Sekunden.
5. Erholungsphase. Ein Textfeld auf dem Bildschirm informiert darüber, dass die Stresssituation vorbei ist und fordert dazu auf, sich wieder zu erholen.

In der Evaluation lässt sich feststellen, dass nach der Ankündigungsphase der Hautleitwert (wird auch als Indikator für geistige Aktivität, Grübeln angesehen) sich sehr schnell erholt und wieder in die Ausgangsposition fällt, auch nach dem Reiz. Im Herz-Kreislaufsystem lässt sich eine Steigerung (Herzratenanstieg, Puls- und Blutvolumenpulsverengung) in der Erwartungsphase als Bereitstellung auf einen zukünftigen Reiz feststellen. In der folgenden Erholungsphase pendeln sich die Werte wieder auf das Ausgangniveau ein.

Verschiedene Biofeedbackanbieter haben verschiedene Stressreaktionstests in ihrem Programm. Werden Testverfahren verwendet, sollte immer eine

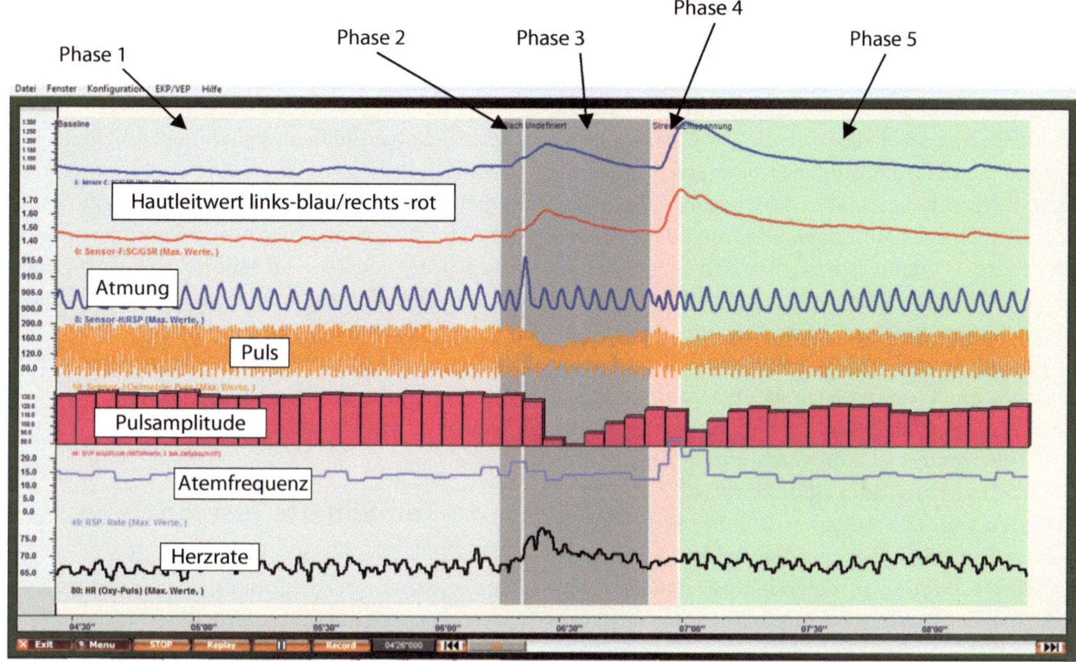

Abb. 11.9   Passiver Stressreaktionstest. Screenshot von Nexus-10, www.mindmedia.nl. (Pirker-Binder)

genaue Zieldefinition vorliegen, welche Erkenntnis daraus gewonnen werden soll, welche Bewegungsartefakte damit einhergehen.

Spricht oder bewegt sich eine Testperson, verändert sich die Aussagekraft. Jemanden rechnen oder Aufgaben lösen zu lassen, testet die Performance bzw. die Kenntnisse bzw. Konzentration der betreffenden Person. Das innere Erleben ist dabei schwer zu erfassen.

> Es ist sehr wichtig, sorgfältig auszuwählen, welcher Test in welcher Form welche Aussage liefern soll. Der Therapeut sollte eine klare Zieldefinition haben.

In Ausbildungskursen und Supervision habe ich immer wieder erlebt, dass Teilnehmer Testverfahren mit Biofeedback durchführen, ohne zu wissen und vorher genau zu definieren, welche Aussagen denn dann in der Evaluation getroffen werden sollen. Wird beispielsweise in der Erwartungsphase das Bild am Bildschirm verändert, oder sogar ein Sekundenzähler (zählt bis zum Erscheinen des Reizes)

eingeblendet, so verändert sich die Aufmerksamkeit der Testperson. Sie verlässt die innere Aufmerksamkeit, um sich den Geschehnissen auf dem Bildschirm zuzuwenden. In dem Fall wird dann nicht mehr die innerpsychische Verarbeitung gemessen, sondern die Verarbeitung der Information des Bildes oder die Verarbeitung einer bestimmten Aufgabe oder konzentrierte Aufmerksamkeit auf etwas Bestimmtes im Bild.

> Für den Orientierungsreiz sollten möglichst keine Objekte oder Töne ausgewählt werden, die eine negative oder beängstigende Assoziation auslösen könnten, wie z. B. Spinnen oder Kriegslärm.

11.4.2 Leistungsabhängige Testverfahren

Bei den leistungsabhängigen Verfahren wird eine bestimmte Leistung abverlangt, wie zum Beispiel rechnen, Denkaufgaben lösen, an ein negatives

Ereignis oder Konflikt denken, einen vorgegebenen Test lösen, einen Vortrag halten, und vieles mehr. Bei Anwendung eines solchen Verfahrens muss das Ziel der Informationsgewinnung sehr klar sein. Zu bedenken ist dabei, dass sich die Testpersonen beim Lösen der diversen Aufgaben bewegen, bestimmte Leistungen lieber machen als andere. Sehr kritisch möchte ich anmerken, dass die Interpretation schwierig ist, denn es wird die Aktivierung bei der Lösung einer Aufgabe abgefragt, nicht jedoch innere Prozesse und Bewegungsartefakte, die das Ergebnis zusätzlich verändern. Leichtfertig wird dann oft Aktivierung mit Stress verwechselt. Verschiedene Aufgaben verlangen ein unterschiedliches Energieniveau.

Ganz anders ist diese Situation, wenn eine trainierte Leistung oder Selbstkontrolle abgefragt werden soll. Die Aufgabenstellung könnte in so einem Fall sein, Gelerntes anzuwenden, z. B. in einer Vortragssituation ruhig zu bleiben, bei Flugzeuglärm keine Panik zu bekommen, im Stau sich nicht zu ärgern, sondern ihn als Regenerationspause zu nützen etc. Zur Impulskontrolle bei Suchtverhalten ist Biofeedbacktraining und -kontrolle ein wesentlicher Faktor. Hier werden Bilder von Getränken oder bei Spielsucht auch Videos von Spielen, Automaten, Casinos, auf dem Bildschirm gezeigt und der Betroffene soll sein Suchtverhalten kontrollieren lernen.

Im Sport werden Biofeedbackmessungen zur Leistungsüberprüfung auch bei Visualisierungen überprüft. Zum Beispiel bekommt ein Schwimmer die Aufgabe, sich seine 100-Meter-Distanz vorzustellen. Er hält die Augen geschlossen und schwimmt in Gedanken seine Distanz. Am Computerbildschirm kann genau erkannt werden, wann der Athlet seine Wendung im Becken macht.

Leistungsbezogene Tests machen Sinn, um die Anwendung von Trainingsinhalten zu überprüfen, oder bei bestimmten Fragestellungen.

> **Man könnte sagen, dass leistungsbezogene Tests Antwort auf die Frage geben können, wie eine Person mit der jeweiligen Situation umgeht, während bei passiven Tests die Frage ist, was während der Testphasen innerpsychisch in einer Person vorgeht.**

Jede Testsituation muss in ihrem Gesamtzusammenhang zur Fragestellung gesehen werden und ist nur

ein Teil zur Informations- und Erkenntnisgewinnung. Aktivierung darf nicht mit Stress gleichgesetzt werden.

In der Ergonomie können leistungsbezogene Tests viel über die Beanspruchung am Arbeitsplatz aussagen. In diesem Fall macht es Sinn, während der Arbeit zum Beispiel die Muskelspannung zu messen und sichtbar zu machen. Eine Verringerung der Beanspruchung kann oft schon durch geringfügige Verhaltensänderungen deutlich gemacht werden.

Im Gespräch können Erkenntnisse aus der Veränderung der Parameter zu Erkenntnissen aus der Life-Skript-Analyse und Work-Skript-Analyse in Beziehung gesetzt und diskutiert werden.

11.4.3 Kombinierte Testverfahren

Zur Informationsgewinnung und Trainingsüberprüfung machen kombinierte Testverfahren Sinn. Je nachdem welche Information benötigt wird, um Unbewusstes ins Bewusstsein zu heben, können verschiedene Testvariationen miteinander gekoppelt werden oder abwechselnd eingesetzt werden. Voraussetzung ist, dass der Biofeedbacktherapeut über ausreichende Kenntnisse über psychosomatische Zusammenhänge, Biofeedbackanwendung, Gestalten von Trainingseinheiten und Interpretation der gewonnenen Daten und eine klare Vorstellung davon hat, welche Informationen aus der Evaluierung der Messergebnisse gewonnen werden sollen.

11.4.4 Herzratenvariabilitätsmessung: 24-Stunden-Langzeitmessung

Multimodales Biofeedback stand in den letzten Jahren als Lernmethode zur Kontrolle psychophysischer Aktivität im Vordergrund. Das Ziel war und ist die Veränderung eines bestimmten Niveaus; z. B die Reduktion von Muskelspannung oder die Erhöhung der Fingertemperatur.

Herzratenvariabilitätsmessung und -training verfolgen ein anderes Ziel. Im Mittelpunkt von Forschung, Training und Therapie stehen die Messung und die positive Beeinflussung der Schwingungsvariabilität der Herzrate. Das Ziel ist, die körpereigenen physiologischen Kontrollmechanismen zu stärken (Lehrer et al. 2007, S. 228 ff.).

Ein großer Fortschritt im Herzratenvariabilitäts-Biofeedback wurde durch die Raumfahrt initiiert. Die ersten Studien dazu wurde von Vaschillo (1983, S. 257-265) in der Sowjetunion gemacht, als man die Herzratenvariabilität bei Kosmonauten als Maß für die Funktionsfähigkeit des autonomen Systems herannahm. Beeinflusst von Vaschillo und seinen Forschungen begannen Lehrer und Mitarbeiter in Amerika diese Methode zu erforschen (Lehrer et al. 2000, S: 171 u. 2003, S. 796-805; Gevirtz u. Lehrer 2003, S. 212-244).

> » When a biological variable rises, a regulatory
> reflex is triggered that makes it fall again; and,
> as it falls, a complementary reflex makes it rise.
> This sequence causes a pattern of continuing
> oscillation and also gives us a window to
> the body´s processes for selfregulation and
> homeostasis. Any one physiological function
> is usually controlled by multiple reflexes.
> One could think of them as multiple backup
> systems for homeostatic control; hence the
> complexity of the oscillatory patterns, as well
> as the amplitude, reflects healthy adaptiveness
> … When the body is well regulated, these
> oscillations have a complex pattern and are
> of relatively high amplitude. Reductions in
> either amplitude or complexity are a sign
> of vulnerability, indicating that the body´s
> self-regulatory mechanisms are damaged
> or inefficient and unable to withstand the
> vicissitudes of stress, desease, in jury, and so
> forth. (Lehrer 2007, S. 227)

Während in Amerika das Herzratenvariabilitätsbiofeedback-Training im Vordergrund der Betrachtung stand und steht, liegt die Forschungsentwicklung in Österreich mehr auf dem Fokus einer Aufzeichnung der Herzratenvariabilität über 24 Stunden. Es herrscht ein großes Bemühen, dieses Messverfahren in der Prävention und Evaluierung von Therapiefortschritten zu implementieren. Nach meinem Wissensstand werden Biofeedbackforschung und -training und Herzratenvariabilitätsforschung und -training als zwei eigenständige Bereiche gesehen, wobei die Tendenz immer stärker dahin geht, zu messen.

Die Integration eines Herzratenvariabilitätstrainings in die Psychotherapie bzw. in die psychosomatische Psychotherapie (dieser Begriff ist derzeit noch nicht allgemein eingeführt) hat leider in den verschiedenen therapeutischen Ausbildungsrichtungen in Österreich noch keinen Eintritt gefunden. Auch eine 24-Stunden-Langzeitmessung wird vorrangig von Unternehmensberatern, Coaches und Psychologen angewendet, um Informationen über die Belastung von Mitarbeitenden zu erhalten. Als kritisch muss angemerkt werden, dass es für die Anwendung und Interpretation von Herzratenvariabilitätsmessungen keine verpflichtenden Ausbildungen über die Anwendbarkeit und Evaluierung von Biofeedbackmessdaten und Biofeedbacktraining (Herzratenvariabilitätsmessung und -training ist Bestandteil von Biofeedback) gibt. In Österreich obliegt die Anwendung dieser Verfahren im therapeutischen Prozess nur bestimmten Berufen wie Psychotherapeuten, Ärzten, Gesundheitspsychologen und einem begrenzten Bereich von Körpertherapeuten.

Die Entwicklung von Biofeedbackmessgeräten zur Erfassung der Herzratenvariabilität hat in den letzten Jahren einen enormen Boom erlebt. Das Problem dabei ist, dass die Evaluierung und Interpretation der erhaltenen Daten nicht ganz einfach ist. Ein Schwachpunkt liegt darin, dass es keine allgemein gültigen Aussagen zu den erhobenen Parametern gibt, denn es gibt keinen Datenpool, auf den zurückgegriffen werden kann. Jeder Geräte-/Softwarehersteller greift mehr oder weniger auf eigene Daten zurück. Die „Task Force of the European Society of Cardiology and the North American Society of Pacing and Electrophysiology" hat bereits 1996 Standards zur statistischen Erhebung der Daten festgelegt (European Heart Journal 1996).

> ❯ **Herzratenvariabilitätsmessung, speziell über
> 24 Stunden, ist ein hervorragendes Tool,
> um einen Einblick in die Leistungsfähigkeit
> des autonomen Nervensystems, in die
> psychische Beanspruchung des Körpers und
> die Schlafqualität als wichtiger Regenerationsfaktor zu bekommen: als vegetative
> Funktionsdiagnostik oder als chronobiologische Regulationsdiagnostik, je nachdem,
> von welcher Seite man die Betrachtung
> startet.**

Herzratenvariabilitätsmessungen, die den Mitarbeitenden immer mehr in Unternehmen angeboten werden, lassen Aussagen über die Regulation von Aktivierung, Deaktivierung und Qualität des Schlafes zu. Allerdings soll darauf hingewiesen werden, dass sich der Mensch nicht auf eine Kennzahl reduzieren lässt. Es ist derzeit eine Tendenz in Wirtschaftskreisen zu erkennen, diese Messmethode für ein Gesundheits-Benchmarking einzusetzen. Dies könnte bedeuten, dass die Gesundheit der Mitarbeitenden zur Kennziffer reduziert wird. Hier treten ethische Fragen in den Vordergrund, wie mit Daten dieser Technologie umgegangen werden soll. Es geht einerseits um den Datenschutz und andererseits um die Interpretation dieser psychophysiologischen Daten. Es darf nicht vergessen werden, dass hinter den Messdaten und Kennziffern ein Mensch steht. Diese Technologie liefert Informationen, die ihren Wert, Sinn und Bedeutung allerdings erst durch individuelle Anamnesegespräche mit erfahrenen Therapeuten erhalten.

In der Unternehmensberatung macht es Sinn, Herzratenvariabilitätsmessungen in der Prävention, in der Persönlichkeitsbildung, in der Ergonomie und in der Erfassung von Erschöpfungssymptomen einzusetzen.

Kritisch anmerken möchte ich, dass es auch ein Erschöpfungsbild eines Menschen geben kann, obwohl die Herzratenvariabilitätsmessung hervorragende Werte gezeigt hat. Erklärt werden kann so ein Phänomen dadurch, dass Erschöpfung der Ressourcen auf verschiedenen Ebenen stattfinden kann, die mehr oder weniger intensiv sich auch auf das vegetative Nervensystem auswirken, zum Beispiel eine Disbalance der Energieversorgung der Zellen u.v.m.

Kritisch anzumerken ist auch, dass sich die Gesundheit des Menschen nicht auf eine Kennzahl reduzieren lässt. Kritisch anzumerken ist weiters, dass es verschiedene Ursachen für eine überhöhte Aktivierung des Sympathikus bzw. gestörten Schlafes geben kann. Zum Beispiel spielen hier alte Traumata oder andere psychische Belastungen eine Rolle, die latent im Unterbewusstsein arbeiten (Abb. 11.10).

> **Messung und Interpretation sind mit Vorsicht und Wertschätzung der gemessenen Person gegenüber zu behandeln. Voreilige Schlussfolgerungen sind zu unterlassen.**

Je nach Biofeedbackmessgerät und hinterlegter Software werden verschiedene Daten erhoben und ausgewertet. Die bildhafte Darstellung gibt einen ersten Eindruck. Die Beispielanalyse zeigt eine Messung eines 42-jährigen Mannes, Familienvater, mit einem Erschöpfungssyndrom. Die Auswertung erfolgt nach statistischen Vorgaben in Frequenzdomänen und, je nach Software-Anbieter, auch in Zeitdomänen. Für die Darstellung werden alle gemessenen Herzschläge einer Frequenzanalyse unterzogen und in Folge ausgewertet und anteilsmäßig auf sympathische und parasympathische Aktivität aufgeteilt:

- In (tot_{RR}/m^2): totale Power, aufgeteilt in In (LF_{RR}/m^2) und In (HF_{RR}/m^2)
- LF/HF: zeigt das Verhältnis zwischen Sympathikus und Parasympathikus. Es ist in der amerikanischen Literatur etwas umstritten, diesen Wert als Kernaussage zu verwenden:

> … use the LF:HF ratio as a measure of autonomic balance, there is some doubt about validity of this use, particularly in the supine position …, because there is evidence that sympathetic system contributes only minimally to supine HRV (Myers et al. 2001, S. 62-75).

- Eine weitere Unterteilung, eine getrennte Auswertung der VLF, „very low frequency" und der LF, „low frequency", wird von manchen Anbietern nicht getrennt ausgewertet, wäre aber als Information sehr wichtig, da dieser Bereich schwerpunktmäßig dem Sympathikus zugeordnet wird, während im LF-Bereich Sympathikus und Parasympathikus vertreten sind.
- SDNN-Index: SDNN-Index ist der Mittelwert der Standardabweichung aller RR-Intervalle für alle 5-Minuten-Abschnitte einer 24-Stundenmessung (Eller-Berndl 2010, S. 104)
- Herzrate: wird aus den R-R Intervallen berechnet
- $logRSA_{RR}/m^2$: statistische Berechnung der RSA
- QPA: Puls-Atemquotient stellt das Verhältnis (Kohärenz) zwischen Herzfrequenz und Atmung dar; erwünscht ist ein Verhältnis von 4:1 im Schlaf
- Vegetativer Quotient: Verhältnis Sympathikus zu Parasympathikus

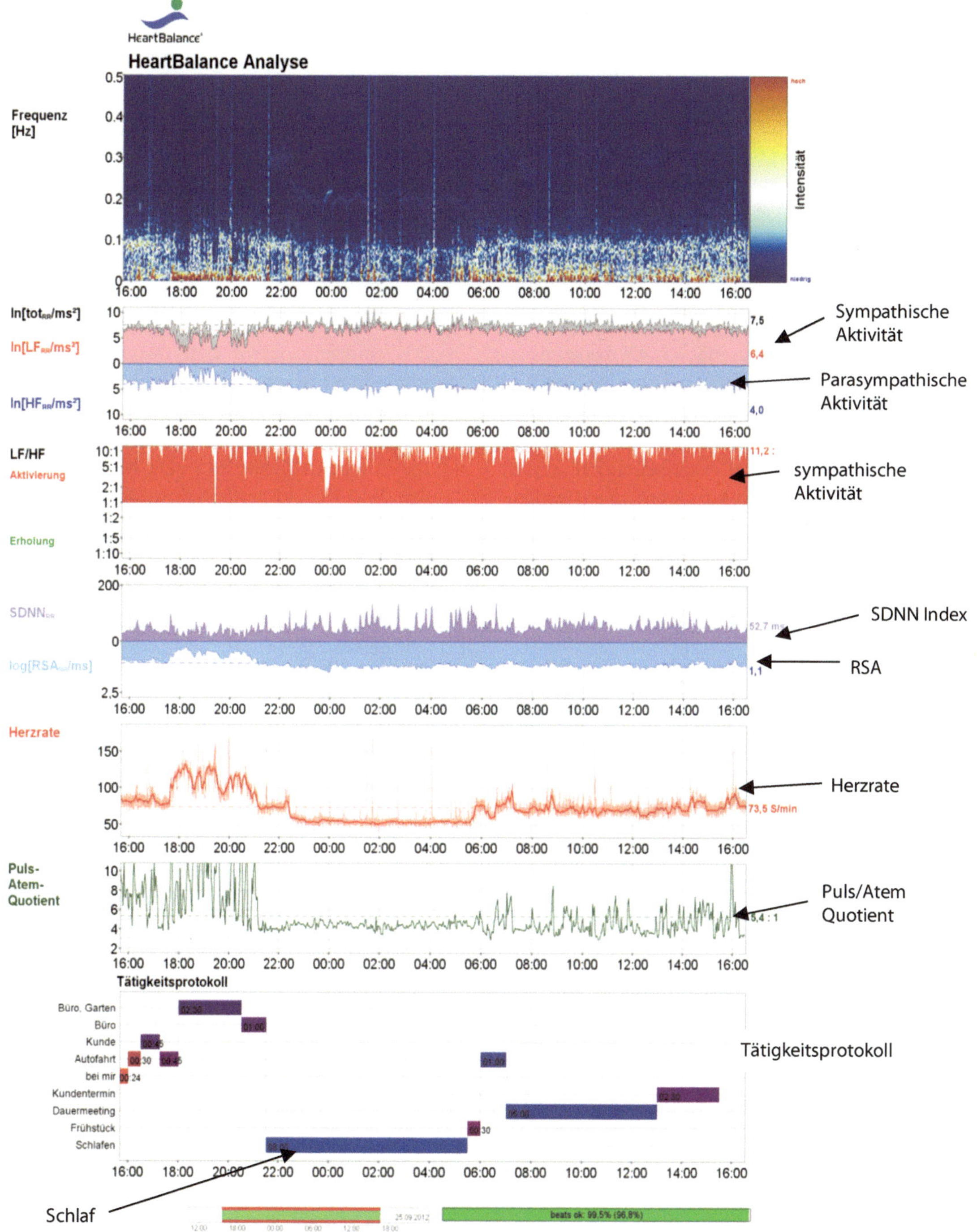

Abb. 11.10 Beispiel einer 24-Stunden-Herzratenvariabilitätsmessung mit dem HeartMan der Firma HeartBalance Innovations GmbH, www.heartbalance.org, mit freundlicher Genehmigung.

Alle erhobenen Kennzahlen werden mit einer Datenbank verglichen, nach Alter und Geschlecht zugeordnet und ausgewertet. Schwachstelle der Auswertung ist, dass es verschiedene Datenbanken gibt, die teilweise nicht nach einheitlichen Kriterien erstellt werden. Das bedeutet, dass Auswertungen verschiedener Anbieter nicht miteinander verglichen werden können oder sollen. Werden jedoch mehrere Messungen zu verschiedenen Zeiten mit ein und derselben Person durchgeführt, dann lässt sich sehr gut eine Tendenz erkennen bzw. der aktuelle Status besser einschätzen.

Mit dem neu am Markt erschienenen HeartSensor von HeartBalance ist es möglich, ein medizinisches EKG, aber auch eine getrennte Auswertung der einzelnen Frequenzen aufzuzeichnen. Ein weiterer Vorteil liegt in der Einfachheit der Messung. Es sind keine Elektroden mehr zu kleben, es können auch Bewegung, Lage, Temperatur und Luftdruck gemessen werden.

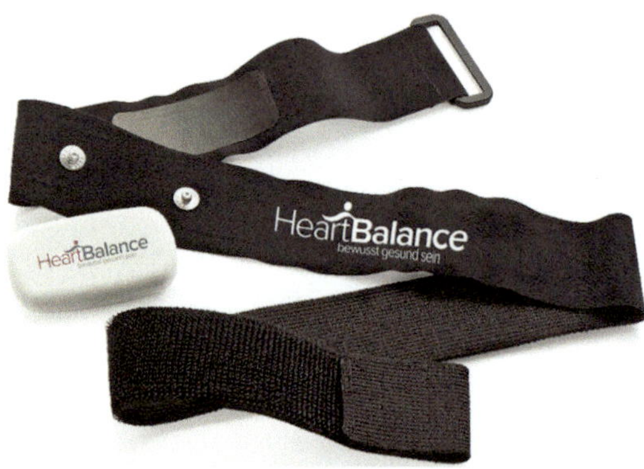

Bildquelle: HeartBalance Innovations GmbH, mit freundlicher Genehmigung

Einen guten Überblick erhält man also, wenn zusätzlich zur HRV-Auswertung auch zeitbezogene Parameter (in Form eines Histogramms etc.) dargestellt werden.

Zur Planung von Präventionsmaßnahmen und/oder Interventionsmaßnahmen ist es notwendig, neben der vegetativen Funktionsdiagnostik mittels Herzratenvariabilitätsmessung über 24 Stunden weitere diagnostische Maßnahmen zu ergreifen:

- das therapeutische Gespräch,
- Fragebögen zum Arbeitserleben und zur Lebenszufriedenheit etc.,
- Informationen aus der Work-Skript-Analyse,
- Informationen aus der Life-Skript-Analyse,
- medizinische Abklärung.

11.5 Biofeedback als Trainingsmethode zur Prävention von Erschöpfung

In der Prävention von Erschöpfungszuständen nimmt Biofeedbacktraining eine wichtige und Herzratenvariabilitäts-Biofeedbacktraining eine besondere Stellung ein. Es lässt sich in drei verschiedene Trainingsbereiche einteilen:

- Erhalt oder Wiederherstellung der Balance des autonomen Nervensystems durch innere Kohärenz des individuellen Schwingungsmusters im Organismus. Hierzu gehört das respiratorische Sinusarrhythmie- (RSA) und das Herzratenvariabilitäts-Biofeedbacktraining (HRV-BF).
- Wahrnehmungs- oder Bewusstseinstraining: multimodales Biofeedback bzw. Wahrnehmen und Steuern des Energieverbrauchs, der inneren Ruhe sowie das Erlernen von Regeneration
- Biofeedback in der Ergonomie: Der Fokus liegt hier besonders auf dem Wahrnehmen von Muskelspannung und dem Erlernen einer situationsangepassten Haltung und Muskelspannung. Auch das Thema Dysponesis (Anspannung als Schutzmechanismus) kann hier genannt werden.

In einem Trainingsprogramm fließen diese drei verschiedenen Trainingsinhalte passend ineinander, um einen Gesamteffekt zu erzielen.

> **Innere Ruhe und Kontrolle über das autonome Nervensystem gelingt nur dann, wenn der gesamte Organismus in Kohärenz schwingt.**

Die Idee hinter der 24-Stunden-Herzratenvariabilitätsmessung ist der Versuch, frühzeitig eine Belastung der vegetativen Funktionsfähigkeit festzustellen und den betroffenen Personen mitzuteilen, bzw. Trainingsprogramme zu initiieren. Es geht immer um das Messen der Schwingungsfähigkeit des autonomen Nervensystems, einem wesentlichen Teil im Regulationsmuster des Organismus.

> These oscillations represent the body's self regulatory reflexes. When the body is well regulated, these oscillations have a complex pattern and are of relatively high amplitude (Lehrer 2007, S. 227).

Ein weiterer wichtiger Rhythmus ist der 90–120-Minuten-Rhythmus, der sich sehr anschaulich in der Struktur des Nachtschlafes zeigt. Eine Rhythmik von Parasympathikus (grün) und Sympathikus (rot) drückt Tiefschlaf und REM-Phasen aus. Diese Rhythmik wird chronobiologisch beeinflusst und über das autonome Nervensystem gesteuert. Sie wird als BRAC-Rhythmik (Basic Rest and Activity Cycle) bezeichnet, also als grundlegender Erholungs- und Aktivierungsrhythmus. Dieser wichtige Rhythmus stellt die Balance zwischen Aktivierung und Erholung des Menschen dar und sorgt für die langfristige Gesunderhaltung und nachhaltige Leistungsfähigkeit des Organismus.

Abhängig ist dieser Rhythmus, also die Fähigkeit des Menschen zu Aktivierung und Leistung, zu Deaktivierung, Regeneration, Entspannung, von der Regulationsfähigkeit des autonomen Nervensystems.

> **Die Regulationsfähigkeit des autonomen Nervensystems wird zu einem der wichtigsten Parameter in der Beurteilung der längerfristigen gesundheitlichen Stabilität.**

In □ Abb. 11.11 zeigt sich im direkten Vergleich gute versus schlechte Regulationsfähigkeit. Schlechte Regulationsfähigkeit kann durch chronische Aktivierung, Stress, Übertraining von Sportlern oder traumatische Erlebnisse, Allergien oder körperliche Störungen bedingt sein.

Der Prozess einer Verringerung des vitalen Potenzials kann zu psychischen und physischen Defiziten und Störungen führen. Die untenstehende Graphik (□ Abb. 11.12) zeigt in idealtypischer Weise den Verlauf von guter Vitalität (Stadium 1) bis zu Burnout (Stadium 12). Deutlich sichtbar wird die Verringerung im Verlauf der Stadien.

> **Das Ziel eines Trainingsprogrammes mit Herzraten-Biofeedback lässt sich in der Prävention mit dem Erhalt und/ oder der Wiederherstellung der Regulationsfähigkeit des autonomen Nervensystems, der Reduktion stressbedingter und psychosomatischer Beschwerden und einem erhöhten Gesundheitsempfinden definieren.**

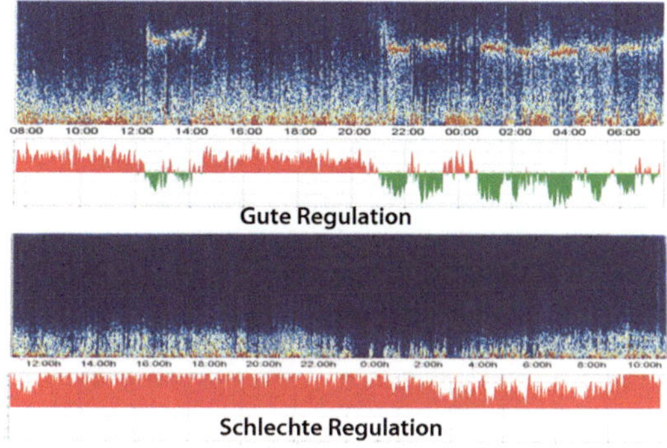

□ **Abb. 11.11**   Gute bzw. schlechte Regulationsfähigkeit im Vergleich. Bildquelle: HeartBalance Innovations GmbH, www. heartbalance.org, mit freundlicher Genehmigung.

■ **Erhalt und Wiederherstellung der Regulationsfähigkeit des autonomen Nervensystems**

Durch die Forschungsergebnisse zur Herzratenvariabilität haben sich zwei Trainingsschritte im Biofeedbacktraining etabliert:

– Respiratorische Sinusarrhythmie (RSA)-Biofeedbacktraining
– Herzratenvariabilitäts-Biofeedbacktraining

11.5.1 Respiratorische Sinusarrhythmie (RSA)

Unter respiratorischer Sinusarrhythmie versteht man die Veränderung der Herzrate durch die Atmung; das heißt, die Herzrate steigt während der Einatemphase an und sinkt während der Ausatemphase (Porges 1995, S. 225-233). Die durch die Atmung beeinflusste RSA erschient bei einer Atemfrequenz von 6 bis 24 Atemzügen pro Minute bei gesunden Menschen, das entspricht auf dem Frequenzband dem Bereich der „high frequency" (HF) 0,15–0,4 Hz.

Die Power der RSA wird als Ausdruck der Stärke des parasympathischen Systems gesehen („vagal tone"). Beeinflusst wird die RSA durch den Nervus vagus (10. Hirnnerv), der in der Ausatemphase für die Ausschüttung von Acetylcholin, dem Transmitterstoff des Parasympathikus, zuständig ist (□ Abb. 11.13).

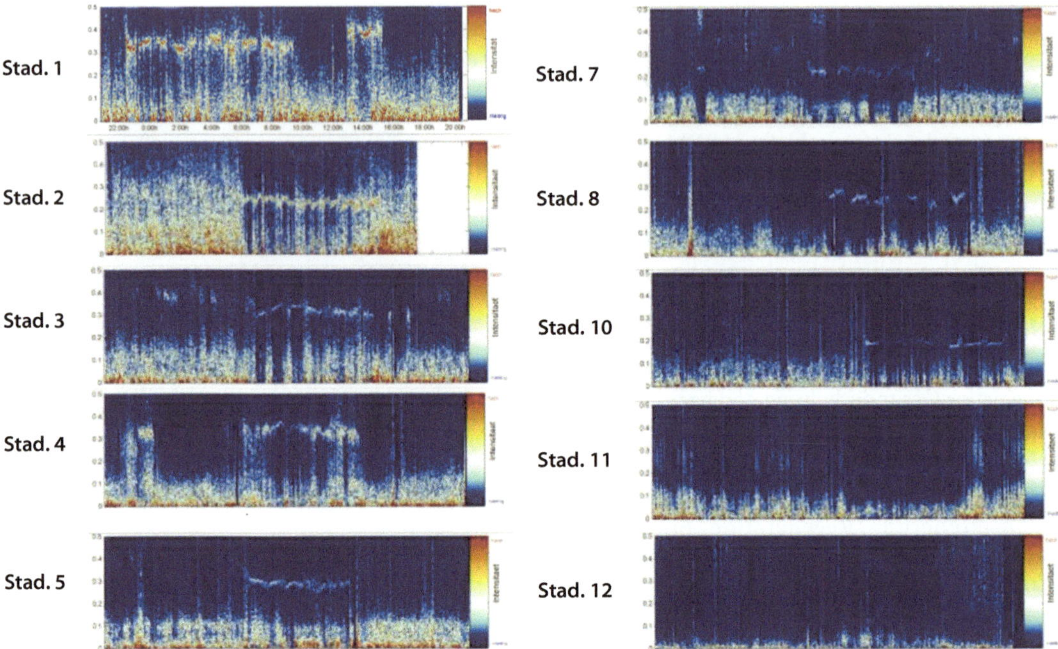

◘ Abb. 11.12   Simulation von Burnout. Bildquelle: HeartBalance Innovations GmbH, www.heartbalance.org, mit freundlicher Genehmigung

Allerdings ist die alleinige Feststellung der Stärke des vagalen Tonus aufgrund der RSA nicht immer einfach:

» It is important to consider respiration rate while evaluating HRV as a measure of autonomic function. If increases in RSA occur independently of respiration rate and are coupled with decreases in HR, then one can confidently interpret these effects as reflecting increased vagal tone. (Lehrer 2007, S. 229)

11.5.2 Herzratenvariabilitäts-Biofeedbacktraining

Neben der respiratorischen Sinusarrhythmie wird die Herzratenvariabilität von den Barorezeptoren beeinflusst. Sie steuern den Blutdruck und sitzen im Aortabogen (beeinflusst vom Nervus vagus) und im Karotissinus (beeinflust vom Nervus glossopharyngeus).

Der Baroreflex kann im Bereich „low frequency" abgebildet werden, 0,04–0,15 Hz, mit einem Peak bei 0,1 Hz. Die Power des Baroreflexes ist ein Indikator für die Anpassungsfähigkeit des Kardiovaskulären Systems an die Anforderungen des Lebens. Der Peak bei 0,1 Hz bedeutet, dass bei dieser Frequenz eine Schwingungskohärenz auftritt zwischen Herzrate und Blutdruck (Vaschillo et al. 2002, S. 1–27 u 2004, S. 1385–1386).

» We have found that the phase relationsship between HR and blood pressure oscillations at the resonant frequency (and only at this frequency) is exactly 180°, that the phase relationship between HR oscillations and respiration is exactly 0° with inhalation coinciding with HR accelerations, and that the highest amplitudes of Biofeedback-produced HRV are achievable when people breathe at this frequency. Thus is associated with increases in HR (presumably driven by respiration-RSA) and decreases in blood pressure. The decreases in blood pressure then stimulates the BRs (Baroreflexes- ergänzt durch Autor), so that they also produce increases in HR at this time, thus enhancing the respiratory-induced increases in HR. (Lehrer 2007, S. 231).

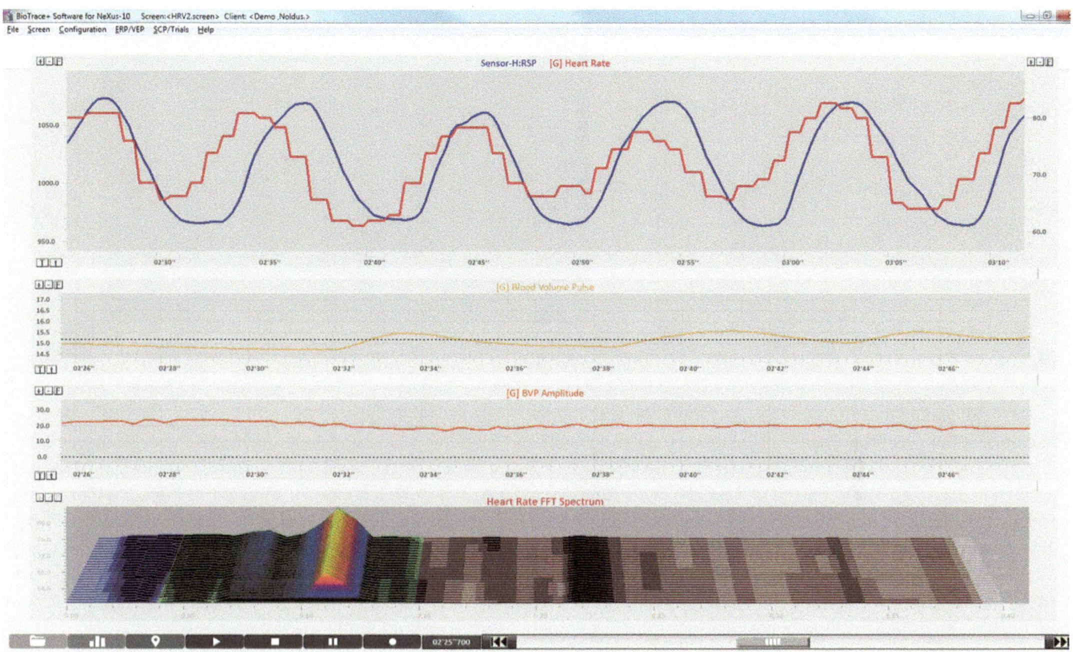

◘ Abb. 11.13 RSA-Training und Powerspektrum/Frequenzanalyse, Screenshot. Bildquelle: Mind Media www.mindmedia.nl, mit freundlicher Genehmigung

Diese Kohärenz, auch als Herzkohärenz bekannt, findet bei einer Atemfrequenz um die 6 Atemzüge pro Minute statt. Diese Atemfrequenz, auch „**resonant frequency**" genannt, ist individuell allerdings unterschiedliche und kann zwischen 4,5 und 7 Atemzüge pro Minute liegen (Johnson u. Piscataway 2000; Harvard Business Review 2015; ◘ Abb. 11.14).

Ein Herzratenvariabilitäts-Training im Bereich der „resonant frequency", der Atemrate, die die höchste Amplitude in der RSA ermöglicht, führt zu

- einer Stärkung des Nervus vagus,
- hohen Amplituden in der Herzrate,
- höherer Variabilität der Herzrate,
- einer Stärkung der Lungenfunktion,
- Stärkung des Baroreflexes,
- einem „mindful mental state" (Gevirtz, Lehrer in Schwartz u. Andrasik 2003),
- einer Steigerung der Gesundheit,
- einer Reduktion stressbedingter und psychosomatisch bedingter Beschwerden,
- und zur Blutdruckregulation.

Neue Forschungsansätze von Vaschillo (2002 in Schwartz u. Andrasik 2003, S. 248) beschäftigen sich mit Einflüssen des Baroreflex-Systems und Blutdruckschwingungen um 0,05 Hz. Es könnte aus den Forschungsergebnissen hervorgehen, dass ein spezielles Herzratenvariabilitätstraining in diesem Frequenzbereich ebenfalls großen Einfluss auf die Stärke des Baroreflex und die Kontrolle des autonomen Nervensystems hat.

❯ **Festzuhalten ist, dass für ein effizientes Training nicht nur gut ausgestattete Biofeedbackgeräte notwendig sind, sondern auch Therapeuten und Therapeutinnen, die damit umgehen können und sinnvolle Trainingskonzepte zu entwerfen in der Lage sind.**

Ein effizientes Herzratenvariabilitäts-Biofeedbacktraining setzt ein Bewusstseins- und Wahrnehmungstraining voraus. Ohne richtiges Atmen, mentales, psychisches und physisches Loslassen stellt sich der gewünschte Erfolg nur sehr schwer ein. Das Ziel soll ein Leben und Wohlfühlen ohne Geräte sein. Innere Achtsamkeit und konzentrierte Gelassenheit

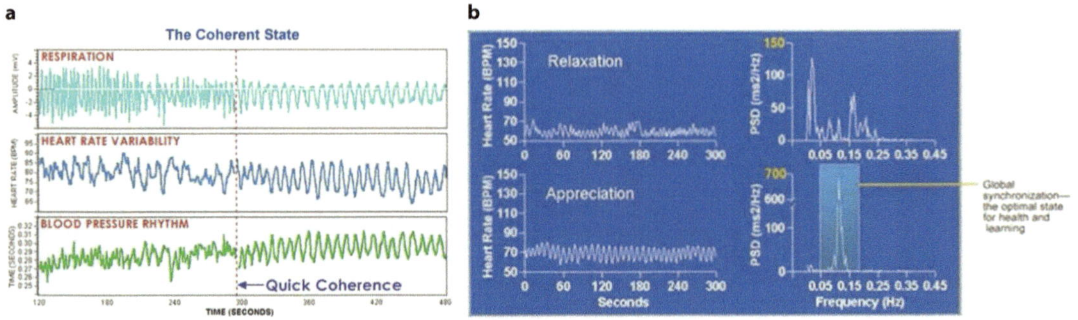

□ **Abb. 11.14a,b**   Die Grafik **a** zeigt Veränderungen während eines Herzratenvariabilitätstrainings oder auch Kohärenztrainings auf und zwar Veränderungen in der Atmung (Respiration), in der Herzratenvariabilität („heart rate variability") und im Blutdruckrhythmus („blood pressure rhythm"). Ein gezieltes Training hilft, schnell von einem belasteten in einen harmonischen, kohärenten Zustand zu gelangen. Alle drei Rhythmen synchronisieren sich. Links vom Marker zeigen sich alle Rhythmen unsynchronisiert, wie sie in Beanspruchungssituationen vorkommen. Rechts von der Markierungslinie kann man erkennen, wie kohärent und synchron die Rhythmen in einem ausgeglichenen Zustand erscheinen. Das Ziel eines Herzratenvariabilitätstrainings ist es, diese Kohärenz so oft als möglich während es Tages erzeugen zu können, um den Körper zu entlasten. **b** zeigt den Unterschied zwischen „relaxation" und „appreciation" im Frequenzspektrum. Der Ausdruck des vagalen Tonus (befindet sich, ausgedrückt durch die RSA, normalerweise im „high frequency" (HF) -Bereich (zwischen 0,15 und 0,4 Hz) rutscht bei diesem Atemtraining in Verbindung mit einem Herzratenvariabilitätstraining in den „low frequency"-Bereich hinein. Bildquelle: HeartMath Institute (www.heartmath.com), mit freundlicher Genehmigung

sollten täglich Begleiter sein, ohne dafür ständig üben zu müssen. Das setzt eine professionelle Begleitung von Veränderungsprozessen mit Biofeedback voraus. In Präventionsprogrammen sollte Lernen und Erfahren mit Biofeedback ein integrierender Bestandteil sein. Berater und Coaches sollten sich vor der Anwendung, sei es von Messmethoden oder Trainingsmethoden, einer Selbsterfahrung unterziehen.

Patientenbericht September 2015

Im November 2004 erlitt ich eine Bluthochdruckkrise und wurde ins Krankenhaus eingeliefert. Nachdem sich meine Werte stabilisiert hatten, verschrieben mir die behandelnden Ärzte entsprechende Blutdruckmedikamente. Diese sollten meinen Blutdruck in den nächsten Jahren stabil halten. Mit fortlaufend steigendem beruflichem Stress stieg die Dosis im Laufe der Jahre an, bis sie im Frühjahr 2015 ein Niveau erreicht hatte, das ich so nicht mehr weiter steigern wollte. Eine neuerliche Erhöhung der Dosis hatte nur kurzfristige Abhilfe geschaffen. Den Einsatz von Psychopharmaka zeigte zwar Wirkung, erschien mir aber als keine brauchbare Alternative.

Auf Anraten meines Hausarztes entschied ich mich für Biofeedback. Das Training sollte mir einerseits ein Instrument für extremen Stresssituationen in die Hand geben und andererseits helfen die in den letzten Jahren ständig gestiegene Medikamentendosis einfrieren, oder im Idealfall sogar wieder zu reduzieren.

Nach einem Erstgespräch mit Frau Mag Dr. Pirker-Binder entschlossen wir uns zu einer Trainingsserie von zehn Sitzungen. Diese gliederten sich in eine Analyse der Stressursachen und entsprechenden Atemtrainings (Herz-Raten-Variabilitäts-Biofeedback-Training, Anmerkung der Therapeutin). Beide Teile waren notwendig für mich, um zu erkennen, wo meine Probleme im täglichen Arbeitsablauf, bzw. in der Stressbewältigung liegen. Die Termine fanden jeweils im Abstand von zwei bis drei Wochen statt.

Im Training zeigte sich sehr schnell, dass ich in der Lage war mein körpereigenes Regenerationssystem positiv zu beeinflussen. Ich begann mit täglichen Atemübungen vor und während der Arbeit, maß meinen Blutdruck und meine Fingertemperatur (Teil des Handerwärmungstrainings) täglich zur gleichen Zeit und befolgte die Anweisungen beim täglichen Ausdauertraining. Die Aufzeichnungen zeigten rasch deutliche Verbesserungen der Blutdruckwerte, sodass ich in einem nächsten Schritt begann den Blutdruck zu verschiedenen Tageszeiten zu messen und besonders stressige Tage in den Aufzeichnungen zu vermerken.

Geistige Anker wie „Der Ärger über die Fehler anderer sorgt dafür dass ich meine Stimmung von diesen Menschen indirekt kontrollieren lasse", oder „Arbeiten Sie langsam vor sich hin, es muss nicht alles sofort fertig sein" helfen mir bei aufkommendem Ärger oder Stress bzw. schaffen erst gar keine Krisensituation. Fix eingeplante Pausen und ein entspannte Sitzhaltung am PC sind wichtig für mich geworden, um zwischendurch für mentales Loslassen und Entspannung zu sorgen.

Die Analyse der Blutdruckwerte nach einer Aufzeichnungsphase von drei Monaten hat gezeigt, dass sich meine Werte nicht nur normalisiert haben, sondern gesunken sind. Mein körperliches Wohlbefinden ist deutlich gestiegen. Das Training hat mir geholfen meinen stressigen Alltag besser zu bewältigen und meine Kräfte effizienter und zielgerichteter einzuteilen. Wir haben daher in Absprache mit dem Hausarzt begonnen, die Medikation in einzelnen Tagen am Wochenende zu senken. Die geringere Dosis hat bisher zu keinerlei Auswirkungen in den Blutdruckwerten geführt.

Entwicklung der Blutdruckwerte:

Apr.15: 150/100 (Vor dem Training)

Jul.15: 128/81 (Nach 5-wöchigem Training)

Dez.15: 119/71 (Nach 5-monatigem Training)

Es gibt verschiedene Biofeedbackgeräte für ein individuelles Training der Herzratenvariabilität zuhause. Eingesetzt werden diese Kleingeräte (www.vital-monitor.com oder auch www.heartmath.org) sowohl zur Reduktion stressbedingter und psychosomatischer Beschwerden (nach einem vorgegebenen Plan des behandelnden Therapeuten) und/oder auch zur Kontrolle der Gesundheit und zur sportlichen Trainingskontrolle. Diese Kleingeräte sind sehr praktisch über Handy oder Tablet anzuwenden. Anhand der Verlaufskurven kann der tägliche Belastungs- und Regenerationsfaktor abgelesen werden. Besonders spannend ist der Verlauf des biologischen Alters („bioage"), das sich aus einer täglichen Messung und der statistischen Auswertung Gleichaltriger ergibt. Belastungen nach einem intensiven Arbeitstag oder zu intensiver sportlichen Betätigung lassen sich schnell erkennen, aber auch, wie effizient aktive Regenerationseinheiten sein können (☐ Abb. 11.15a,b).

11.6 Wahrnehmungs- und Bewusstseinstraining

Wahrnehmungs- und Bewusstseinstraining erfolgt mittels multimodalem Biofeedbacktraining. Dabei wird die Veränderung der einzelnen Parameter in kleinen Schritten beobachtet und geübt. Als Vorarbeit gilt die Life-Skript- und Work-Skript-Analyse, auch in Kombination mit einer 24-Stunden-Herzratenvariabilitätsmessung und nach einem Beratungsgespräch. Es ist von grundlegender Bedeutung, dass vor Beginn des Trainings die Inhalte und Bedeutungszusammenhänge zwischen körperlicher, psychischer und mentaler Befindlichkeit für den Trainée verständlich und das Veränderungsziel definiert sind, sei es Ärger- oder Emotionsmanagement, das Erlernen von konzentrierter Gelassenheit, Mindfulness, Distanzierung vom Geschehen oder die Reduktion von Muskelspannung. Jeder Trainingsschritt hat eine Beziehung zum Ziel, besonders zum Loslassen des inneren Drucks:

- Atemtraining: allgemeine Schwingungsfähigkeit, innere Ruhe, Vorstufe zum HRV-Training
- EMG-Training = Wahrnehmung von Spannung und Reduktion von Muskelspannung
- Handerwärmung = allgemeine Entspannung und Entkrampfung
- RSA-Training: Harmonisierung, Stärkung des parasympathischen Systems
- Hautleitwert: Reduktion mentaler Anspannung, Reduktion einer sympathischen Übererregung
- Kombination mit HEG-Training und Neurofeedback für spezielle Fragestellungen

Hilfreiche Strategien zur Selbstkontrolle werden durch multimodales Biofeedbacktraining unterstützt (Pirker-Binder 2008).

In einem Bewusstseins- und Wahrnehmungstraining ist der Lerninhalt eine verstärkte Eigenwahrnehmung, eine Balance zwischen Hirn und Herz, Body-Mind-Balance (psychosomatische Kompetenz). Die Rückbesinnung auf die eigenen Bedürfnisse, Unterstützung in der Verarbeitung von alten Konflikten und vor allem das Loslassen von innerem Druck am Arbeitsplatz.

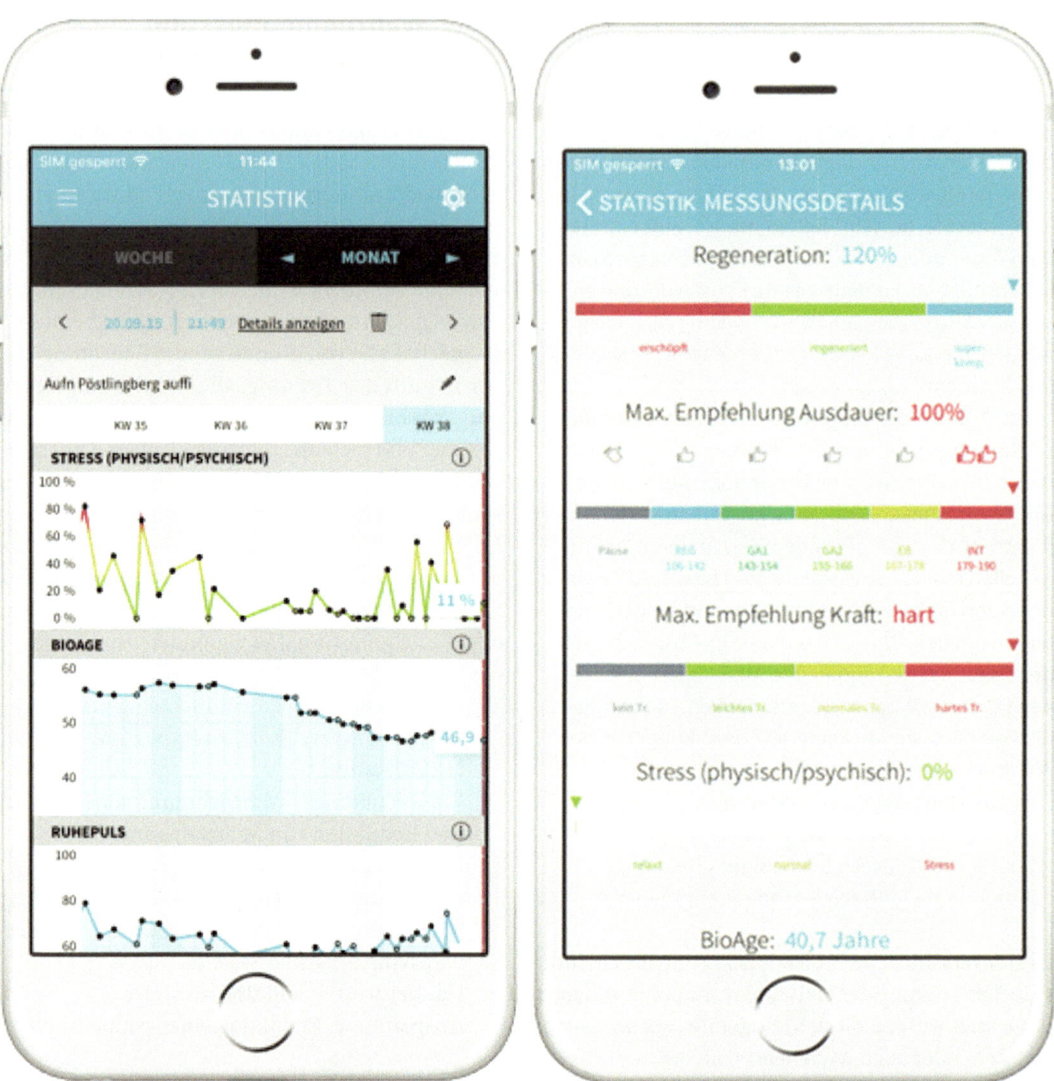

Abb. 11.15a,b   Anhand der Verlaufskurven kann der tägliche Belastungs- und Regenerationsfaktor abgelesen werden. Besonders spannend ist die Ermittlung des biologischen Alters. Bildquelle: Pulse7 GmbH, mit freundlicher Genehmigung

> **Eine höhere Selbstwahrnehmung im Sinne psychosomatischer Kompetenz verstärkt die Verantwortung für die eigene Gesundheit. Biofeedback ebnet den Weg zur Selbsthilfe.**

Als wichtigstes Ziel ist die Steuerung der individuellen Lebensenergie zu nennen, zu erkennen, wie viel Energie für welche Aufgabe und Lebenssituation nötig ist sowie das Vermeiden von Daueranspannung und Dauerstress.

■ **Dysponesis – Schutzfunktion des Körpers**

Whatmore und Kohli prägten 1974 den Begriff Dysponesis, der in der Gesundheitsliteratur und der deutschsprachigen Forschung noch immer nicht vertreten ist. Dysponesis („dys": schlecht, fehlerhaft, falsch, „ponos": Anstrengung, Arbeit, Energie) ist ein reversibler pathologischer Zustand aufgrund von Fehlern im Energieverbrauch, der sich nachteilig auf das Nervensystem und die Kontrolle der Organfunktionen auswirkt.

» Als falsche Anspannung kann die Anstrengung, sich noch mehr und noch mehr zu bemühen, oder die Zähne zusammenzubeißen, funktionale Störungen im Organismus auslösen. Ob es sich um ererbte, konstitutionelle Merkmale oder um im Laufe des Lebens erworbene Anstrengungsmuster handelt, ist oft ungeklärt. Dysponesis steht in Zusammenhang mit physischen, emotionalen und mentalen Reaktionen. Falsche Anstrengungen bestehen dann vorwiegend aus Fehlern bei Nervenimpulsen (Aktionspotenziale) in Nervenbahnen, die von motorischen und prämotorischen Kortexneuronen über pyramidale und extrapyramidale Stränge bis einschließlich zur periphären Muskulatur reichen. Diese Nervenbahnen sind an allen bewussten motorischen Aktivitäten beteiligt. (Whatmore u. Kohli 1974).

Whatmore konnte beweisen, dass Dysponesis einerseits einen Sicherheitsmechanismus darstellt und zwar zu Beginn des sogenannten Fight/Flight Mechanismus, aber auch andererseits aus sich selbst heraus entsteht, durch erbliche Disposition als Reaktion gegen Stress, durch eine Krankheit und/oder Schmerz oder diese begleitet. Diese muskuläre Dysfunktion hat viele verschiedene Quellen, sei es eine Pathologie des Muskelgewebes, Träume oder Verletzung, begleitet von einer falschen Muskelbeanspruchung oder Fehlhaltung. All das führt zu körperlichen Symptomen, die oft fälschlicherweise als anatomisch oder biochemisch pathologisch bezeichnet werden und sich in Zittern, Schwitzen, Atemproblemen, Herzklopfen, Magenproblemen und weiter zeigen. Dysponesis betrifft den gesamten Organismus und beeinflusst die Atemfunktion, die gastrointestinale Aktivität, die kardio-vaskuläre Aktivität und den Bewegungsablauf. Sie erzeugt Erschöpfungszustände, Schlaflosigkeit, Kopfschmerzen, Rückenschmerzen, Hyperventilation, Angst, Depression und Magenverstimmung. Dysponesis kann für sich alleine bestehen, in eine Krankheit oder einen Krankheitsverlauf eingebettet sein.

Die Bedeutung, die Dysponesis in der Gesundheitsprävention einnimmt, ist offensichtlich. Chronische muskuläre Verspannung erzeugt Schmerzen, die wiederum eine Fehlhaltung und/oder weitere Anspannung nach sich ziehen. Denken wir nur an einen Zahnarztbesuch: Sobald der Bohrer in Aktion ist, sind ca. 95% der Patienten muskulär angespannt, um den kommenden Schmerz besser aushalten zu können. Oft führt diese Anspannung auch dazu, dass ein Schmerz gespürt wird, obwohl noch gar keiner vorhanden ist – Anspannung verstärkt den Schmerz. (Pirker-Binder 2008)

> **Dysponesis schlägt die Brücke zur Unternehmenskultur und zeigt die Beziehung zwischen einer nicht adäquaten Reaktion auf Belastung und Angst und hoher Muskelspannung auf. Eine Antwort darauf kann Biofeedbackmessung und -training geben.**

11.7 Biofeedback und Ergonomie am Arbeitsplatz

In der Ergonomie geht es vorrangig nicht um die Einstellung zur Arbeit oder zum Arbeitserleben, sondern um die körperbezogene Haltung, die dabei eingenommen wird, wie z. B. angespannte, hochgezogene Schultern, Nacken, Stirn, verkrampfte Atmung, verdrehte Sitzposition, falsch eingestellte Büromöbel oder Bildschirme, die zu Augenproblemen oder Kopfschmerzen führen können. Es geht hier um ressourcenorientiertes Arbeiten durch die richtige Körperhaltung, Mikropausen zur Prävention chronischer Spannung. Aber auch um das Wiedererlangen einer gesunden Wahrnehmung für die Bedürfnisse des Körpers, und um Schmerzen durch Fehlbelastung vorzubeugen. Zur Messung des Einflusses von psychischer und physischer Spannung auf den Körper bietet sich eine HRV-Messung während des Arbeitsalltages, der Schichtarbeit etc. an.

Die Analyse gibt einen Einblick, wie der Organismus die Beanspruchung verkraftet, bzw. ob er noch über eine gute Regenerationsfähigkeit verfügt. Durch die Aufzeichnung des beruflichen Alltags im Tätigkeitsprotokoll lassen sich auch die unterschiedliche Belastungsspitzen erkennen. Informationen über die muskuläre Anspannung gibt eine Messung mit dem Biofeedback am Arbeitsplatz, bei Vortragstätigkeit

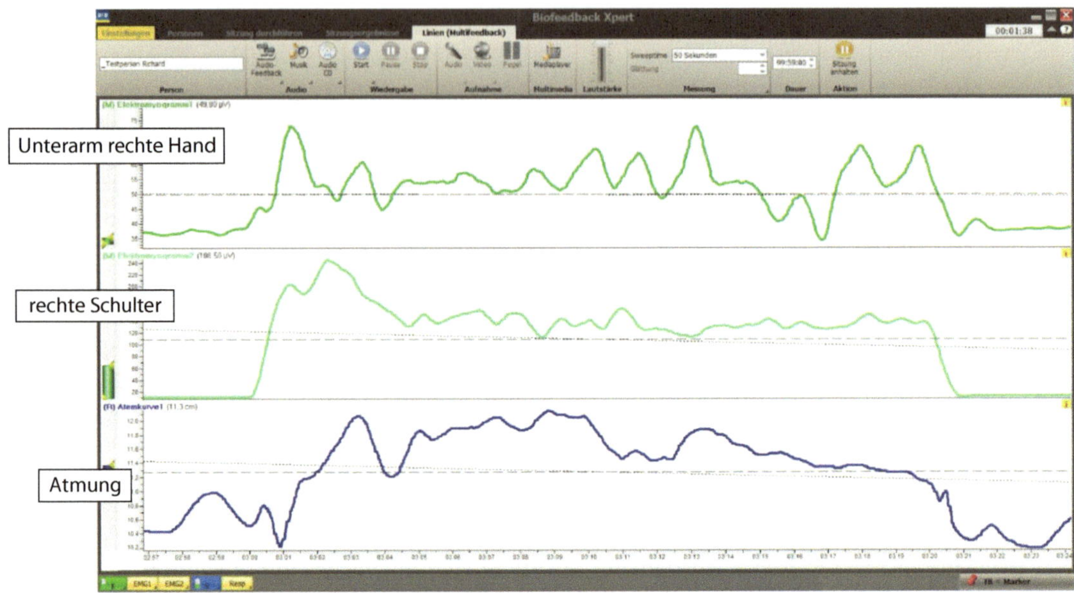

◘ Abb. 11.16   Muskelanspannungsmessung am Unterarm der rechten Hand, rechten Schulter und Atmung während des Schreibens am PC. Mit Beginn des Schreibens steigt die Muskelspannung an und die Atmung ist unrhythmisch. Obere Linie: Unterarm, mittlere Linie: Schulter, untere Linie: Atmung. Bildquelle: Schuhfried GmbH, mit freundlicher Genehmigung

oder in einem Meeting auch in Kombination mit einer Videoaufzeichnung.

Mit steigender Anzahl von Computern und Bildschirmarbeitsplätzen wurde in den 90er-Jahren die Problematik der Belastung erkannt und in der EU-Richtlinie 90/270 EWG Richtlinie des Rates bezüglich der Sicherheit des Gesundheitsschutzes bei der Arbeit an Bildschirmgeräten geregelt.

> In Österreich erfolgte die Umsetzung in den §§ 67,68 ASchG (ArbeitnehmerInnen-schutzgesetz), BGBl Nr. 450/94 und in der BS-V (Bildschirmarbeitsverordnung). § 67 (2) ASchG besagt, dass Arbeitgeber verpflichtet sind, Bildschirmarbeitsplätze ergonomisch zu gestalten. (Wichtl 2007)

Die Einhaltung der Vorschriften ist eine Grundvoraussetzung für beschwerdefreies Arbeiten. Die Beschwerden durch Bildschirmarbeitsplätze umfassen:

- Schulter-Nackenbeschwerden 49,2%
- Rücken- und Kreuzschmerzen 37,3%
- Kopfschmerzen 35,4%
- Augenbeschwerden 29,8%

> **Trotz guter Arbeitsplatzausstattung kann es dennoch zu einer Belastung und Verspannung der Muskulatur kommen – und zwar durch falsches oder zu langes Sitzen und/oder durch falsche Anspannung während der Arbeit.**

Schuld an Verspannungen trotz guter Arbeitsplatzausstattung sind neben der falschen Haltung meist hoher innerer Druck, Termine, enge Zeitfenster, hohe Arbeitsanforderungen. Hohe Muskelspannung geht oft unbewusst und unnötigerweise mit hoher Konzentration einher.

Biofeedbackmessungen der Muskelspannung am Arbeitsplatz können einen ersten Aufschluss über selbstverursachte Beschwerden geben. In den folgenden Abbildungen, ◘ Abb. 11.16, ◘ Abb. 11.17 bis ◘ Abb. 11.21, soll aufgezeigt werden, wie sich Muskelspannung und Atmung beim Arbeiten am PC verändern, je nachdem, mit wie viel Spannung gearbeitet wird bzw. wie sehr sich Konzentration in Muskelspannung zeigen kann.

Konzentration zieht oftmals eine Muskelspannung in der Stirn, Nacken nach sich. Ist man sich dessen nicht bewusst, ist es oft erst der Schmerz, der den konzentriert arbeitenden Menschen zu einer

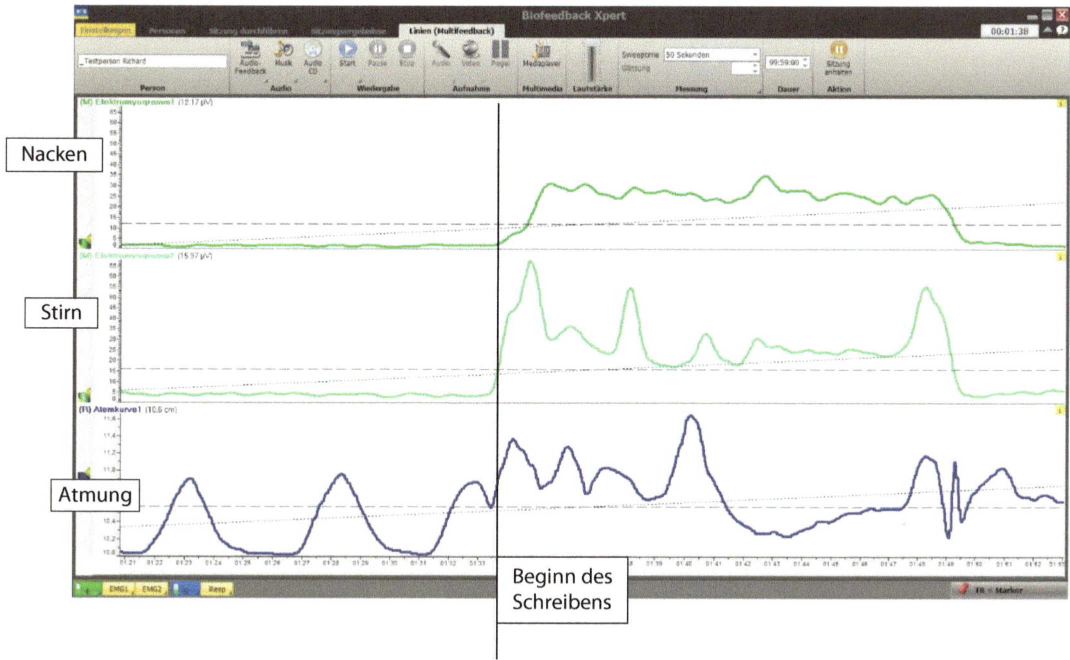

Abb. 11.17   Muskelspannung von Nacken und Stirn während konzentrierten Schreibens am PC. Die Atmung ist unrhythmisch. Obere Linie: Nacken, mittlere Linie: Stirn, untere Linie: Atmung. Bildquelle: Schuhfried GmbH, mit freundlicher Genehmigung

kurzen Unterbrechung oder Haltungsänderung auffordert.

Biofeedbackmessung macht diese unbewusste Anspannung bei Konzentration oder Arbeiten unter Druck sichtbar. Im Training wird gelassene Konzentration geübt, Arbeiten ohne zu viel Muskelspannung. Das Ziel ist, nur so viel muskuläre Spannung einzusetzen, wie nötig.

Beim Schreiben am PC sollten zwischendurch kurze Mikropausen eingelegt werden, ein kurzes Loslassen der Spannung, um dem Muskel, den Muskeln eine kurze Entlastung zu gönnen (**Abb. 11.18**). In **Abb. 11.17** kann man sehr gut die kurze Entlastung des Muskels beim Schreiben erkennen. Beim Arbeiten am PC geht es um den Flow, dem abwechselnden Spiel zwischen adäquater Spannung und kurzem Loslassen, wenn gerade nicht geschrieben, sondern nachgedacht wird oder der Computer arbeitet und man zum Warten gezwungen wird. **Abb. 11.18**, **Abb. 11.19** und **Abb. 11.20** zeigen gelassenes konzentriertes Arbeiten am PC mit Mikropausen.

Ein biofeedbackunterstütztes Wahrnehmungstraining erhöht die Sensibilität für den Körper, man

beginnt sich wieder zu spüren und auf die Bedürfnisse des Körpers zu hören. Mit dem Schmerz ist es wie mit einer Bombe: es gibt eine lange Lunte, eine lange Zeit des Nichtspürens oder des Verdrängens, bis die Bombe platzt und der Schmerz zuschlägt. Es geht auch nicht nur um die Arbeit am PC. Eine Wahrnehmung der Muskelspannung ist überall gefragt, wo der Mensch arbeitet, besonders auch in Berufen, die prädestiniert sind für schlechte Haltung, wie z. B. Musiker oder Zahnärzte. Ohne ein sensibleres Bewusstsein und Spüren gibt es keine Veränderung, denn wer sich nicht spürt, fällt nach einer entspannenden Massage oder physiotherapeutischen Behandlung schnell wieder in sein altes Spannungsmuster zurück (**Abb. 11.21**).

Das Ziel, das eine Biofeedbackmessung oder Biofeedbacktraining in der Ergonomie verfolgt, ist ein Wahrnehmungstraining der physischen und psychischen Belastung während des Arbeitens, das Bewusstmachen unbewusster An- und Verspannung und das Erlernen einer ressourcenorientierten Haltung. Auch der beste Bürostuhl kann Beschwerden verursachen, wenn man entweder zu lange oder zu angespannt darauf sitzt.

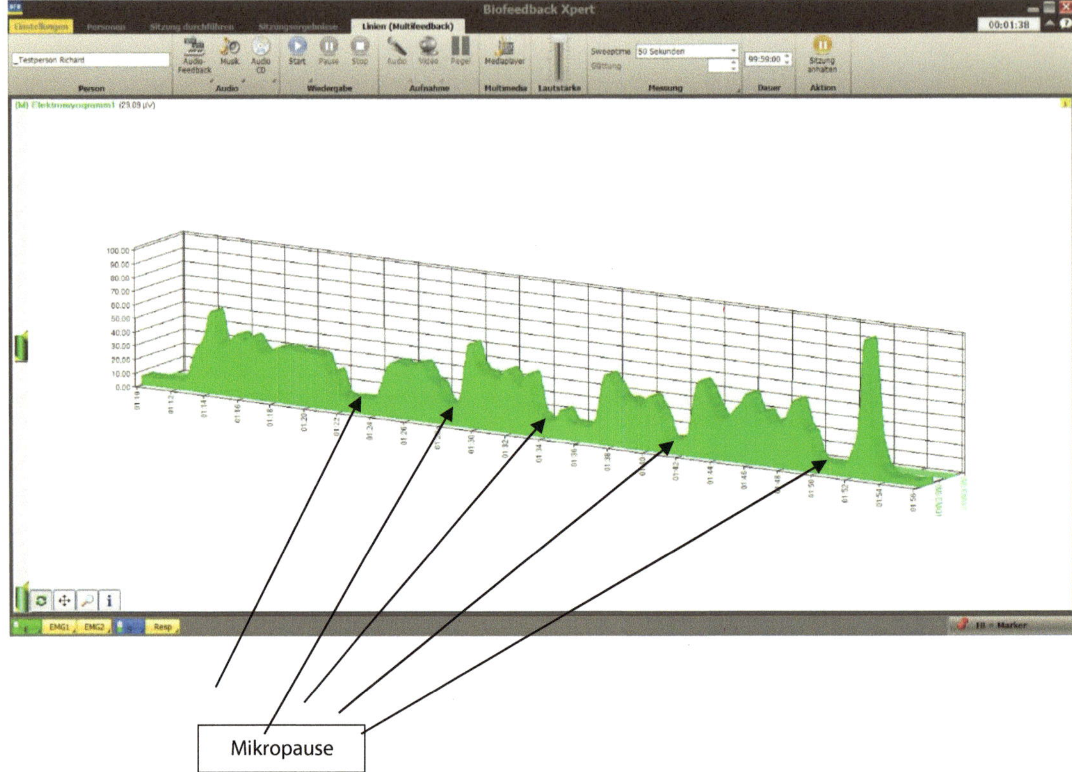

Ziele der Arbeit mit Biofeedback in der Ergonomie

— Bewusstmachen und Wahrnehmen der Umsetzung von Leistungsdruck und/oder Konzentration in Muskelspannung.
— Erkennen, wie innerer Druck zu einer Verspannung der Muskulatur und veränderten Atmung führt und in der Folge zu stress- und arbeitsplatzbedingten Schmerzen führen kann, bzw. zu chronischer Verspannung.
— Erlernen einer achtsamen Arbeitshaltung mit Mikropausen
— Ressourcenorientiertes Arbeiten bedeutet eine an die Situation angepasste Spannung mit integrierenden Mikropausen, wo die Spannung gelockert wird, statt starres Verharren in einer Arbeitshaltung.

> **Der arbeitende Mensch muss sich wieder spüren und wahrnehmen lernen, um Kontakt mit seinen Ressourcen aufnehmen zu können.**

Es sind jedoch nicht nur Bildschirmarbeitsplätze, die einer besonderen Beachtung bedürfen. Arbeiten am Fließband, an wechselnden Arbeitsplätzen (der reisende Manager) oder Schichtarbeit brauchen ein gutes Energiemanagement der betroffenen Personen, damit sie sich nicht verausgaben. Das erfordert ein hohes Maß an Sensibilität für die Bedürfnisse des Körpers und seiner Leistungsfähigkeit. Biofeedbackmessungen zeigen Anspannung, Belastung am Bildschirm auf und vermitteln so Informationen über verschiedene körperliche und psychische Be- und Entlastung.

> **Entspannung ist nicht gleichbedeutend mit Regeneration, sondern nur eine Vorstufe.**

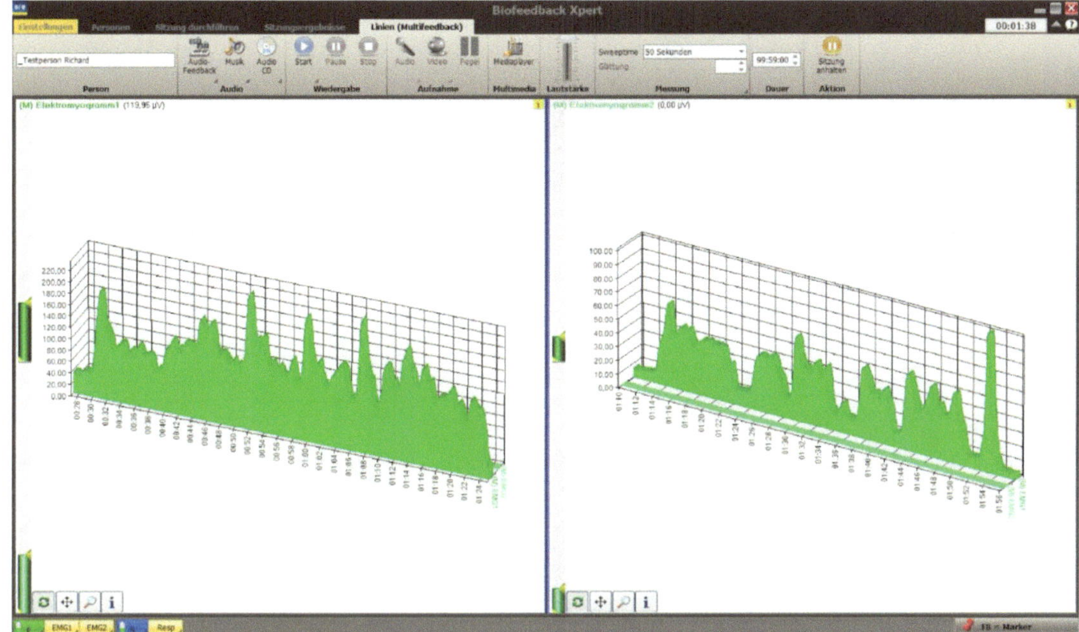

Abb. 11.19 Ein Vergleich: Links arbeiten am PC mit hoher Spannung, rechts arbeiten am PC mit Mikropausen. Bildquelle: Schuhfried GmbH, mit freundlicher Genehmigung

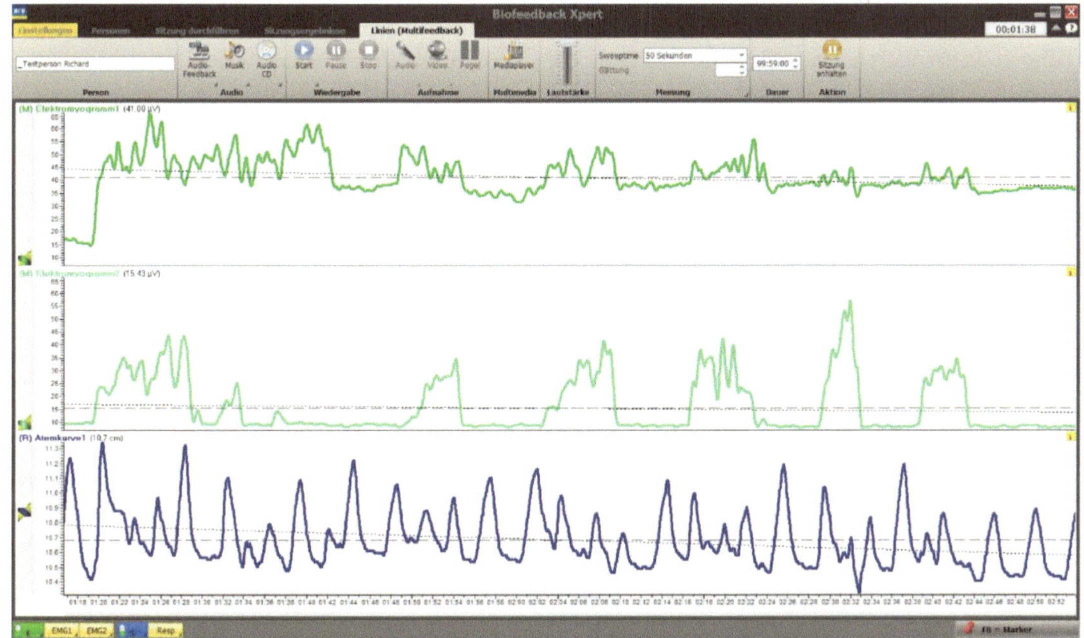

Abb. 11.20 Arbeiten am PC mit Mikropausen und regelmäßiger Atmung. Bildquelle: Schuhfried GmbH, mit freundlicher Genehmigung

◾ **Abb. 11.21**   Trainingsbildschirm. Bildquelle: Schuhfried GmbH, mit freundlicher Genehmigung

Einer der wichtigsten Lernschritte ist das Erlernen von Regeneration. Entspannung ist nicht Regeneration, sondern nur eine Vorstufe. Im Wort Erholung steckt das Wort holen, man möchte verbrauchte Energie wieder zurückholen, auftanken. Regeneration und Erholung sind jeweils ein aktiver Prozess des passiven Willens, d. h. die Regenerationsmechanismen des Körpers geschehen zu lassen. Kleine Kinder sind sich dessen noch bewusst. Wenn sie müde sind, dann schlafen sie, solange sie es brauchen. Leider verlernen wir mit dem alltäglichen Leben diese Mechanismen, dieses Spüren, was der Körper braucht.

Personen, die viel reisen und Schichtarbeiter müssen unbedingt aktive und passive Regenerationszeiten einhalten. Als aktive Regenerationszeit kann man eine Pause verstehen, eine passive Regenerationszeit ist ein erholsamer Schlaf.

❯ **Die Qualität der Regeneration wird bestimmt durch die Fähigkeit der betreffenden Person, in die innere Stille zu gehen, Körper-Geist und Seele in Kohärenz zu bringen.**

Biofeedback in der Ergonomie befasst sich mit
- Sensibilisierung der Wahrnehmung für den Körper, Atmung, Muskelspannung, Regenerationsmechanismen,
- Reduktion von unnötiger Spannung, Einsatz adäquater Energie,
- Gesunde Atmung auch während des Arbeitens,
- adäquatem Energieeinsatz, passend zur gestellten Aufgabe,
- Erlernen von Mikropausen zur Erholung,
- Schlafqualität.

11.8   Das Prozessmodell der Life-Energy-Analyse (LEA)

Das Ziel einer Life-Energy-Analyse ist es, ein Bewusstsein über den Einsatz von Lebensenergie, über das individuelle Aktivierungsniveau, den Prozess von Aktivierung und Deaktivierung, zu erhalten und Selbstwahrnehmung und Selbstkontrolle über den Energieeinsatz zu erlernen – hin zu einem Arbeiten ohne Energieverlust, dem adäquaten

▣ Tab. 11.2 LifeEnergyAnalyse® (Pirker-Binder)

Biofeedback- Testverfahren		
Art	**Inhalt**	**Wozu**
Biofeedback HRV	24 Std vegetative Funktionsdiagnostik	- Belastung/Entlastung über 24 Std. - Regenerationsfähigkeit im Schlaf - Pausen
Multimodales Biofeedback	Baseline messbarer Parameter	Einblick in psychophysiologische Zusammenhänge, Erstinformation
Biofeedback Testverfahren	passive/aktive/kombinierte Tests	- Verstehen der Zusammenhänge - Erwartungshaltung - Stresssensibelstes System - Stress-, arbeitsplatzbedingte und psychosomatische Beschwerden
Biofeedback – Bewusstseins- und Wahrnehmungsprozess		
Multimodales BF	Sensibilisieren der Wahrnehmung	Selbstkontrolle von Aktivierung und Deaktivierung
RSA-Biofeedbacktraining	Kohärenz zwischen Atmung und Herzrate	Stärkung des Parasympathikus im Bereich der HF
HRV-Biofeedbacktraining	Steigerung der Kohärenz zwischen - Atmung - Herzrate - Baroreflexsystem	- Steigerung der HRV = Erhalt der Gesundheit - Erlernen von Regeneration - Gelassenheit und Achtsamkeit - Reduktion von Beschwerden
Neurofeedback		
EEG Neurofeedback	Verbesserung der Gehirnfunktion	- Selbstregulation - Verbesserung der Performance - Verschiedenste Anwendungen (ADS, ADHS, Ruhe und Fokussierung, Tics etc.)
HEG-Neurofeedback	Durchblutung im Frontalis	- Aufmerksamkeitssteuerung - Ruhe im Kopf
SCP-Neurofeedback	Training langsamer Potentiale	Lernen von Aktivierung/Deaktivierung
Ergänzende Messmethoden		
Cortisol	Speicheltest	Bestimmung von Cortisol zur Erkennung einer Stressbelastung
FRAS-Test oder andere	- Analyse freier Radikale - Antioxidative Kapazität	Bestimmung über die Fähigkeit des Körpers, mit oxidativem Stress umzugehen, Nebennierenerschöpfung
Ergänzende Fragebögen/ Gespräche Befunde	z. B. Blutbild	Mikronährstoffbedarf, Allergien, andere Belastungen
Erhebung von Befindlichkeiten, Schmerzsymptome, Schlafqualität	Fragebögen Life-Skript-Analyse Work-Skript-Analyse	Erkennen der inneren Auslöser

Einsatz der individuellen Ressourcen im Arbeitsprozess. Die Life-Energy-Analyse baut auf den Informationen aus der Life-Skript- und der Work-Skript-Analyse auf und ergänzt diese subjektiven Informationen mit Messdaten aus dem Biofeedback und eventuellen zusätzlichen ganzheitlichen Messmethoden zur Erhebung einer Stressbelastung.

Die Life-Energy-Analyse bereitet den Boden für ein gezieltes Biofeedback- und Neurofeedbacktraining sowie einen ganzheitlichen Veränderungsprozess. Zusammenhänge zwischen Aktivierung und Arbeitssituationen oder stress- und psychosomatischen Beschwerden im beruflichen und privaten Lebensbereich können erkannt und verstanden werden. Wenn mentales Abschalten sehr schwer fällt, macht ein ergänzendes Neurofeedbacktraining Sinn. Es funktioniert wie beim Biofeedbacktraining – der Klient lernt seine Gehirnwellen zu beeinflussen, in Ruhe zu bringen. Neurofeedback allein ohne vorheriges Biofeedback-, bzw. Herzratenvariabilitätstraining ist nicht anzuraten, da nur ein bewusstes Wahrnehmen des Körpers und das Erlernen von Regenerationsmechanismen langfristig zum gewünschten Erfolg, d. h. Arbeiten und Leben im Flow führen kann.

Eine 24-Stunden-Messung der Herzratenvariabilität als vegetative Funktionsdiagnostik stellt den aktuellen Energieeinsatz dar. Sie lässt erkennen, ob eine Aktivierung bereits überhöht ist und zulasten der Gesundheit geht. Weiters lässt sich erfassen, ob der Schlaf erholsam ist und ob ausreichend Regeneration zur Verfügung steht. Diese Messung gibt Auskunft über die autonome vegetative Balance.

Die Life-Energy-Analyse (◘ Tab. 11.2) ist als eine Vorlage für ein Biofeedback-Bewusstseins- und -Wahrnehmungstraining gedacht. Informationen aus der Life-Skript- und Work-Skript-Analyse (► Abschn. 1) laufen hier zusammen. Mittels Biofeedback kann der Betreffende erkennen, welche Auswirkungen negative Gedanken und Gefühle auf die Aktivierung im Körper haben. Im biofeedbackunterstützen Training können neue Verhaltensweisen, innere Ruhe und Selbstkontrolle erlernt werden. Im Besonderen wird gelernt, Aktivierung dosiert und angemessen an die betreffende Aufgaben und Situationen einzusetzen und rechtzeitig wieder in eine Phase der Ruhe und Regeneration zu kommen.

Veränderungen am Arbeitsplatz und ständige Erreichbarkeit fordern den Menschen psychisch und physisch. Leider verlernen immer mehr Menschen das Gefühl für die Bedürfnisse ihres Körpers und für ihre körperlichen Ressourcen. Sie spüren **sich** nicht mehr.

Körperwahrnehmungs-, Achtsamkeits- und Bewusstseinsübungen sind ein integrativer Bestandteil einer gelingenden Prävention. Die sogenannte Entspannung, die man dann am Abend oder im Urlaub zur Regeneration machen möchte, ist zu wenig. Welcher Sport für welche Menschen zu welcher Zeit förderlich ist, ist abhängig vom energetischen Zustand ihres Organismus. Es ist Aufgabe des Arbeits- und Wirtschaftspsychotherapeuten, den Menschen ganzheitlich zu betreuen und ihm Wege zu einer konzentrierten Gelassenheit und zu ressourcenorientiertem Arbeiten aufzuzeigen.

Die Technologie des Biofeedback und die Möglichkeiten der Herzratenvariabilitätsanalyse sind adäquate Hilfsmittel zur Prävention von Erschöpfung am Arbeitsplatz und ergänzen die Life-Skript- und Work-Skript-Analyse. Die Life-Energy-Analyse gibt einen Überblick über die Anwendung von Biofeedback in der Arbeits- und Wirtschaftswelt und wird durch alternative Methoden zur Stressmessung im Organismus ergänzt.

Literatur

Aapb (2011) About Biofeedback. Association of Applied Psychophysiology and Biofeedback. Wheat Ridge, CO. URL: http://www.aapb.org/i4a/pages/index.cfm?pageid=3441. Zugriff 12.1.2016

Amerikanische Gesellschaft für Psychophysiologie und Biofeedback, verfügbar unter http://www.aapb.org

Deutsche Gesellschaft für Biofeedback, verfügbar unter http://www.dgbfb.de

Eckberg DL (2000) Physiological basis for human autonomic rhythms. Annals of Medicine 32: 341-349

Eller-Berndl D (2010) Herzratenvariabilität. 1. Aufl, Verlagshaus der Ärzte, Wien

European Heart Journal (1996) Heart rate variability. Standards of measurement, physiological interpretation, and clinical use. European Heart Journal 17: 354–381;URL: http://www.ncbi.nlm.nih.gov/pubmed/8598068. Zugriff 12.1.2016

European Society of Cardiology (1996) Heart rate variability Standards of measurement, physiological interpretation, and clinical use. URL: http://www.escardio.org/

guidelines-surveys/esc-guidelines/scientific_statements/ documents/guidelines-heart-rate-variability-ft-1996.pdf. Zugriff: 5.7.1996

Franklin TB et al. (2010) Epigenetic transmission of the impact of early stress across generations. ED Colin Combs, PLoS ONE 6.7 (2011): e 21842 PMC. Web 26. Jan. 2015

Gellhorn E (1967) Principles of autonomic-somatic integrations: Physiological basis and psychophysiological and clinical implications. University of Minnesota, Minneapolis

Gevirtz R, Lehrer P (2003) Resonant frequency heart rate biofeedback. In Schwartz MS, Andrasik F (Hrsg) Biofeedback: A practitioners guide 3rd ed. Guilford Press, NY, S 212-244

Green E, Green A (1999) Biofeedback, eine neue Möglichkeit zu heilen. 2. Aufl Hermann Bauer, Breisgau

Haus KM, Kowalski A. Krombholz A, Nowak, Schneider, Strauß, Wiedemann (2013) Praxisbuch Biofeedback und Neurofeedback, Springer Wien Heidelberg

Harvard Business Review (2015) How to be productive without burning out. Harvard Business Review 02/17

Hottenrott K (2006) Trainingskontrolle mit Herzfrequenz-Messgeräten. Meyer u. Meyer, Aachen

Johnson RW, Piscataway NJ (2000) Resonant frequency biofeedback training to increase cardiac variability: Rationale and manual for training. Applied Psychophysiology & Biofeedback, 25, 177-191. URL: http://www.ncbi.nlm.nih. gov/pubmed/10999236. Zugriff 25.1.2016

Lehrer PM et al (2000) Resonant frequency biofeedback training to increase cardiac variability: Rationale and manual for training. Applied Psychophysiology and Biofeedback 25,:177-191

Lehrer PM et al (2003) Heart rate variability biofeedback increases baroreflex gain and peak expiratory flow. Psychosomatic Medicine 65: 796-805

Lehrer PM et al (Hrsg)(2007) Principles and practice of stress management. 3 Aufl Guilford Press, NY

Mück H Was bedeuten die gemessenen Daten? URL: http:// www.dr-mueck.de/HM_HRV/HM_HRV-Bedeutung.htm. Zugriff am 4.11.2015

Myers CW et al (2001) A model for the genesis of arterial pressure Mayer waves from heart rate and sympathetic activity. Autonomic Neuroscience: Basic and Clinical 91:62-75

Peper E, Gibney H (2000) Healthy computing with muscle biofeedback; a practical manual for preventing repetitive motion injury. BFE Europe, Woerden NL

Pinel JP (1997) Biopsychologie, eine Einführung. Spektrum Akademischer Verlag, Heidelberg Berlin

Pirker-Binder I (2008) Biofeedback in der Praxis, Bd II Erwachsene. Springer, Wien Heidelberg

Pirker-Binder I (2014) Biofeedback-Neurofeedback. URL: http://www.pirker-binder.at/heg-konzentrationstraining/ biofeedback-neurofeedback. Zugriff 5.5.2014

Pirker-Binder I (2015a) Prävention von Erschöpfung am Arbeitsplatz aus Sicht der Existenzanalyse und Logotherapie nach Frankl. Dissertation SFU 2015

Pirker-Binder I (2015b) SuMeVision – ein Präventions- und Interventions-Konzept aus der Arbeits- und Wirtschaftspsychotherapie zum Erhalt psychischer Gesundheit im Unternehmen, in Vorbereitung

Porges SW (1995) Cardial vagal tone: a physiological index of stress. Neuroscience and Biobehavioral Reviews 19: 225-233

Porges SW (2010) Die Polyvagal-Theorie. Neurophysiologische Grundlagen der Therapie. Emotion, Bindung, Kommunikation und ihre Entstehung. Junfermann, Paderborn

Roth (1996) Das Gehirn und seine Wirklichkeit, kognitive Neurobiologie und ihre philosophischen Konsequenzen. Suhrkamp, Frankfurt

Scharmer CO (2009) Theorie U – von der Zukunft her führen. Carl-Auer, Heidelberg

Schwartz MS, Andrasik F (2003) Biofeedback, a practitioner's guide. 3. Aufl. Guilford Press NY

Simonton C, Matthews Simonton S (2005) Wieder gesund werden. Eine Anleitung zur Aktivierung der Selbstheilungskräfte für Krebspatienten und ihr Angehörigen. 4. Aufl, Rowohlt Reinbeck

Sroka K (2002) Herzinfarkt vermeiden; neue Wege zur Vorbeugung und Heilung. Psychosozial Gießen

Van Hemert S et al, (2014) Migraine associated with gastrointestinal disorders: Review of the literature and clinical implications. Front Neurol 5: 241 verfügbar unter http:// www.ncbi.nlm.nih.gov/pmc/articles/PMC4240046/

Vaschillo EG et al (1983) Research of the resonance characteristics for cardiovascular system. Human Physiology, 257-265

Vaschillo E et al (2002) Heart rate variability biofeedback as a method for assessing baroreflex function: a preliminary study of resonance in the cardiovascular system. Applied Psychophysiology and Bioeedback 27:1-27

Vaschillo E et al (2004) Heartbeat synchronizes with respiratory rhythm only under specific circumstances. Chest 126: 1385-1386

Whatmore G, Kohli DI (1974) The physiopathology and treatment of functional disorders. Grune and Stratton NY

Whatmore G, Kohli D (1979) Dysponesis. a neurophysiologic factor in functional disordes in Peper et al (Hrsg) Mind/ body integration. Essential readings in biofeedback lenum Press NY

Weippert M (2009) Frequenzanalyse der Herzratenvariabilität in der Präventivmedizin. Dissertation Rostock. URL: http://d-nb.info/1000905411/34 . Zugriff 31.1.2015

Wichtl M (2007) Ergonomische Gestaltung von Büroarbeitsplätzen. Bundesministerium für Wirtschaft und Arbeit. URL: http://www.arbeitsinspektion.gv.at/ew07/artikel/ artikel03-04.htm. Zugriff 5.11.2015

Witting W, Witting RA (2012) Herzschlagvariabilität: Frühwarnsystem, Stress- und Fitnessindikator. Eichsfeld, Heilbad Heiligenstadt

Yang A (2006) Poincaré plots: a mini review. URL: http:// www.physionet.org/events/hrv-2006/yang.pdf. Zugriff: 9.8.2014